骨盤体操で下半身がやせる

監修：沼田光憲（はり治療「陽明」主宰）

主婦の友社

骨格美人は一生モノ

骨盤体操こそ「美女」への近道

街を闊歩する女性を見ていますと、足長さんはふえたし、
顔の小さい八頭身さんも目につきます。モデル体型にハヤリの服、
すらっと背筋の伸びた美女は、男性の目からはもちろんですが、
女性から見てもあこがれの対象でしょう。
でも、近ごろ目立つのが、若いのに腰を曲げて、
まっすぐ歩けない女性。そして、おデブさん。ギクシャク歩く姿に、
骨格のゆがみと下半身のむくみが見てとれます。
食欲にまかせて食べるばかり、めんどうくさがりでずぼらばかり、
そして体を締めつける服と、歩きにくいミュールで
「ファッショナブル美女」を気どっても、それは骨盤をゆがませるだけ。
骨格美人(＝ホンモノの美人)からは遠ざかる一方です。
自分の心と体に向き合いましょう。
健康的にやせたい、骨格美人になりたいのなら、
まず、鏡の前に立ち、自分の体のゆがみや欠点をよく知ること。
そして1日1回の「骨盤体操」で、
骨盤のゆがみを直すことから始めましょう。
ももや下腹などの下半身のたるみ、むくみ、腰、二の腕……
いずれも必ず引き締まってきます。
この体操をつづければ、一生モノの骨格美人はあなたのもの。
そう、これが人生最後のダイエットとなるでしょう。

沼田光憲
&主婦の友社出版部「健康医学」IKK組

第1章
私の骨盤はゆがんでる？

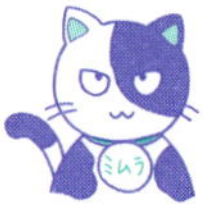

第2章
基本の動作と部分ヤセのテク

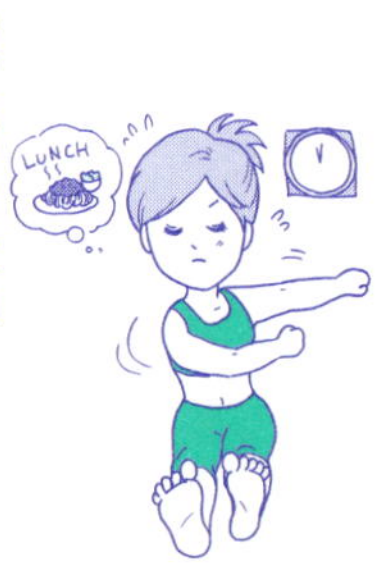

CONTENTS

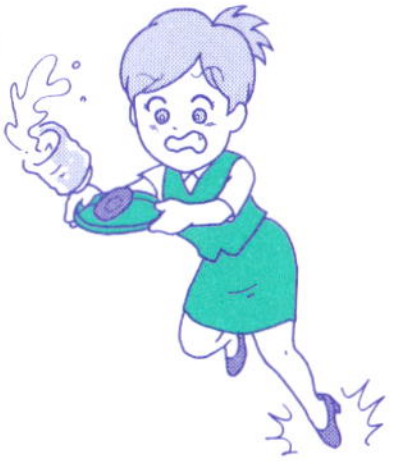

第4章

女性の悩みを解決する簡単動作

これで不快な症状もすっきり　85

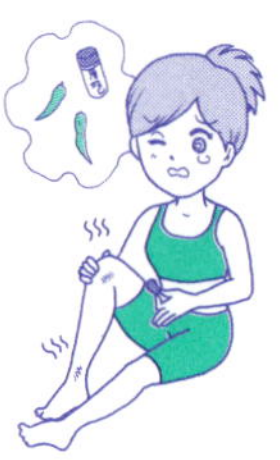

STAFF
●イラスト：白ふくろう舎
●取材まとめ：小松智恵子
●装丁・デザイン：石尾典枝
●DTP制作：丹治優子（主婦の友社）
●編集担当：八木祥人（主婦の友社）

理論＆チェック編

第1章

知っておきたい体の状態

私の骨盤はゆがんでる？

体の不調も太るのも、

ゆがみが原因だった

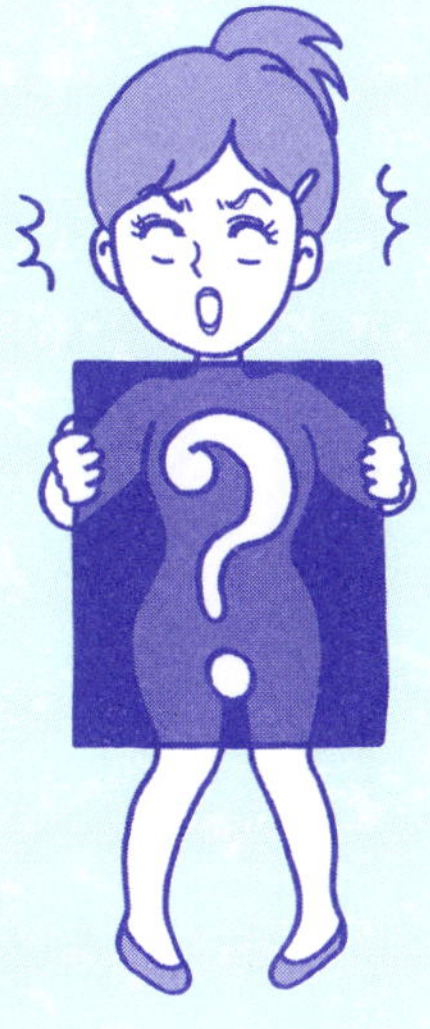

無自覚なデブを撃て！♂猫・ミムラは見た!!

他人の姿や行動には、
「ちょっと、それはないんじゃないの？」
と感じるのに、
自分のコトにはまるで気づかない。
そんな〝美女予備群〟に、
オス猫のミムラが、怒涛の突っ込み攻撃！

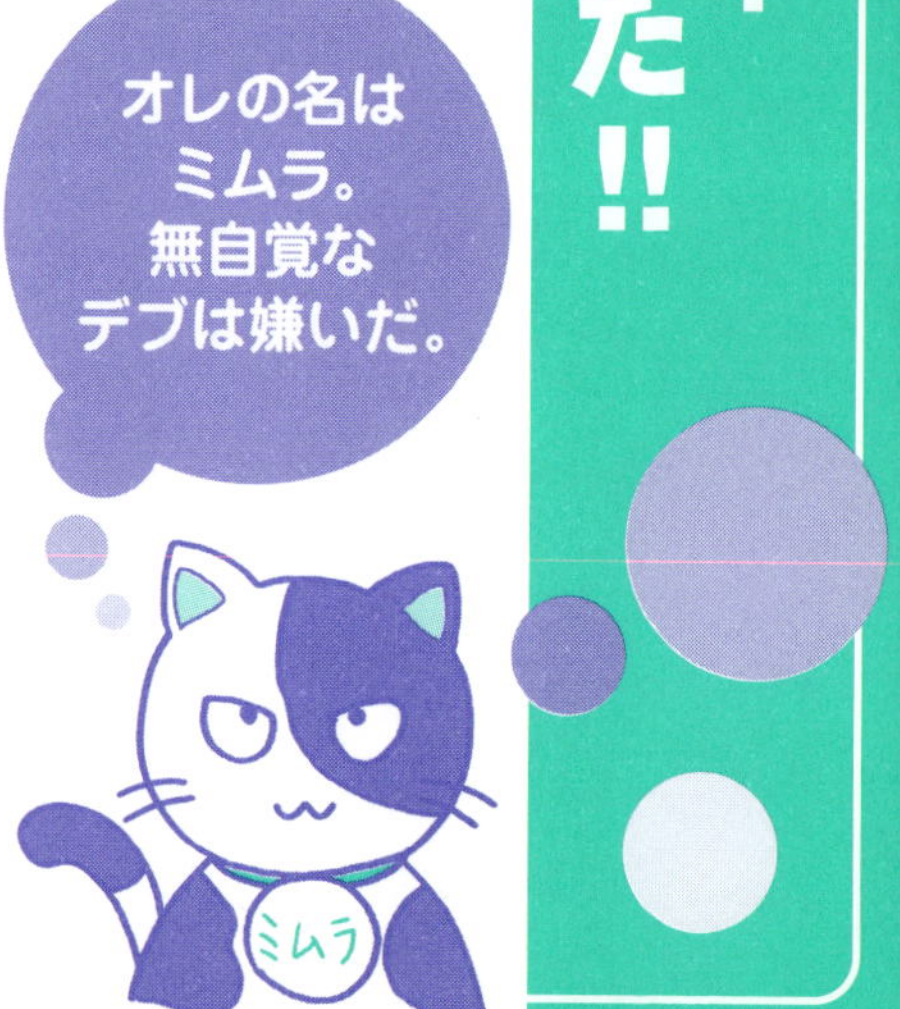
オレの名は
ミムラ。
無自覚な
デブは嫌いだ。
ミムラ

EPISODE 1
デブの1日

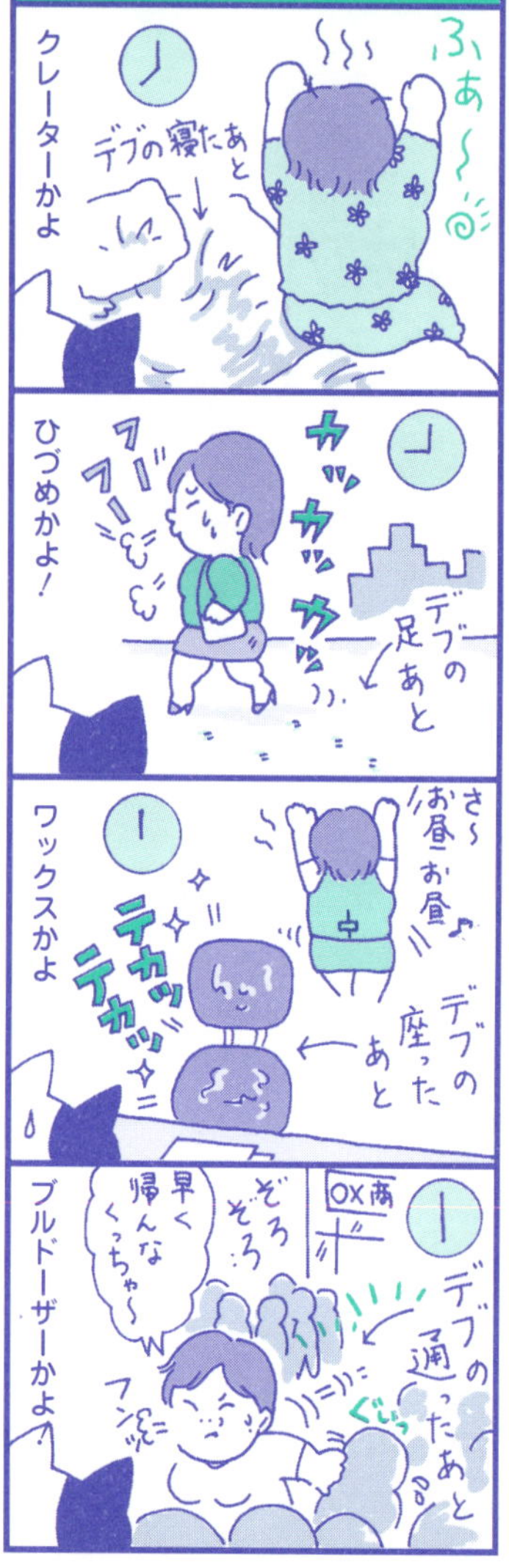
クレーターかよ
ふあ〜〜
デブの寝たあと
ひづめかよ！
デブの足あと
ワックスかよ
さ〜お昼お昼♪
テカッ
テカッ
デブの座ったあと
ブルドーザーかよ！
早く帰んなくっちゃ〜
ぞろぞろ
デブの通ったあと
フンッ

EPISODE 2 髪型のワナ

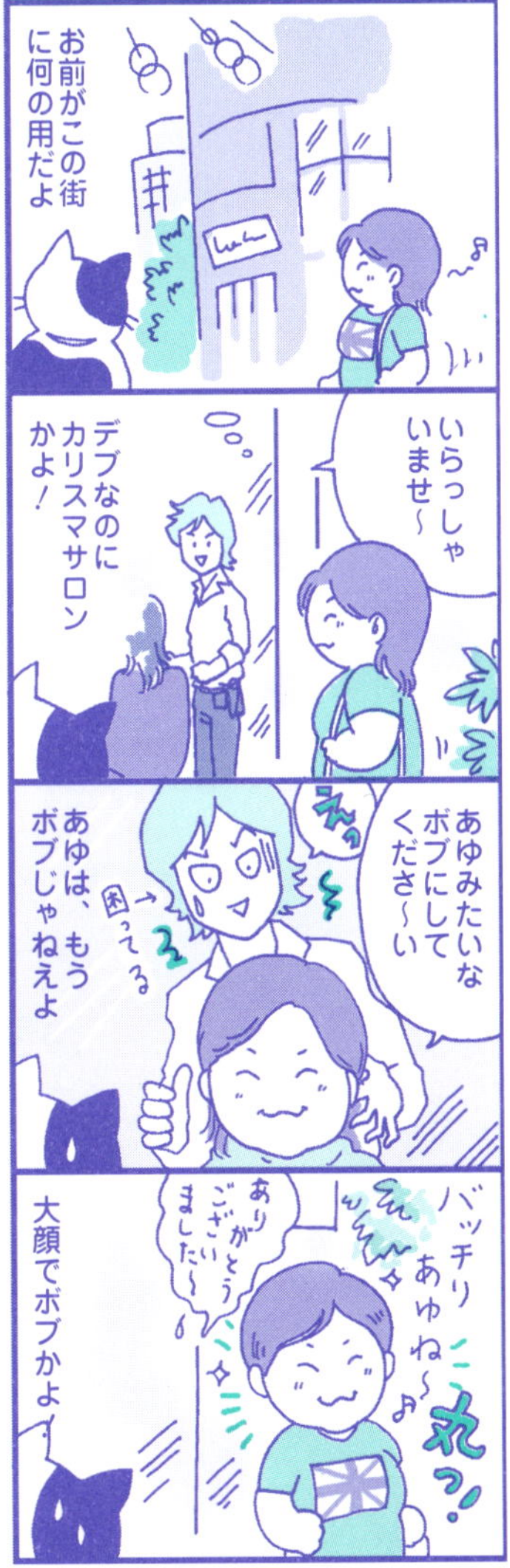
お前がこの街に何の用だよ
いらっしゃいませ〜
デブなのにカリスマサロンかよ！
あゆみたいなボブにしてくださ〜い
えっ
困ってる
あゆは、もうボブじゃねえよ
バッチリあゆね〜
ありがとうございました〜
えへっ！
大顔でボブかよ

EPISODE 3 ラーメン屋のワナ

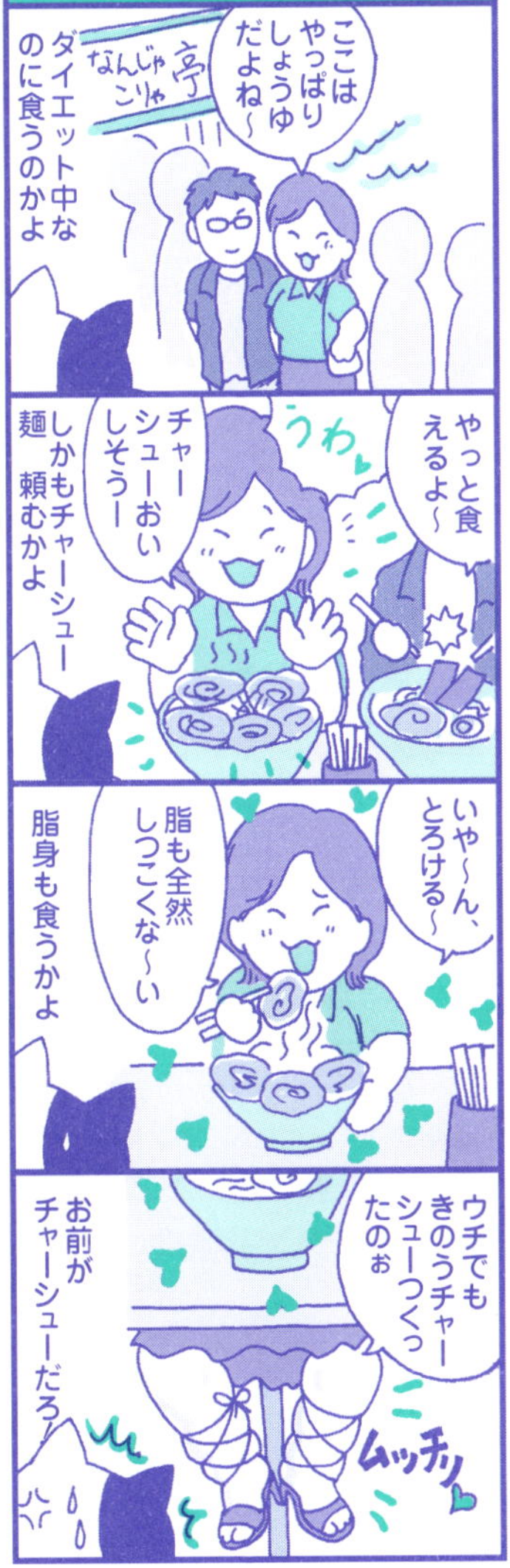
なんじゃこりゃ亭
ここはやっぱりしょうゆだよね〜
ダイエット中なのに食うのかよ
うわ
やっと食えるよ〜
チャーシューおいしそうー
しかもチャーシュー麺 頼むかよ
いや〜ん、とろける〜
脂も全然しつこくな〜い
脂身も食うかよ
ウチでもきのうチャーシューつくったのぉ
ムッチリ
お前がチャーシューだろ！

EPISODE 4
トレンドのワナ

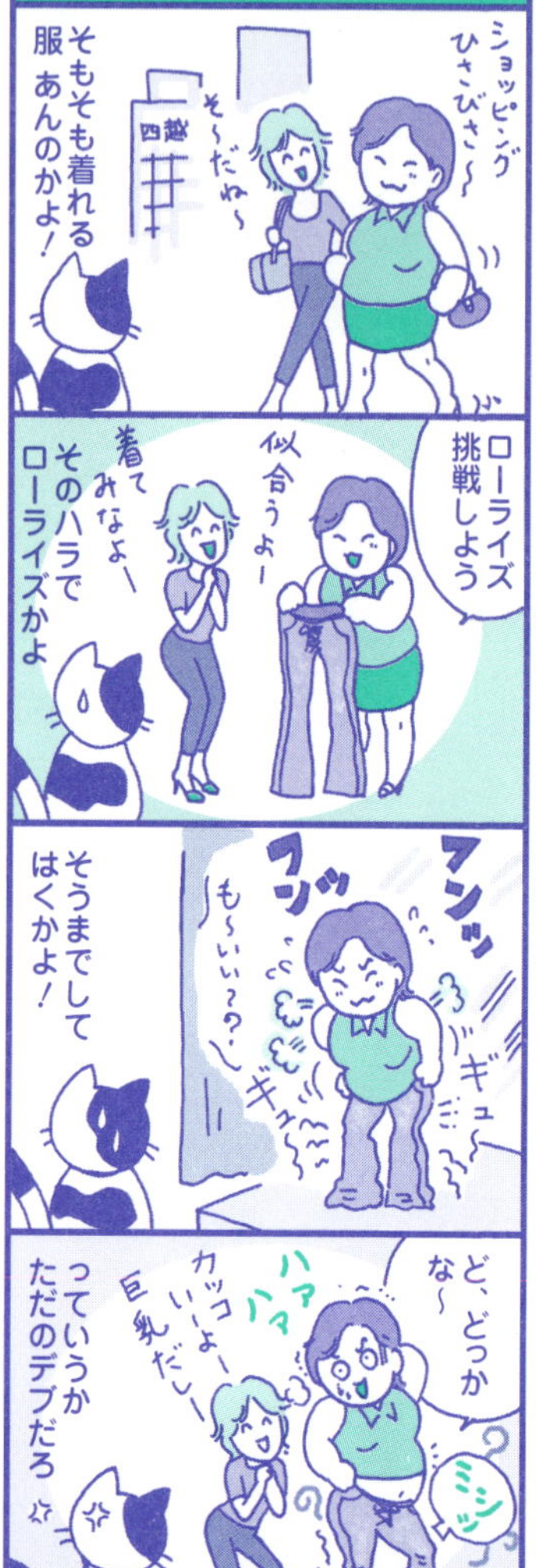

EPISODE 5
ダイエットのワナ

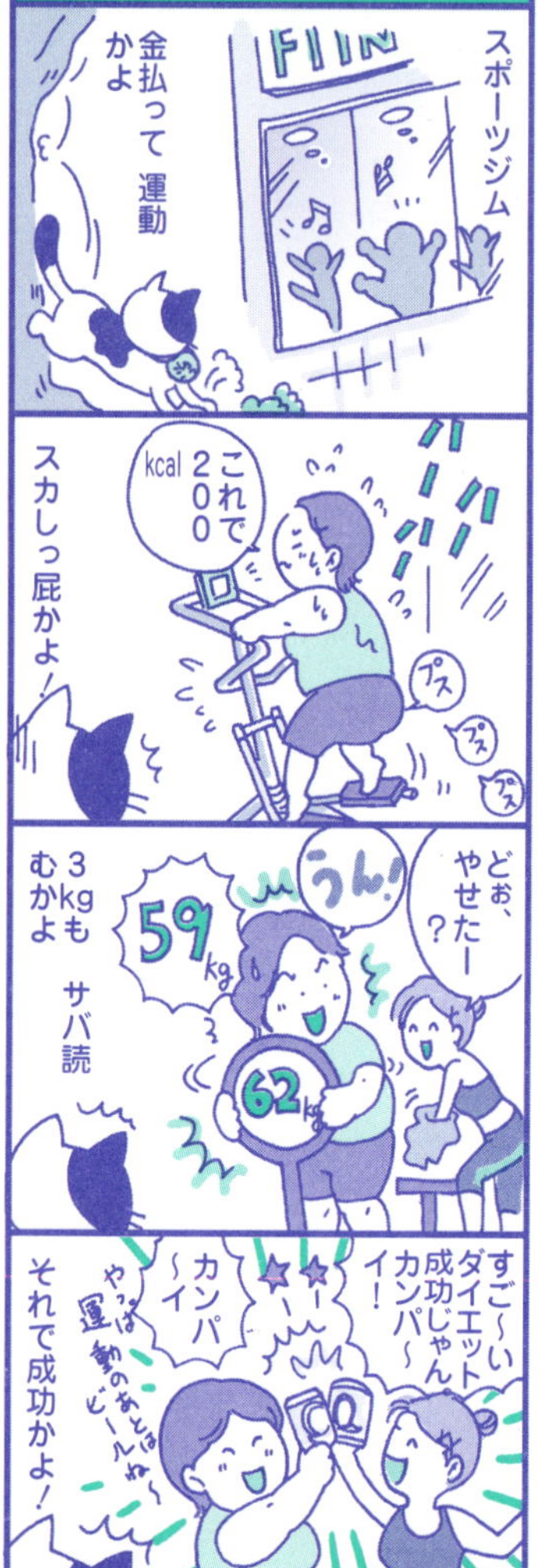

EPISODE 6 ショッピングのワナ

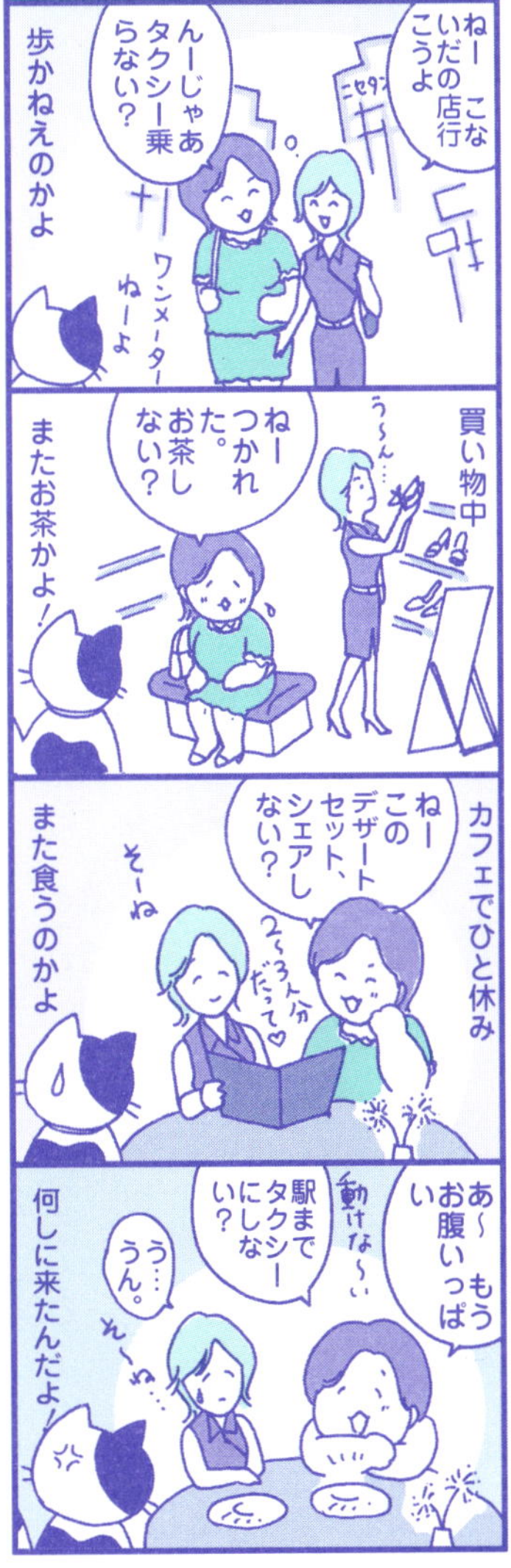

EPISODE 7 オプションのワナ

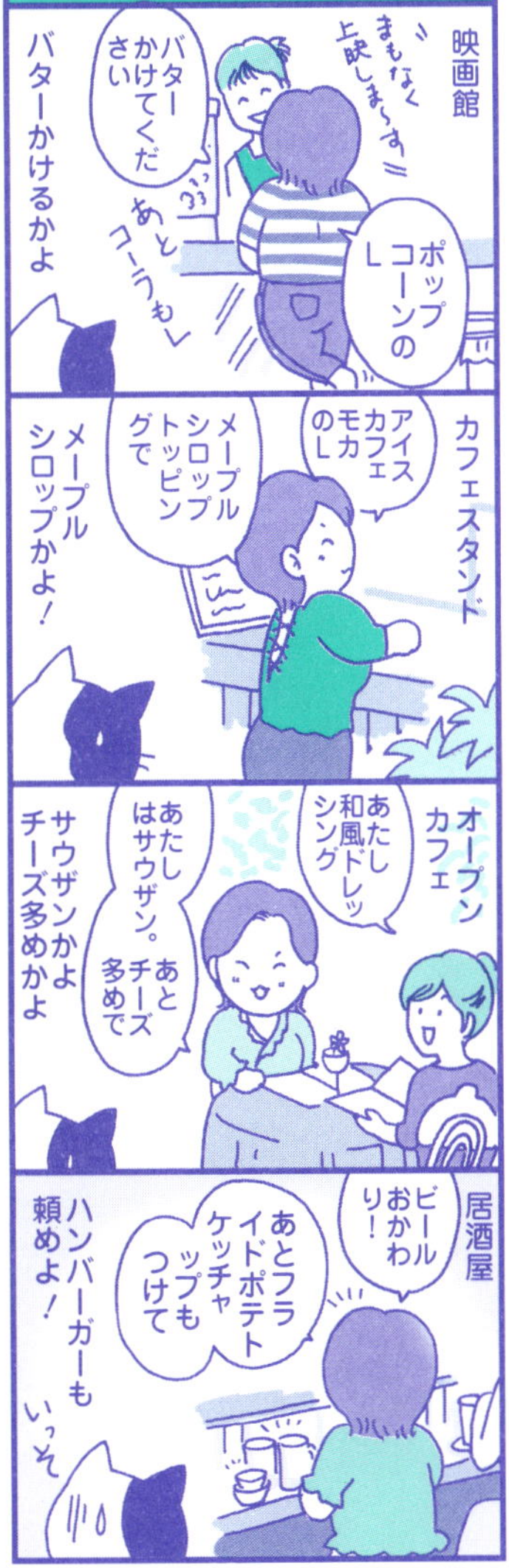

骨盤のゆがみを直せば、すべてが変わる

足が太い、お尻がたれる、下腹が出てきた……など、解消されない下半身太り。実は、これらはすべて骨盤のゆがみが大きな原因だったのです。

■はり治療「陽明」院長・鍼灸師
沼田光憲

あらゆる体のバランスをとる大切な「かなめ」

まず人間の、立って歩いている姿を想像してみてください。約60kgの細長い棒を垂直方向に立て、小さな2つの足の裏の面積で支え、前後左右に重心移動を繰り返しながら、移動させています。4本足の動物が体を横にして移動していることにくらべれば、かなり大変なバランスとりをしなければなりませんよね。

骨盤は、体のまん中にあり、重心を移動させる場合の安定装置。仙骨、完骨（腸骨、坐骨、恥骨）、尾骨という3つの骨からなり、筋肉と靭帯で支えられています。その中には、腸や泌尿器、子宮、卵巣といった大事な内臓を包み込み、まさに体の要（腰）と言えるでしょう。

正常な骨盤はきれいな逆三角形をしていますが、左右に広がったり、上下に縮まったり、あるいは前後に傾くなどのゆがみが生じると、股関節、背骨、首、頸椎などでそれを補おうとします。その結果、背骨（脊髄）から伸びる神経を圧迫したり、骨盤の中の臓器を圧迫するため、体のどこかに原因不明のしびれや痛みが出ることになりかねません。

運動不足や体の使い方のクセが骨盤をゆがませる

お尻がたれてきたり、お腹が出てきたりする下半身の悩みは、実は骨盤を支えている筋肉が衰え、骨盤がゆがんできたことが大きくかかわっています。

また、日ごろ、なにげなく行っている動作や姿勢、歩き方のクセなどによっても、骨盤の形はゆがみます。無意識に足を組んで座ったり、いつも同じ側の肩にバッグを下げるなど、体の片側だけに力が加わるような習慣がそれです。

さぁ、最低1日1回、これから紹介する骨盤体操を行ってみてください。まずは骨盤のゆがみを直すこと。そのことが下半身太りや不快症状を解決してくれるのです。

骨盤の構造

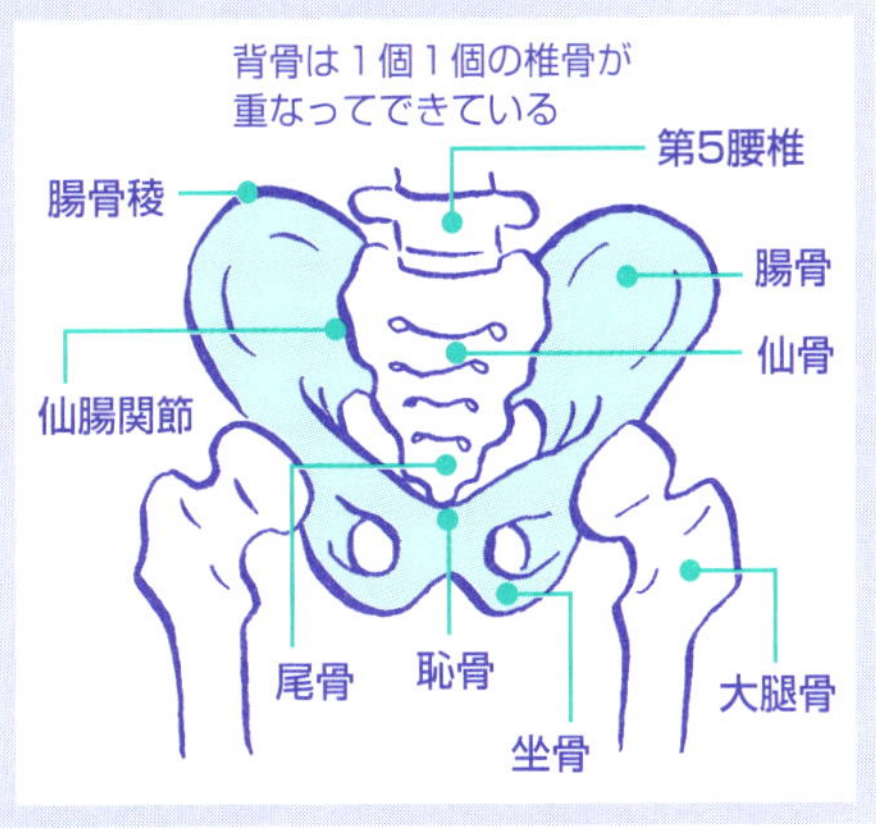
背骨は1個1個の椎骨が
重なってできている
第5腰椎
腸骨稜
腸骨
仙骨
仙腸関節
尾骨
恥骨
坐骨
大腿骨

腰椎から下に続く逆三角形の骨が仙骨。そこに続くのが完骨（腸骨、坐骨、恥骨の3つの骨）。さらに尾骨。骨盤はこの3つの骨からできている。

正常な骨盤は逆三角形

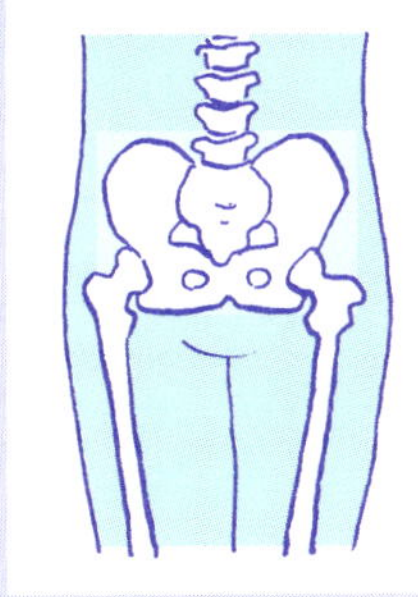

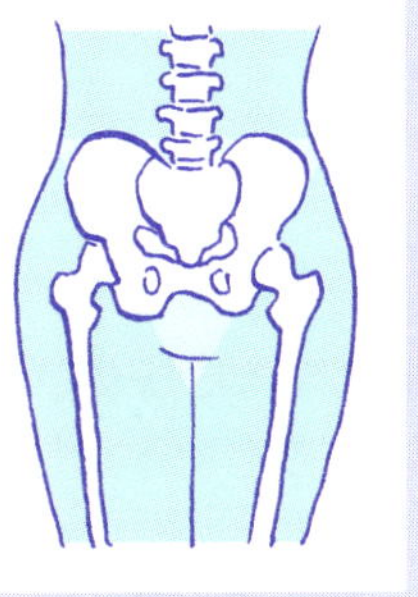

変形した骨盤（左）

四角く変形するとウエストはずん胴になる。

正常な骨盤（右）

正常な逆三角形だとウエストにくびれができる。

さまざまな不快症状もゆがみが原因

不快症状はまた新たな不快症状を生み出していきます。その連鎖を断ち切るためには、骨盤のゆがみを直すしかありません。

子宮や卵巣が圧迫され女性特有の不快症状が

骨盤のゆがみは、O脚や下腹、お尻、といった目に見えるところだけにあらわれるのではありません。

骨盤が左右に開くと、きちんとおさまっていた内臓が下がりぎみに。女性の場合、骨盤のなかには子宮や卵巣といった、男性にはない臓器があります。それらが圧迫されて、生理痛や生理不順を起こすばかりか、子宮内膜症や不妊症になることもあるのです。

それに、筋力が弱くなると骨盤のゆがみは起こりやすくなります。つまり、女性は男性以上に、腹筋や背筋、大臀筋をしっかりさせ、骨盤の形をととのえておく必要があると、覚えておいてください。

不調を感じたらゆがみを疑ってみる

このほか、便秘、腰痛、肩のこり、頭痛、歯痛、目が疲れやすい、視力が落ちたなど、骨盤が原因のトラブルは数え上げたらきりがありません。目が疲れてきたなと思っているうちに、今度は頭が痛くなる。肩こりがひどくなると、頭痛や吐きけが起こる。トラブルは連鎖的にふえていきます。

元凶である骨盤のゆがみを直せば、そのマイナスのつながりを断ち切れます。1つ、2つ、体の不調を感じたら、まずは骨盤のゆがみを疑ってみるようにしましょう。

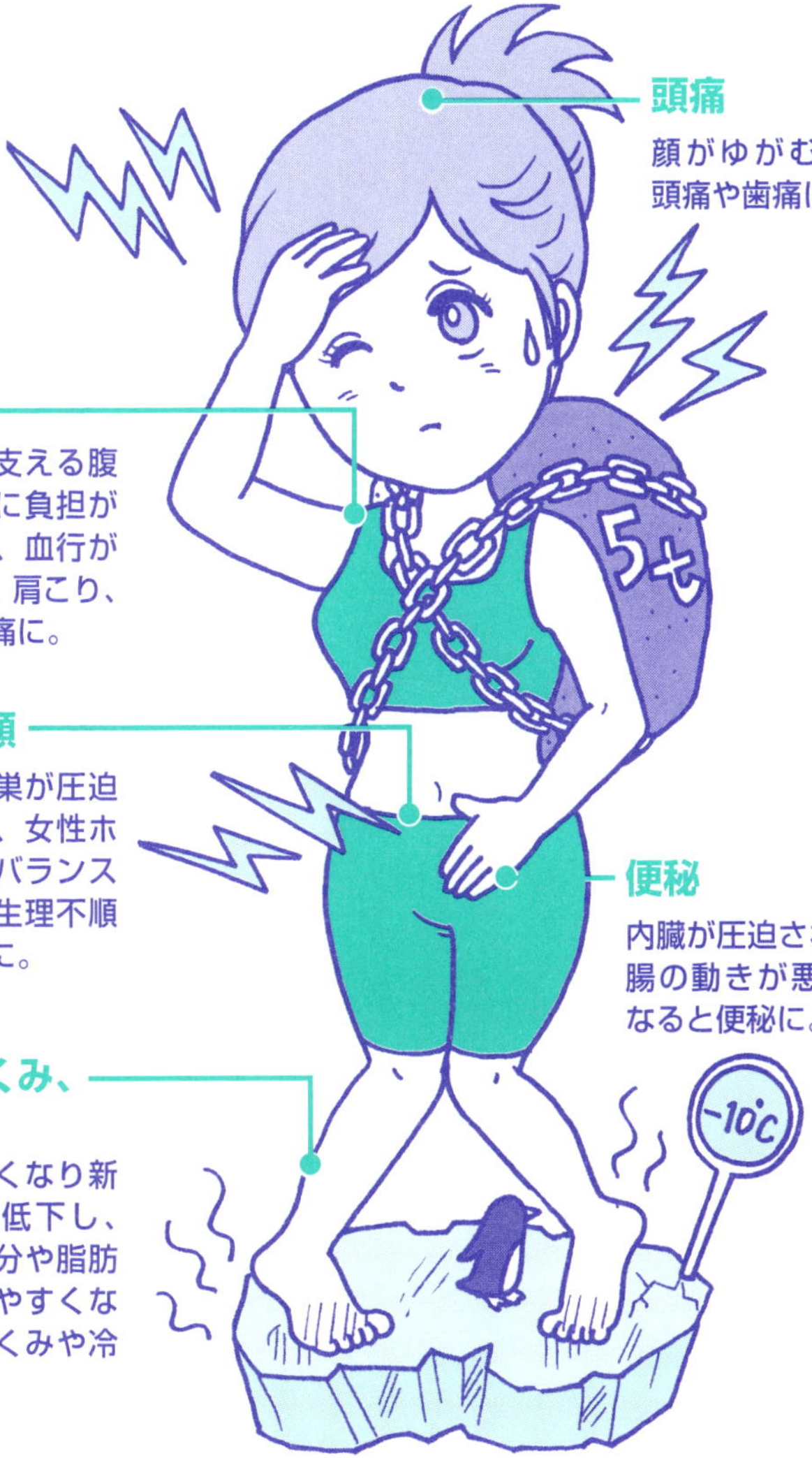

頭痛

顔がゆがむと頭痛や歯痛に。

肩こり

上半身を支える腹筋や背筋に負担がかかると、血行が悪くなり、肩こり、腰痛、頭痛に。

生理不順

子宮や卵巣が圧迫されると、女性ホルモンのバランスが乱れて生理不順や生理痛に。

便秘

内臓が圧迫され、腸の動きが悪くなると便秘に。

足のむくみ、冷え

血行が悪くなり新陳代謝が低下し、余分な水分や脂肪がたまりやすくなると、むくみや冷えに。

全身がどのくらいゆがんでいるかをチェック！

足がむくむ、冷える、生理痛がひどい、便秘がつづく。そんなトラブルがつづいたら、まずは骨盤と、体全体のゆがみを調べてみましょう。

ゆがみは体型にあらわれる

自分の骨盤がゆがんでいるかどうか、簡単に調べる方法をいくつかお教えしましょう。

鏡の前で、足をそろえて立ち、前髪の中央にひもをぶら下げます。そのひもがまっすぐ自分の中心（足と足の間）におりてくるかどうかを見るのです。

また、体を姿見に映したとき

に、おへその位置がウエストラインより下がっている場合も、骨盤のゆがみがあります。骨盤が左右に広がって、内臓が下がりぎみかもしれません。立ったときにひざやももなどをくっつけることができない場合（いわゆるO脚）も、骨盤や股関節にずれがあると考えられます。

鏡の前で全身を映し左右対称・水平垂直を見る

大きな鏡の前に立ち、自分の体をよく見てイラストと比較してみてください。

チェック項目にあてはまるものが2つ以上あれば、それは骨盤のゆがみが考えられます。そして、その影響がどこに出てくるのか。肩の位置、首の傾き、腰、ひざなどは、ゆがみがあらわれやすいポイントです。部位を特定できれば（たいてい2つ以上あるはず）、そこを重点的に攻略してみてください。

鏡の前で全身チェック

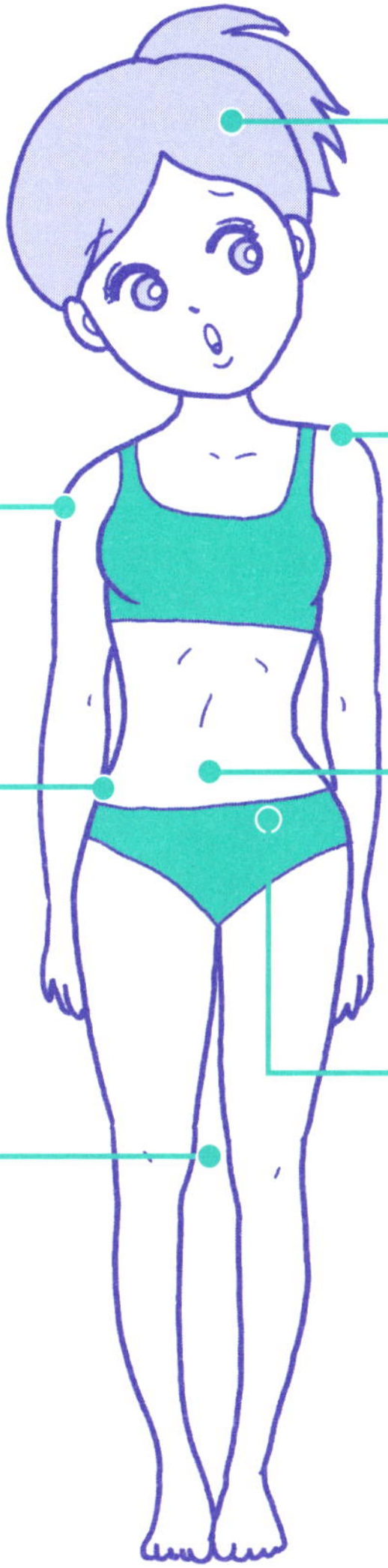

1 首が左右どちらかに傾いている。

2 肩がどちらか片方だけ上がっている。

3 おへそがウエストラインより下にある。または中心からずれている。

4 下腹がぽっこり出ている。

5 上半身が傾いてゆがんでいる。

6 左右のお尻の高さが違う。またはお尻とももの間(つけ根)に、片方だけ二重、三重のひだがある。

7 足元をそろえて立ったときに、太もも、ひざ、ふくらはぎ、内くるぶしのうち、くっつかないところが2カ所以上ある。

これで決まり！骨盤のゆがみ解消法

骨盤体操の最終目標は、体全体のゆがみをとることにあります。まずは1週間、10日、1カ月つづけているうちに、確実に体のバランスがとれてくるでしょう。

どういうゆがみかをきちんと把握する

前ページで、自分の骨盤のゆがみを見つけたら、次に、どういうゆがみ方をしているのかを知りましょう。

まず、壁にぴったりと体をつけて立ってみます。足元は軽くそろえ、かかとをできるだけ壁につける。後頭部、肩の後ろ側、お尻、ふくらはぎ、かかと。この5カ所がすべて壁に楽にくっつけば、あなたの骨盤は正常です。

ところが、どこか1～2カ所つかないところがあったり、そのままの状態で立っているのがむずかしく、体が揺れる場合、骨盤が前後に傾いているのです。

骨盤のゆがみにはおもに2つのタイプが

骨盤のゆがみは、前後に傾くタイプか、左右に広がるタイプの2つ。両方が重なっている場合もあります。また骨盤の周囲の筋肉が弱く、上半身の重さを支えきれていないことが多いでしょう。自分のタイプを知って、骨盤体操を選んでください。

骨盤体操は10日、2週間、1カ月とつづけてみてください。体の変化は徐々に確実に起こります。これは美人度アップの近道でもあるのです。

第1章 私の骨盤はゆがんでる？

ゆがみ発見！チェックリスト

2つ以上あてはまるものがあると、あなたの骨盤はゆがんでいる可能性が！

- [ ] 片方の靴の片側がすり減る。
- [ ] 歩くときに上半身が前かがみになり、あごを突き出している。
- [ ] 歩幅が小さく、すり足で歩く。
- [ ] イスに座るとき、いつも同じ足を上にして組む。
- [ ] アヒル座り（ペチャンコ座り）がラクだ。
- [ ] 猫背、または背中が棒状でお尻が飛び出している。
- [ ] 背筋を伸ばしてじっとしていられない。
- [ ] 食べ物を食べるとき、口の中で、片側の歯ばかりでかむくせがある。
- [ ] あごを動かすと違和感があったり、音がする。
- [ ] 1カ月おきに排卵痛がある。
- [ ] ひざ関節や股関節が痛む。（かなりの重症）

この5カ所が壁につくかどうかチェック！

- 後頭部
- 肩の後ろ側
- お尻
- ふくらはぎ
- かかと

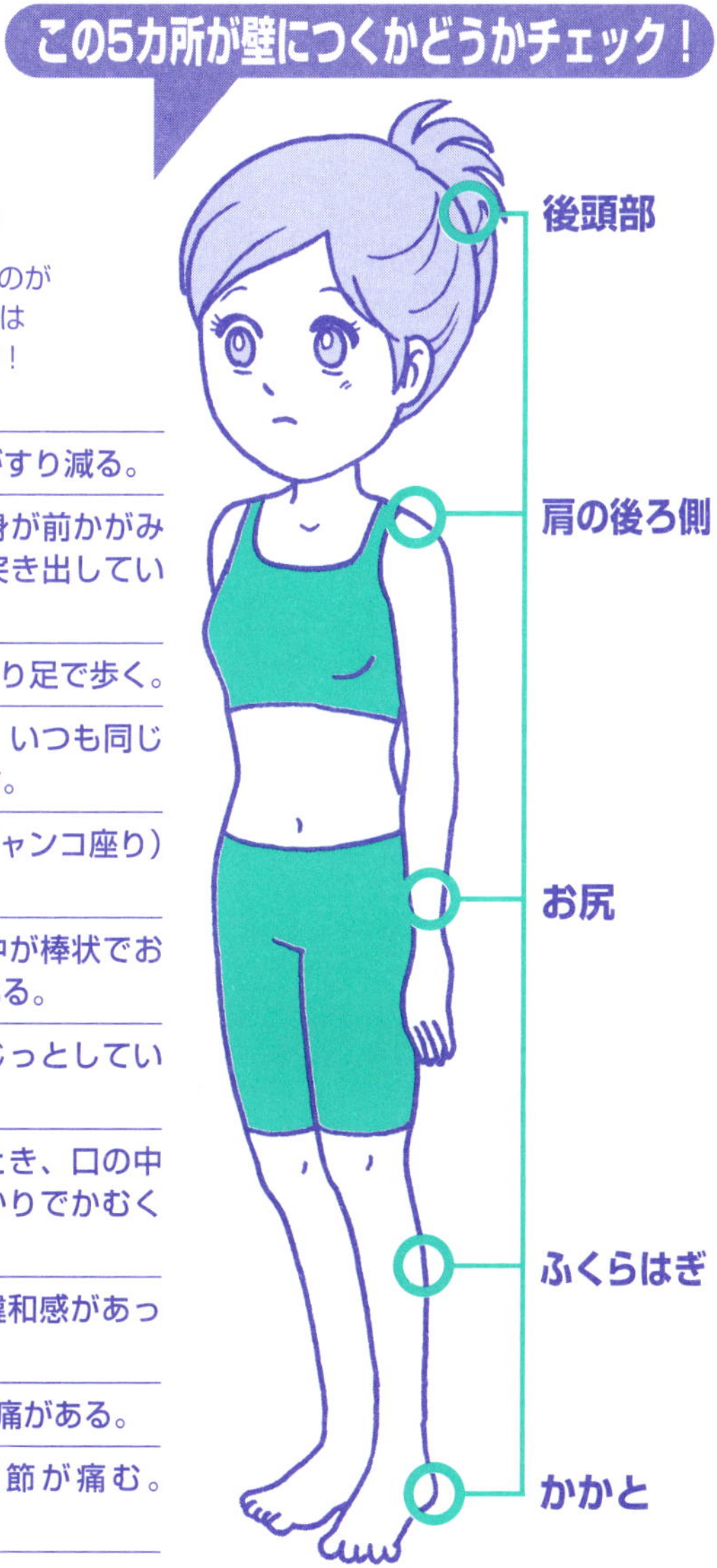

骨盤は生理の周期に合わせて動く!?

骨盤は生理の周期に合わせて動く!?

「なんかこのパンツ、今日はきつい。この前、はいたときは平気だったのに、太ったのかな」なんていうことはありませんか?

これは残念ながら、お尻が大きくなったのです。でも太ったからではありません。実は骨盤が広がっただけ。骨盤は排卵と生理に合わせて、微妙に開いたり閉じたりしています。生理が終わって排卵の時期に向かって閉じていき、排卵が終わって次の生理開始に向かって開いていきます。

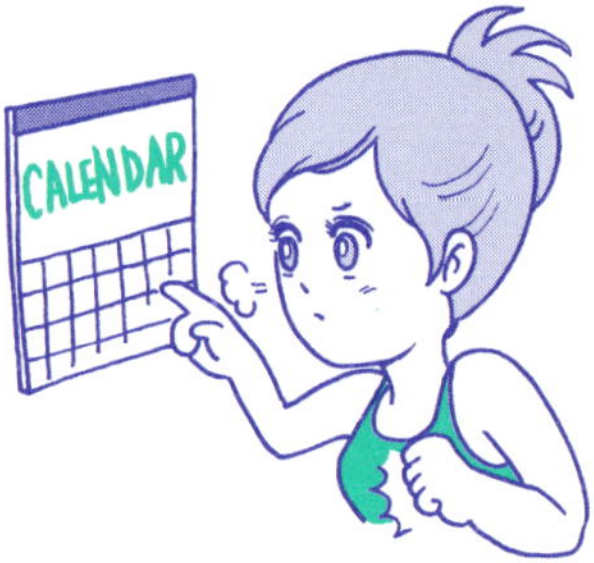

この動きは左右の腸骨がまん中の仙骨の上をゆっくりと動きながら開閉するために起こります(骨盤の構造はP13参照)。そのため、本当にウエストサイズも微妙に変わっているのです。

骨盤が閉まり始める、いわゆる生理周期でいうところの高潮期。つまり、この時期はお尻が引き締まっている時期。反対に、骨盤がゆっくりと開き始める、いわゆる低潮期は、お尻がのっぺりとしてタレ気味にみえる時期です。これを2週間ごとに繰り返しているのです。

ムダなくやせる時期に集中的に骨盤体操を行う

この骨盤の開閉リズムを利用し、骨盤体操の効果をアップさせましょう。骨盤が締まり始める高潮期に、集中的に体操を行うのがよいのです(ふだん1日1回5分なら、1日2回10分に)。この時期は、体温が高め、つまり皮下脂肪を消費しやすいともいえます。

第2章

実践編 1

これだけはやっておきたい 基本の動作と部分ヤセのテク

下腹、腰、もも、

二の腕のタプつきをとる

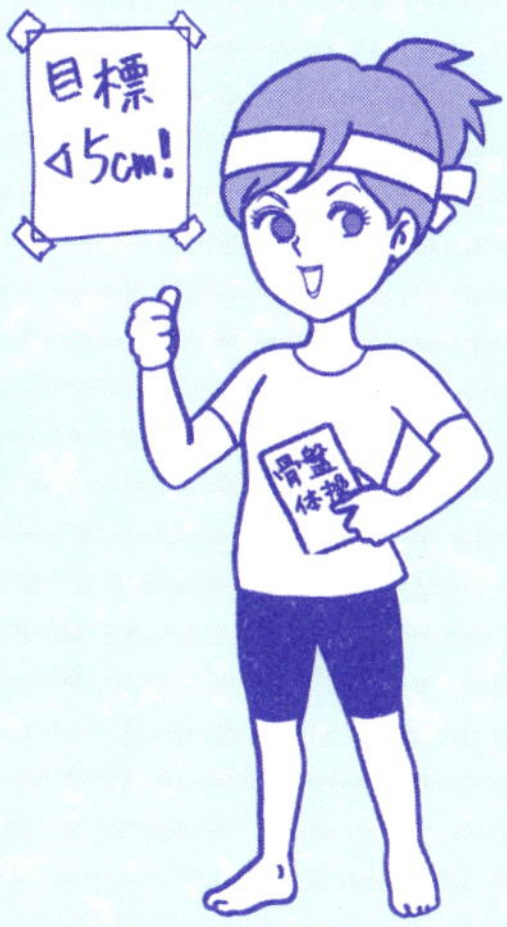

両足の長さをチェックすると骨盤のゆがみがわかる

なんだか足が疲れやすくて、冷える。最近は下半身がむくんで、
太ったようにも感じる。頭も痛い。
そんな不快症状を引き起こす原因は、いくつもありますが、
実は骨盤のゆがみが大きくかかわっているのです。
まずは足の長さチェックで、ゆがみの確認をします。

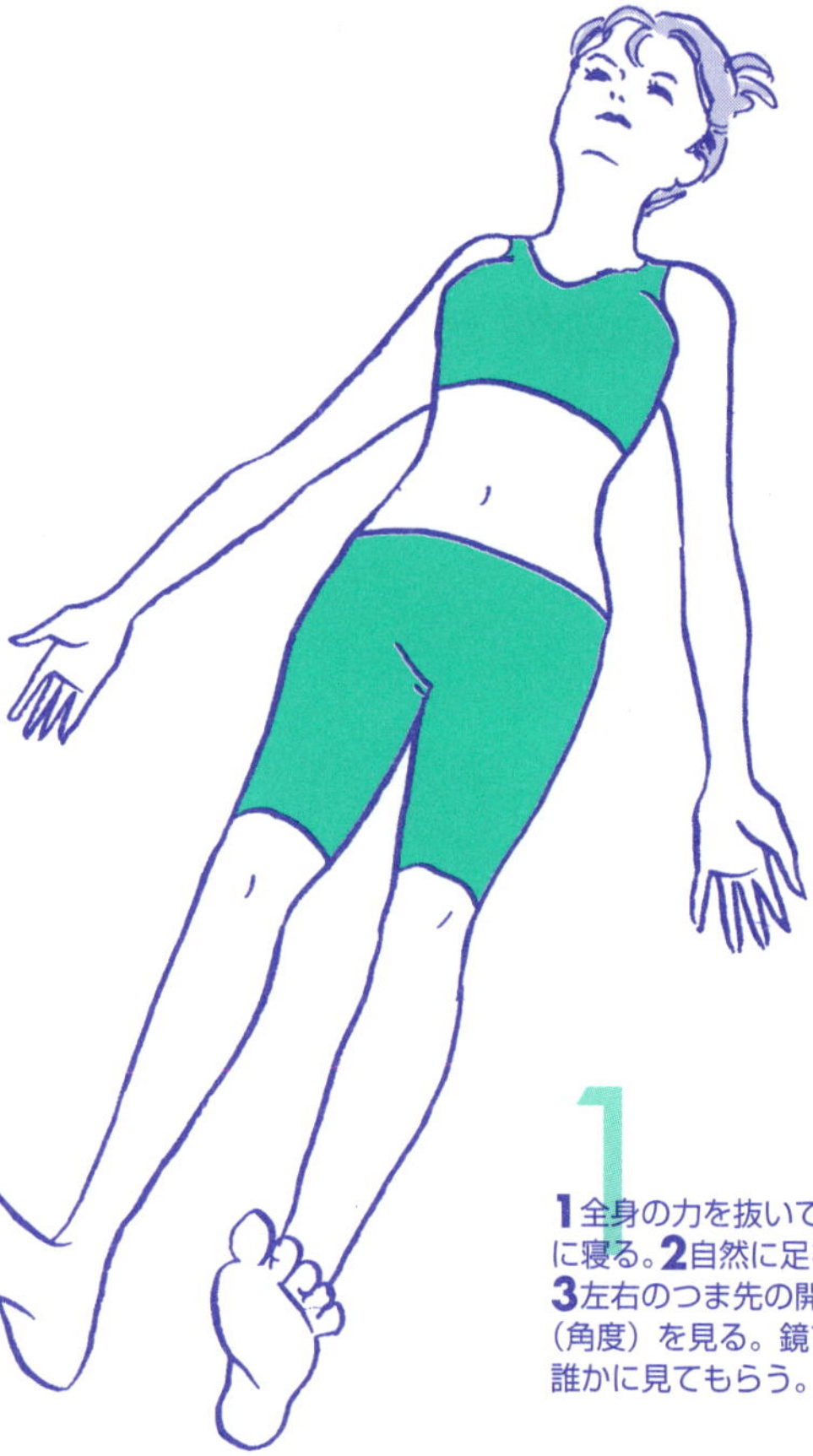

1

1全身の力を抜いてあおむけに寝る。**2**自然に足を伸ばす。**3**左右のつま先の開きぐあい（角度）を見る。鏡で見るか、誰かに見てもらう。

股関節がゆがむと左右の足に長短が

骨盤は後ろがきちんとすぼまって、臓器をサポートする形になっており、また左右対称であるのが正常です。ところが、筋肉が衰えたり、いつもゆがんだ姿勢をとっているうちに、後ろに広がったり、左右でゆがんでしまう場合があります。

ことに後者の場合、股関節にその影響は及びます。股関節と足のつけ根の大腿骨が結合する部分、ここがずれるのです。片方の大腿骨が奥にくい込んだ位置で結合し、もう一方の大腿骨は下がりぎみの位置で結合。こうなると、左右の足の長さに違いが出てきます。

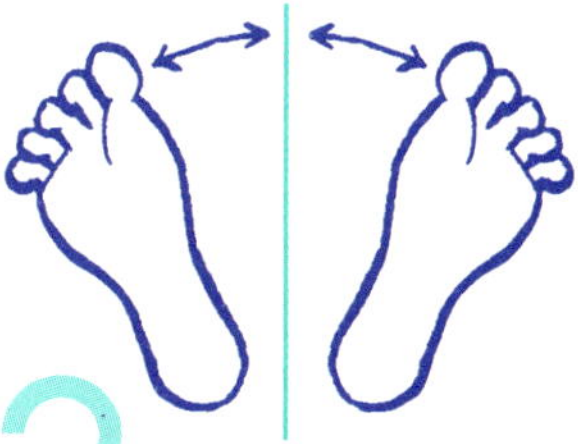

2

左右の足の長さが同じならば、つま先が左右均等に開く。

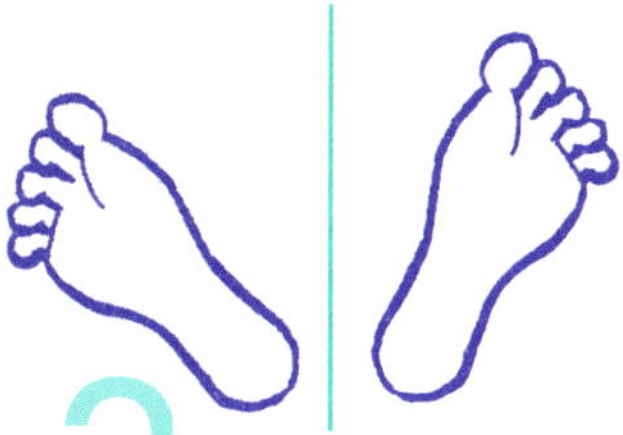

3

片方の足は傾くが、もう一方の足はまっすぐのまま。こういう場合、傾いている足が長く、まっすぐの足は短いのだとわかる。

足の長さの違いはさまざまな不調のもと

足の長さの違いは、当然、体のバランスをくずします。背骨など骨格をゆがませ、腰痛や肩こり、生理不順など、さまざまな体のトラブルを生じさせます。

まず、骨盤や股関節にゆがみがないかを調べましょう。それには足の長さの違いをみるのがいちばん。体をゆるめて足を投げ出し、大きな鏡で見ます。

どちらの足が長かったか、よく覚えておいてください。これから紹介する骨盤体操は、左右どちらが長いかによって、少しやり方が違ってくるからです。

基本の動作はたった1つ

これさえ覚えれば骨盤のゆがみが直り、下半身がみるみるやせる。
便秘、冷え、腰痛などの悩みも解消できる。

お尻すり歩き

左右の足の長さが同じ場合のお尻歩き

ゆがんだ骨盤を正しい位置に矯正する

1
顔は正面を向いたまま、両足をそろえて前に投げ出して、床にべったりと座る。お尻はリラックスさせて。

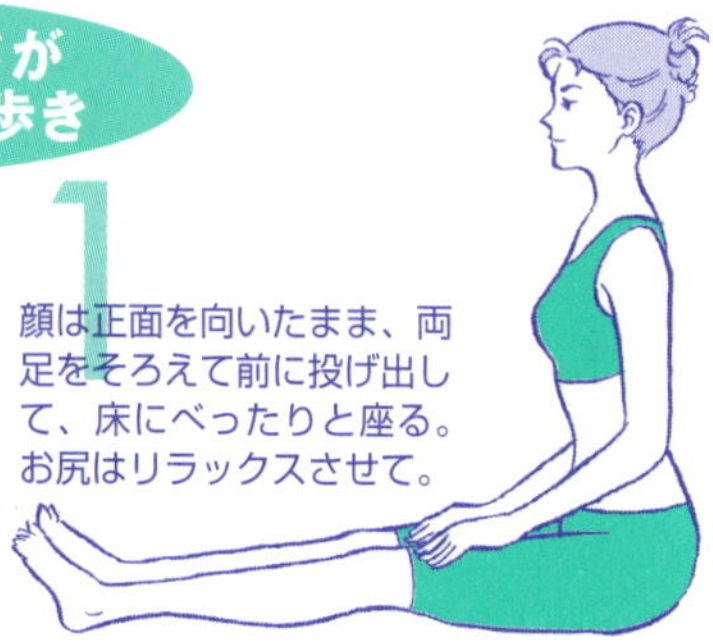

2
まず両腕を左側に振り、その反動を利用し、お尻をできるだけ床から浮かせないように右足を前に出す。腰に意識を集中して、腰から前に進む感じで。

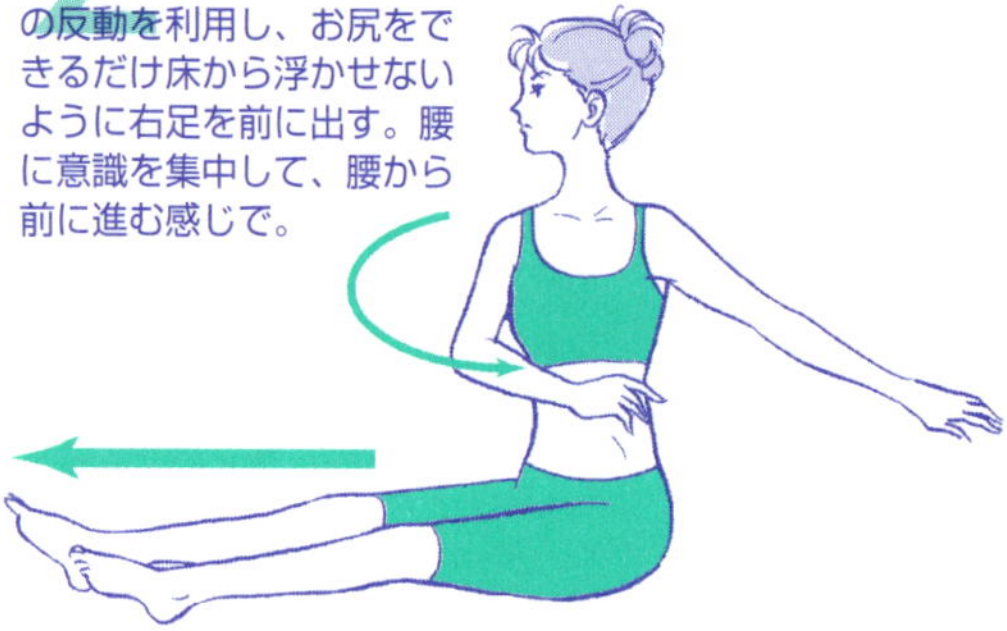

3
次に両腕を右側に振り、反動で左足を前に出す。これを右、左、右と繰り返し、前に３歩進む。その次に、前進と同様腕を振りながら、足を後ろに引き、３歩戻る。

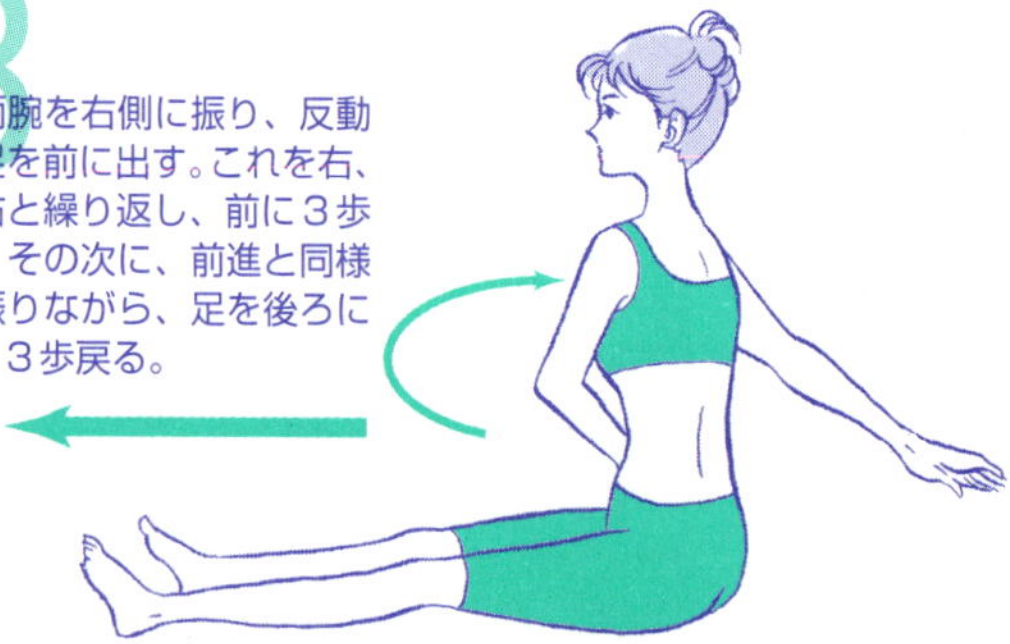

知らないうちにゆがんで固まってしまった骨盤では、内臓の位置もずれたまま。骨盤体操で、位置と形を正常な状態に戻しましょう。

advice

足の組み方はまちがえないで！

＊＊＊

足を組むときは、必ず、長いほうの足で短いほうの足を引っぱる感じで。逆だと、ゆがみが悪化します。自分の足はどちらが長いか、覚えておきましょう。

左足が短い場合のお尻歩き

1

足の長さをチェックしてみて（P22参照）、左足が短い場合は、右足を左足の上に交差して座る。一方、右足が短い場合は上下逆に。

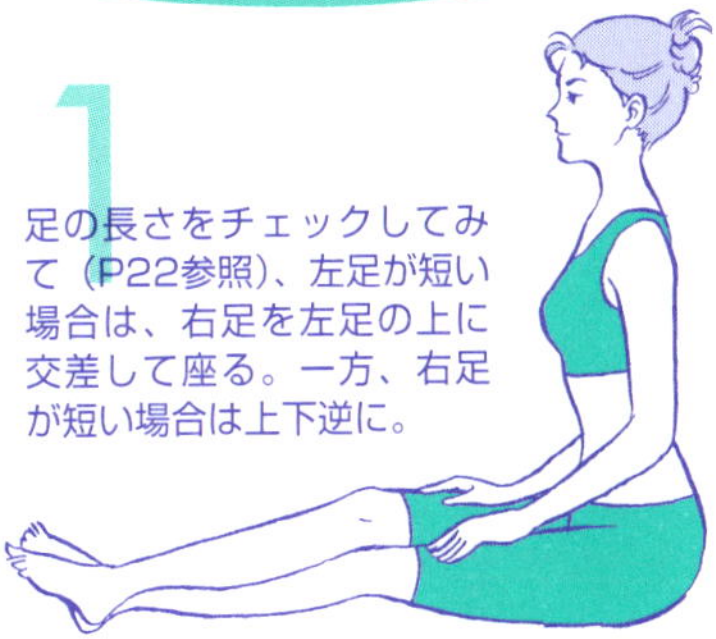

2

足の長さが同じ場合と同様、両腕を左に振りながら、右足を前へ。

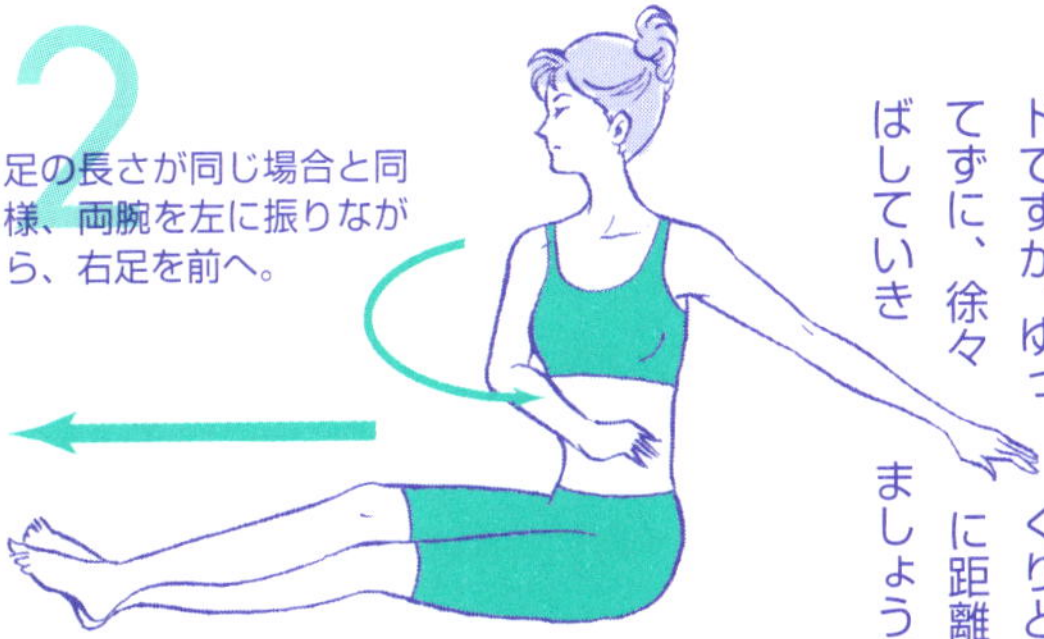

3

次に両腕を右へ振り、左足を前へ。３歩進んだら、今度は後ろへ３歩戻る。そのときも足は交差したまま。

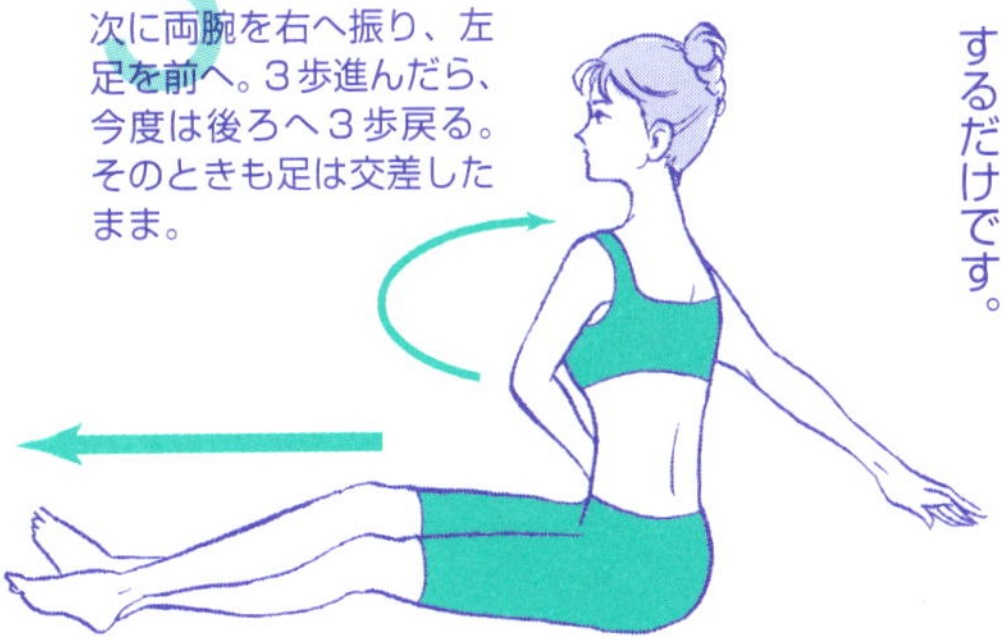

ここで紹介する「お尻すり歩き」が基本のキ。やせたい場合も体調をととのえたい場合も、これをしっかりマスターしてください。慣れるまではかなりハードですが、ゆっくりとあわてずに、徐々に距離を伸ばしていきましょう。

ぷよぷよになってしまった下腹（ゴムウエストのスカート愛用のせい？）や、たくましすぎる二の腕（運動不足の結果はここにも？）など、気になる部分を引き締めたいときは、この基本動作に、別メニューをプラスするだけです。

体をほぐしてから始めたい

**骨盤体操を始める前には軽くウォーミングアップを。
そして終わったあとにクールダウン。
この2つで、やせやせ効果はさらにアップするはずです。**

体ほぐし始め

まずは心身ともにリラックスして

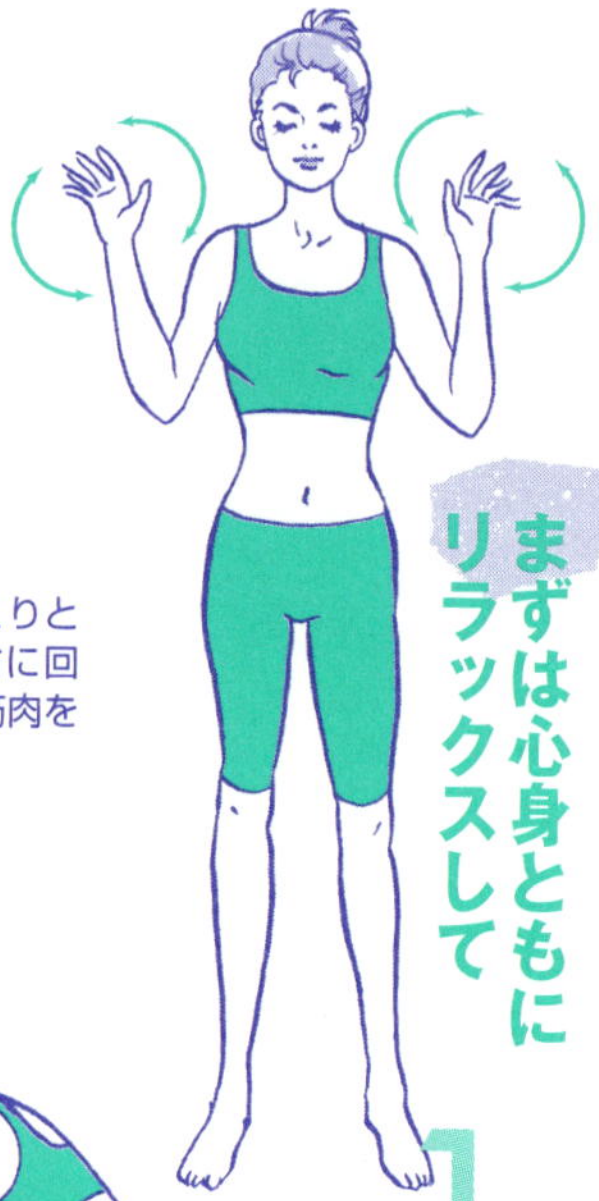

1

足を肩幅に開いて立つ。両手を軽く上に上げ、手首をぶらぶらと振り、手首を柔軟にして、血行をよくする。

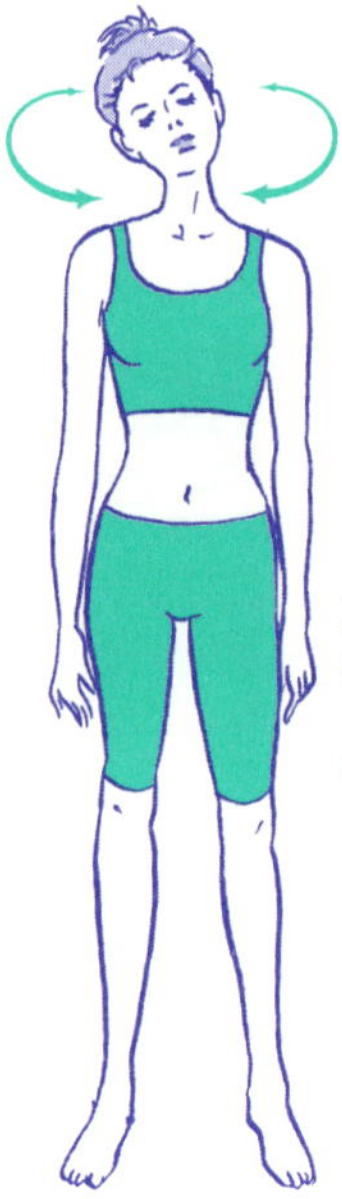

2

次に、頭をゆっくりと2〜3回軽く左右に回しながら、首の筋肉をほぐす。

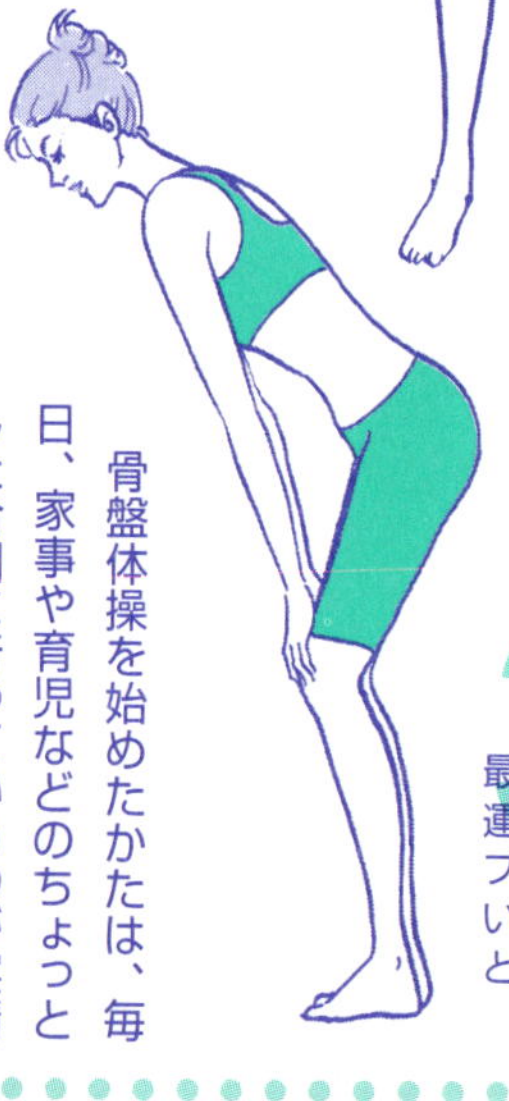

3

最後に、軽くひざの屈伸運動。ウォーミングアップは、気持ちがいい、という程度でやめておくこと。

骨盤体操を始めたかたは、毎日、家事や育児などのちょっとした合間に行っているのが実情でしょう。

ただ、疲れたまま無理に始めても、効果はなかなか思うように上がりません。それにそもそも骨盤体操をしよう、やせよう、

体ほぐし終わり

骨盤体操で使った筋肉をきちんと休ませる

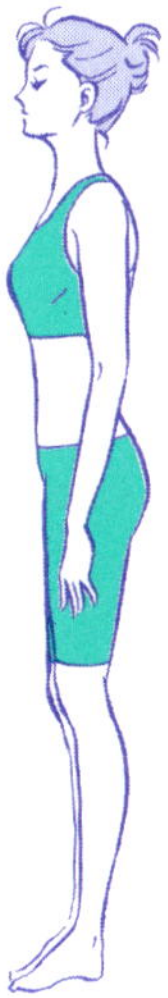

1

まずは、心を落ち着かせ、足を軽く開いて立つ。息をゆっくり大きく吸う。

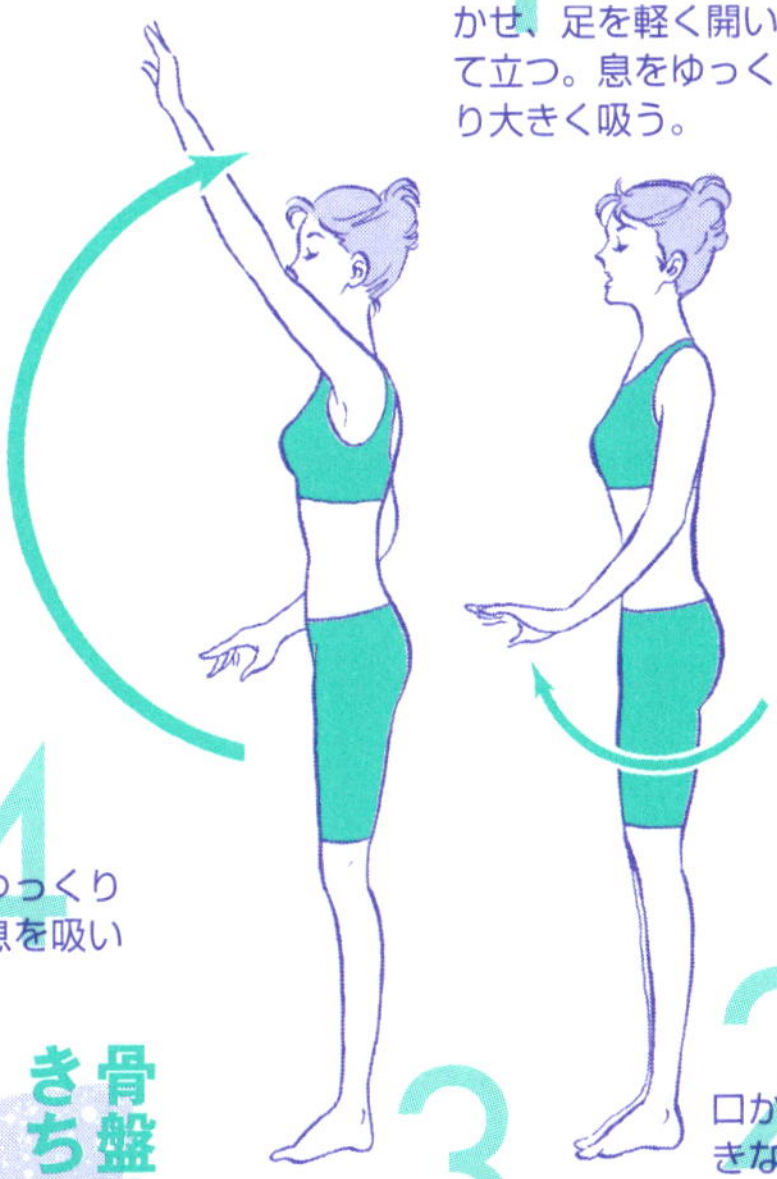

2

口からゆっくりと息を吐きながら、同時に左手を下から頭の上に持ち上げていく。このとき手のひらは体の外側に向ける。頭の上まできたら、手のひらを天に向け、ぐっと腕を伸ばす。

3

左手が頭上まできたときに、息を吐ききる。次に息を吸いながら、左手を下げて元の位置に。おろし終わったら、今度は同様に、息を吐きながら右手を持ち上げていく。

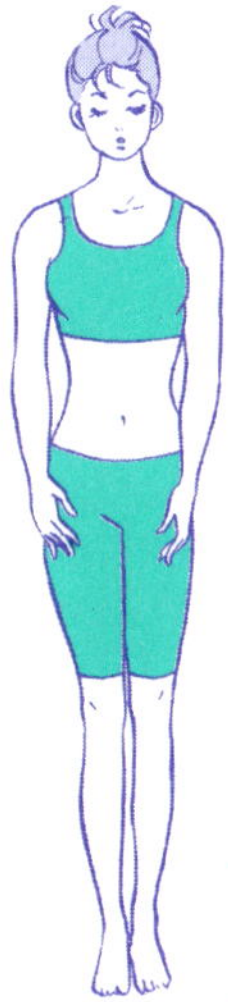

4

最後は深呼吸。ゆっくりとお腹いっぱい息を吸い込む。

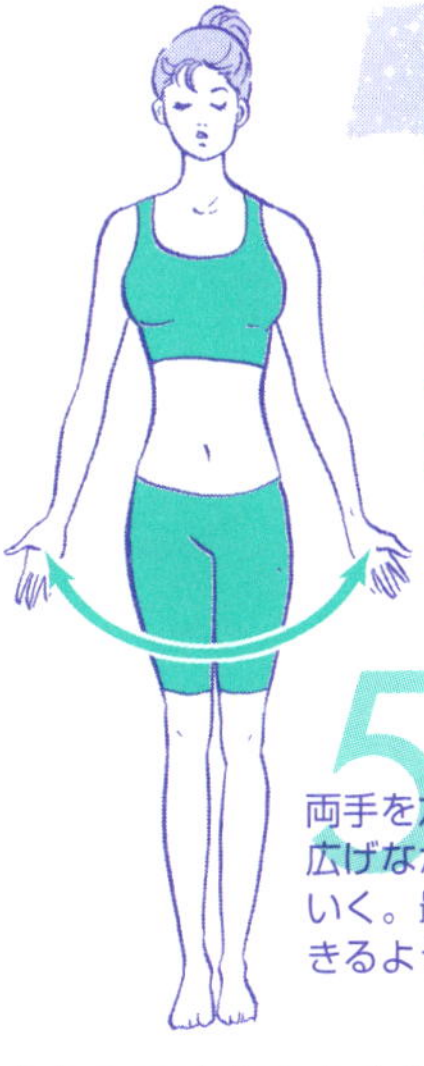

5

両手を左右にゆっくりと広げながら、息を吐いていく。最後まで息を出しきるようにする。

という気持ちにもなりにくいのではありませんか。

まずウォーミングアップで筋肉をほぐし、日常生活の中で、疲れてこった体と心をほぐし、落ち着かせます。そして骨盤体操をする。終わったら、同じようにクールダウンすること。これが、効果を高め、やる気を高めるためにはたいせつなのです。

ウエストしぼり

**ウエストは、実は引き締めやすい部位。
少しの動作で、簡単に結果が出る。腰ひねりで、わき腹のたるみをとり、キュッとくびれたウエストをつくりましょう。**

ツイストお尻すり歩き

左右の足の長さが同じ場合のツイストお尻すり歩き

思いっ切り腕を前後に振りつつ、腰を大きくひねる

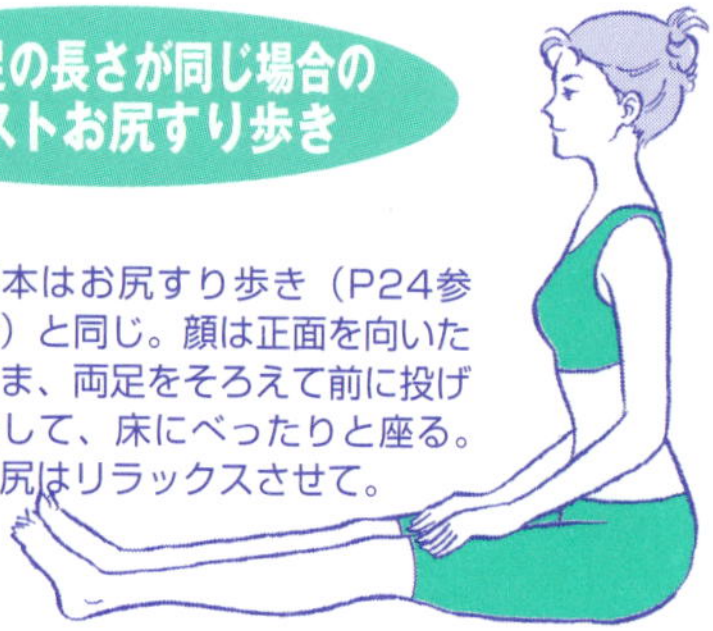

1
基本はお尻すり歩き（P24参照）と同じ。顔は正面を向いたまま、両足をそろえて前に投げ出して、床にべったりと座る。お尻はリラックスさせて。

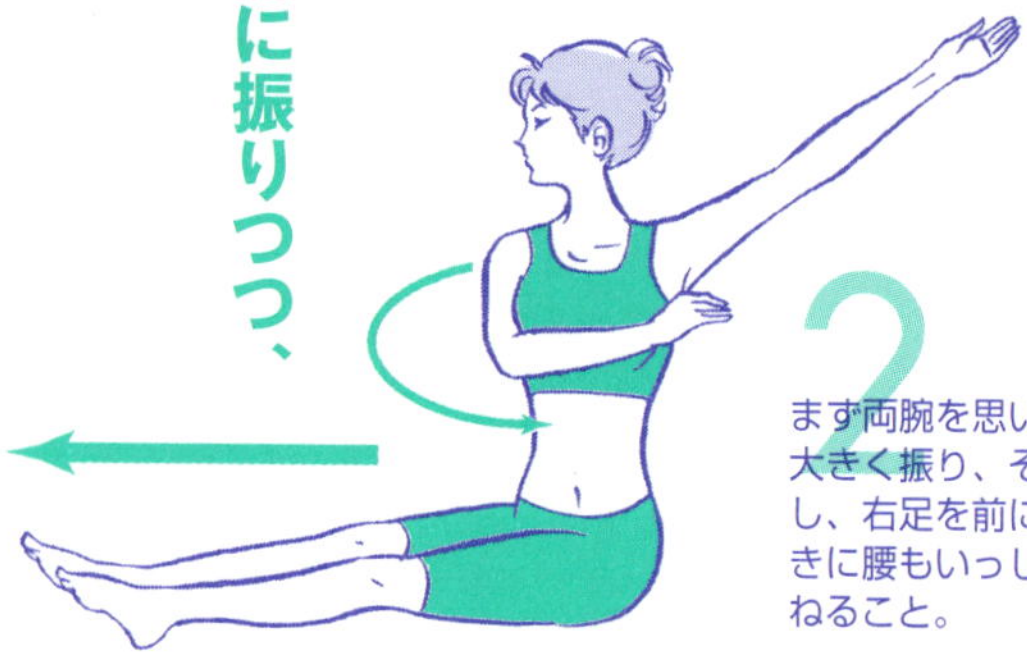

2
まず両腕を思いっ切り左側に大きく振り、その反動を利用し、右足を前に出す。このときに腰もいっしょに大きくひねること。

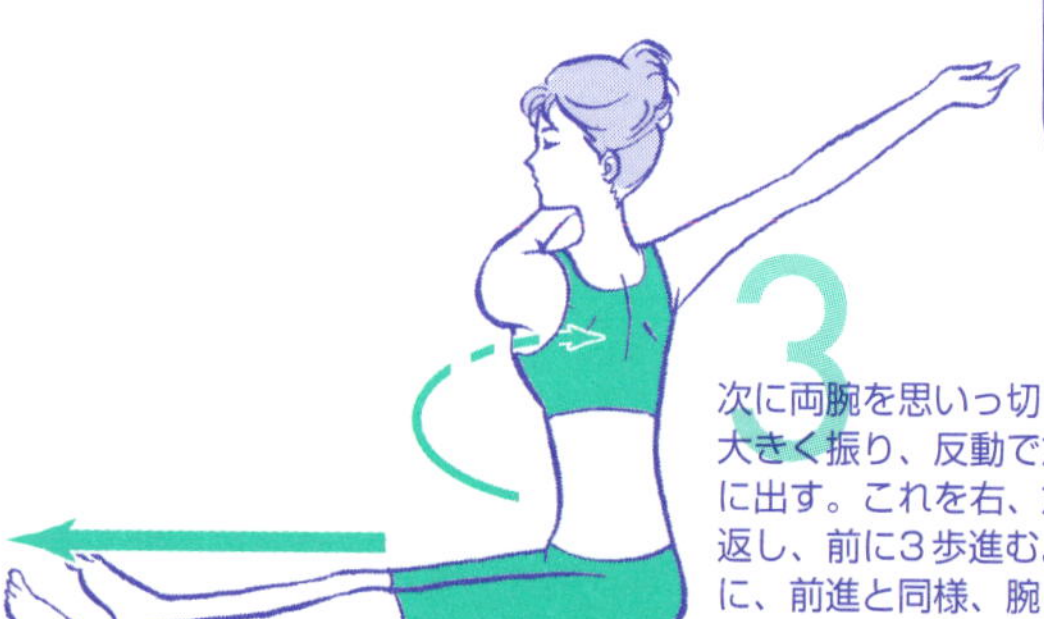

3
次に両腕を思いっ切り右側に大きく振り、反動で左足を前に出す。これを右、左と繰り返し、前に3歩進む。その次に、前進と同様、腕と腰を振りながら、足を後ろに引き、3歩戻る。

ぷよぷよとしたお腹や、腰のまわりには、皮下脂肪がたっぷりたまっています。ウエストを

左足が短い場合のツイストお尻歩き

advice

力を入れるときは息を吐きながら

＊＊＊

力を入れて進むときは息を吐き、反対に力を抜いたときは大きく息を吸うようにするとやりやすい。

1

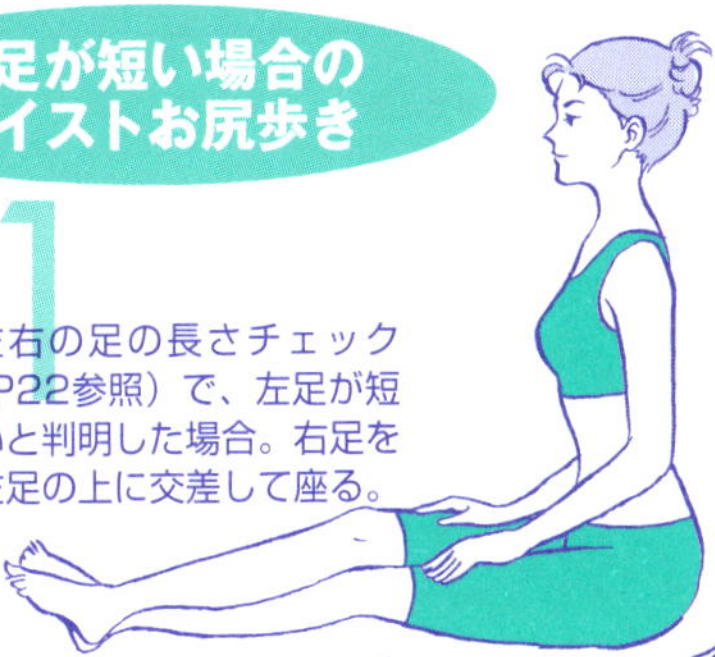

左右の足の長さチェック（P22参照）で、左足が短いと判明した場合。右足を左足の上に交差して座る。

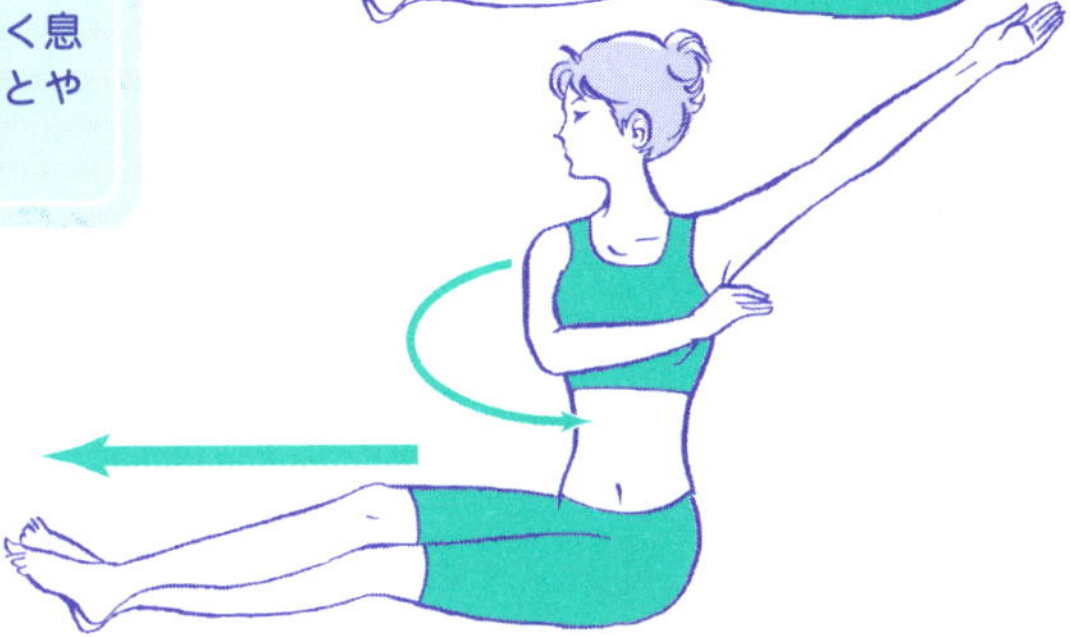

2

あとは、左右の足の長さが同じ場合と同様。両腕と腰を大きく左へ振りながら、右足を前へ。

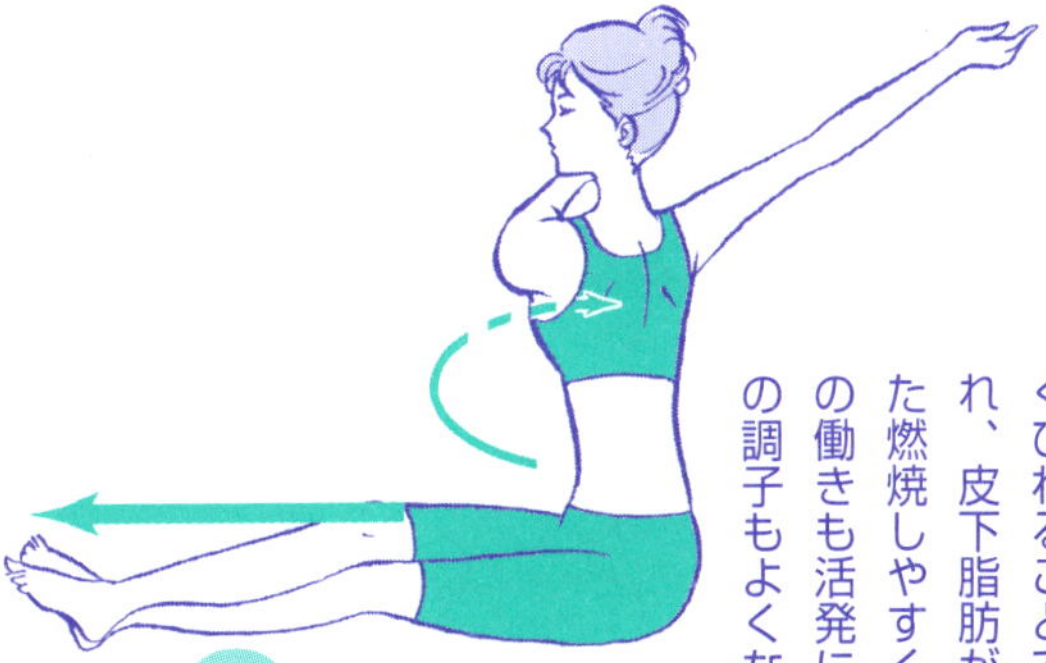

3

次に両腕と腰を右へ振り、左足を前へ。3歩進んだら、今度は後ろへ3歩戻る。右足が短い場合は、左足を右足の上に交差する。

しぼるには、この皮下脂肪がつきにくくする、そしてついてしまった脂肪を、エネルギーとして燃焼、分解してしまうしかありません。

　ここで紹介する「ツイストお尻すり歩き」は、上半身を大きくひねることで、腹筋が鍛えられ、皮下脂肪がつきにくく、また燃焼しやすくなります。内臓の働きも活発になるので、お腹の調子もよくなり便秘も解消されるでしょう。

3・1・3呼吸運動

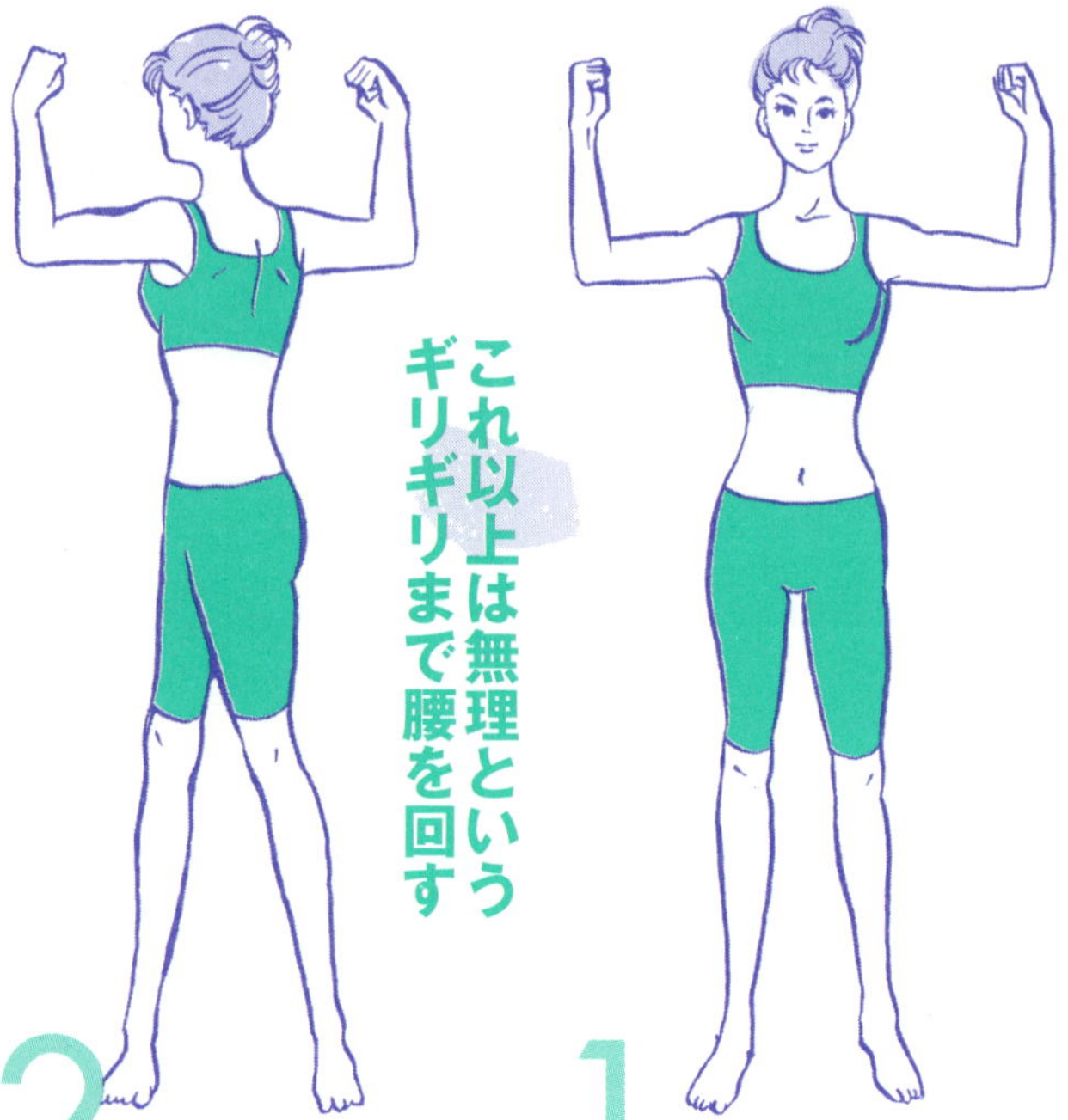
これ以上は無理という
ギリギリまで腰を回す

1
足を肩幅ぐらいに開いて立ち、両腕を肩の高さで水平に広げ、ひじを直角に曲げる。その姿勢のまま大きく息を吸い込む。

2
息を吐きながらお腹を引っ込め、上半身を可能な限り右に回転させる。回転しきったところでゆっくりと3まで数える。

ウエストは比較的引き締めやすい部位。しかし同時に、簡単に余分な脂肪がつきやすい部位ともいえるのです。全身のプロポーションを決めるポイントですから、いつも気にしていたいもの。

ここでは、くびれたウエストが簡単につくれる、ストレッチ体操を紹介しましょう。「3・1・3呼吸運動」は、上半身をぎりぎりまでねじるだけ。座ったままでもOKなので、テレビを見ながらどうぞ。ただし、力をきちんと入れるのが大事。タオルをしっかり握って行ってください。

3

そのまま最初の姿勢にゆっくり戻し、大きく1回息を吸い込む。

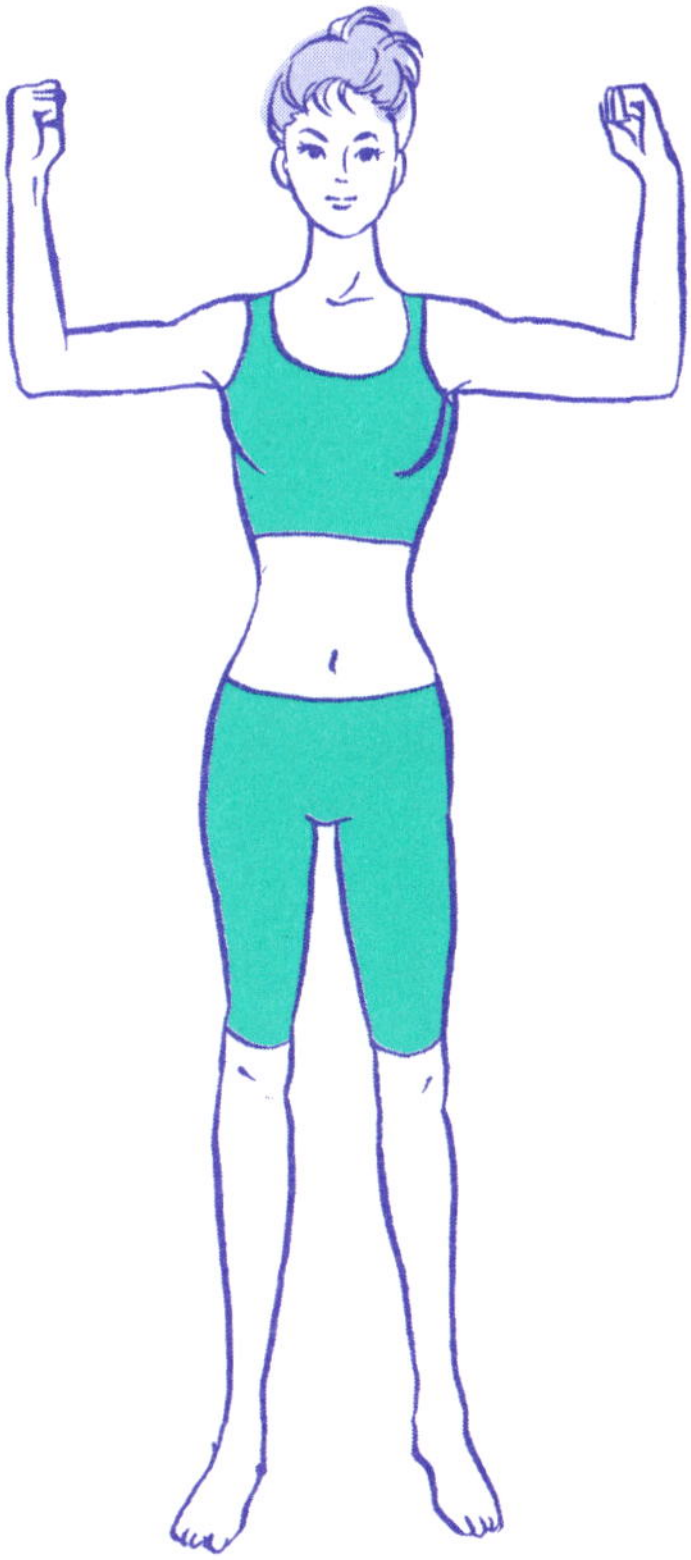

4

息を吐きながらお腹を引っ込め、上半身を可能な限り左に回転させる。回転しきったところで3まで数える。これで1セット。5セット行う。

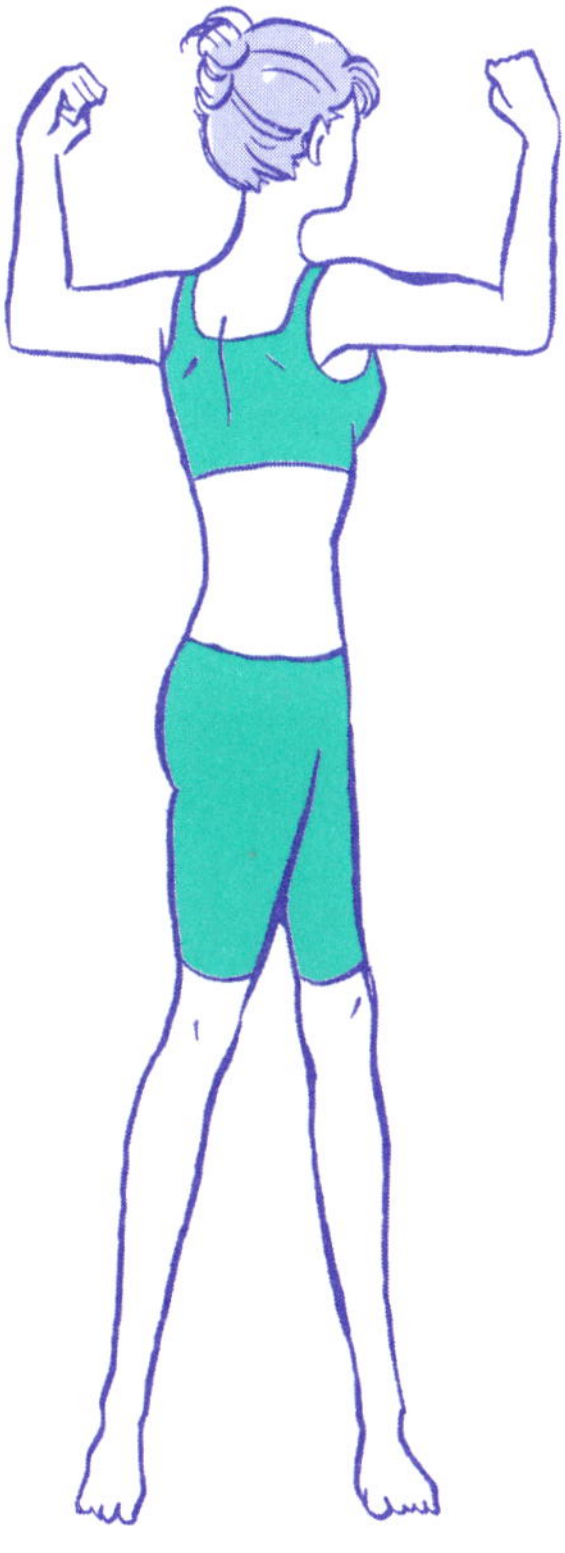

advice

空腹時に行うと最も効く

＊＊＊

お腹がすいているときというのは、血糖値が低いので、体に蓄えられた脂肪が燃焼しやすいのです。脂肪を引き締める効果が最も高いといえます。でも、そのあとの食べすぎにはご注意を。

下腹引き締め

開いた骨盤を直し、下がった内臓を元の位置に戻せば、
ぽっこり下腹部もすっとなる。
正常な骨盤を保つためには、腹筋もつけておきたいもの。

ゲコゲコお尻すり歩き

お腹まわりの筋肉を鍛え、柔軟に保つのがミソ

1

基本はお尻すり歩き（P24参照）。お腹に思いっ切り息を吸い込み、そのまま息を止める。カエルがお腹をふくらませたような状態にする（腹式呼吸）。

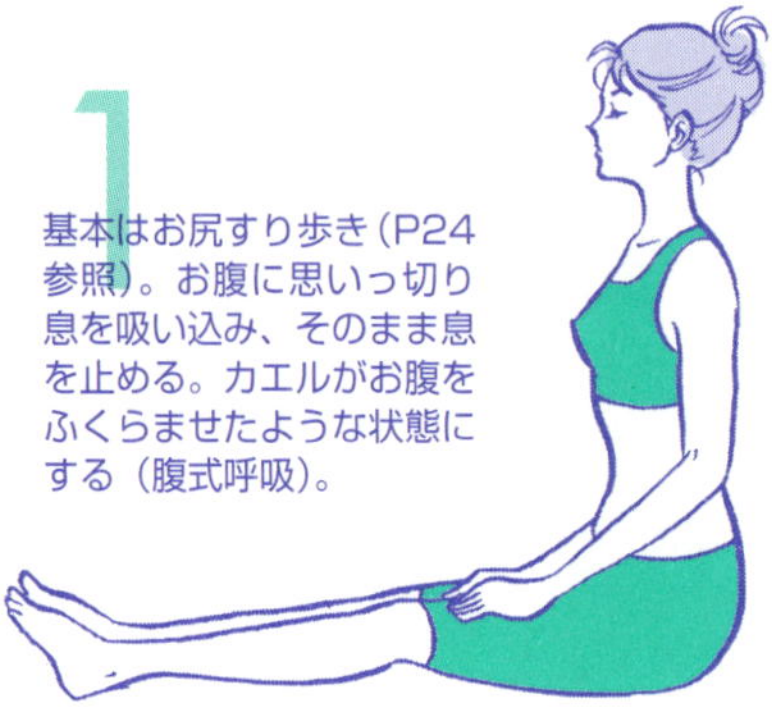

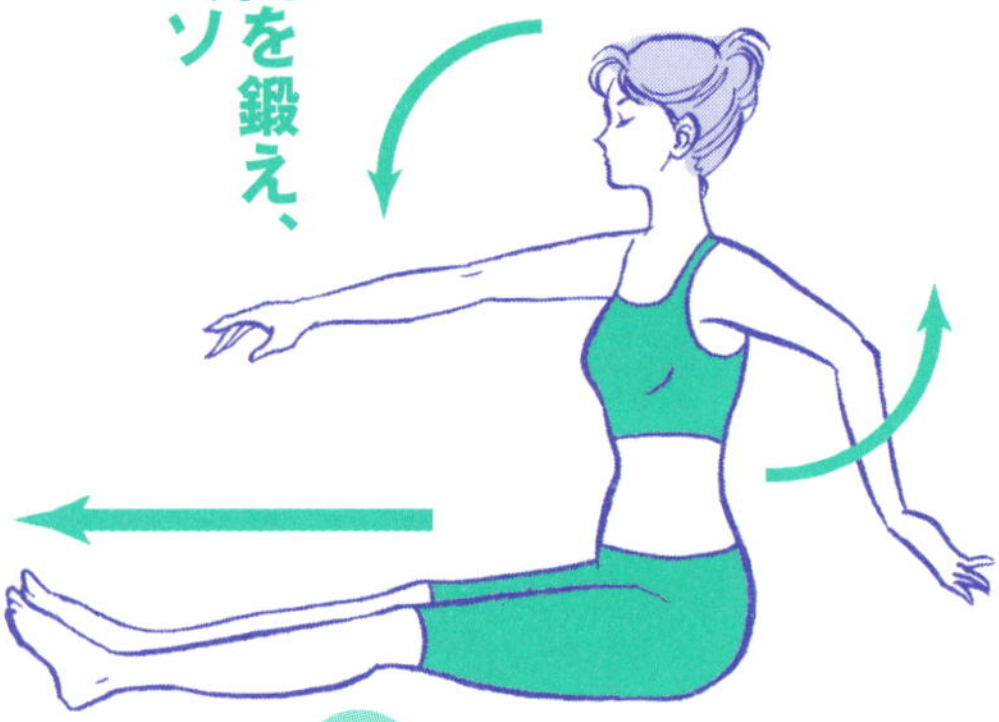

2

息を止めたまま、クロール泳ぎをするように腕を前に回しながら、前に3歩進む。

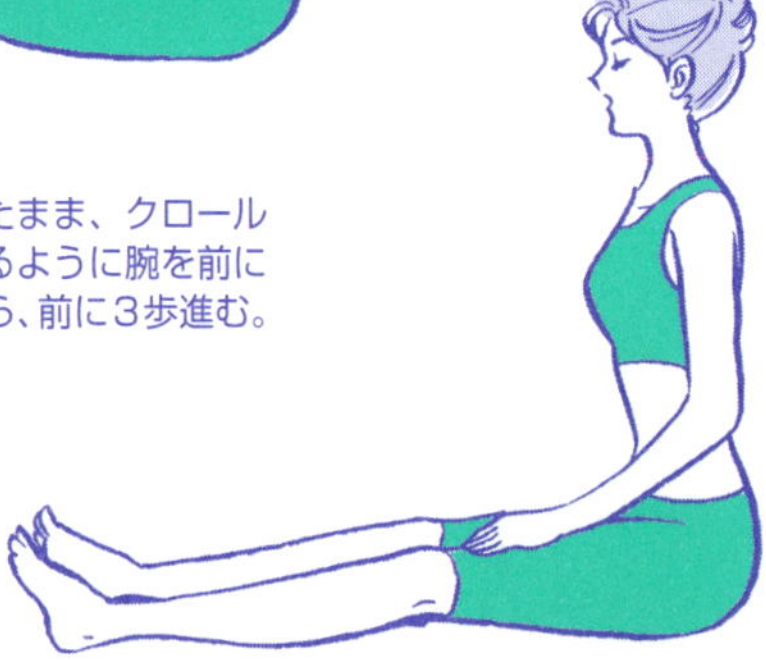

3

次に思いっ切り息を吐いて、お腹をへこませる。

4

もう一度、お腹に思いっ切り息を吸い、息を止めたまま、今度は背泳ぎのように腕を後ろに回しながら、後ろへ3歩戻る。

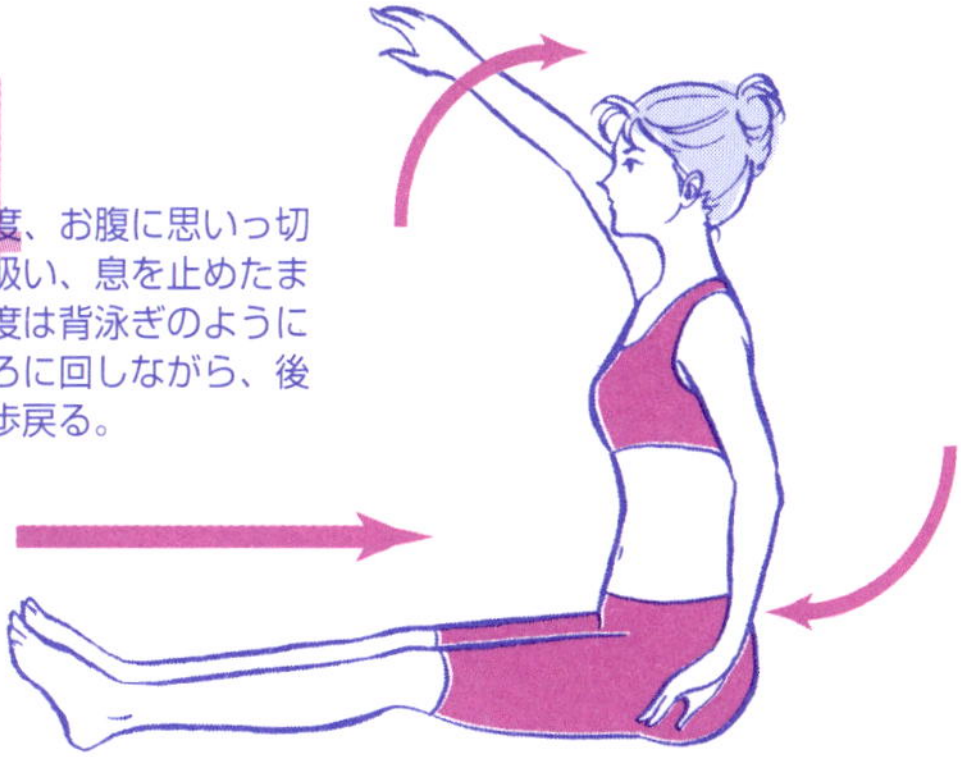

5

最後に、また思いっ切り息を吐き、お腹をへこませる。

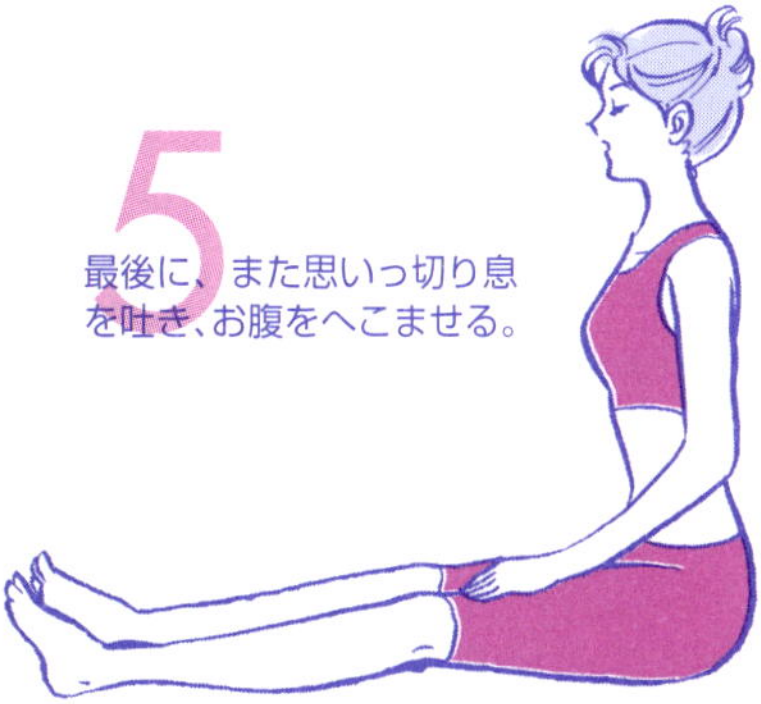

advice

たるんだ腹筋を強化する

＊＊＊

正常な骨盤位置を維持するためには、腹筋力は不可欠。思いっ切り息を吸ったり吐いたりするだけでも腹筋は強化できます。

骨盤の中には腸や子宮など、大切な臓器がおさめられています。ところが骨盤がゆがんでくると、当然臓器の位置もゆがみます。また骨盤の上につながっている背骨もバランスが悪くなるのです。

下腹がぽっこり出てくるのは、位置が悪くて内臓が下部に押し込まれてしまった結果と、下腹部の腹筋が弱くて内臓を外側から支えきれていないために起こるのです。

ここで紹介する「ゲコゲコお尻すり歩き」で骨盤と背骨のゆがみを正し、腹筋力をつければ、圧迫されていた内臓が正常な位置に戻り、ぽっこりお腹は解消されます。

尺取り虫歩き

お尻アップダウンで下腹部のたるみをとる

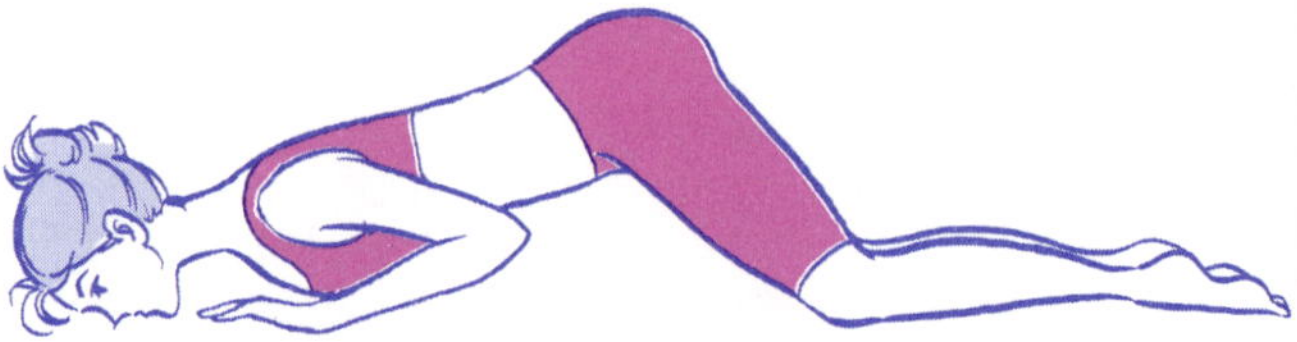

1
うつぶせになって、お尻をできるだけ高く上げる。ちょうど尺取り虫が「へ」の字になっているようなつもりで。

ウエストと違って、なかなか脂肪が落ちないのが下腹。ウエストが引き締まってくびれてくると、よけいにぽっこりとしたふくらみが目立ってしまうことになります。

下腹を引っ込めるためには、お尻から背中、腰のまわりの筋肉をたっぷり動かすのがいちばん。その結果、腰まわりの脂肪の燃焼が促され、下腹ぽっこりが解消されます。

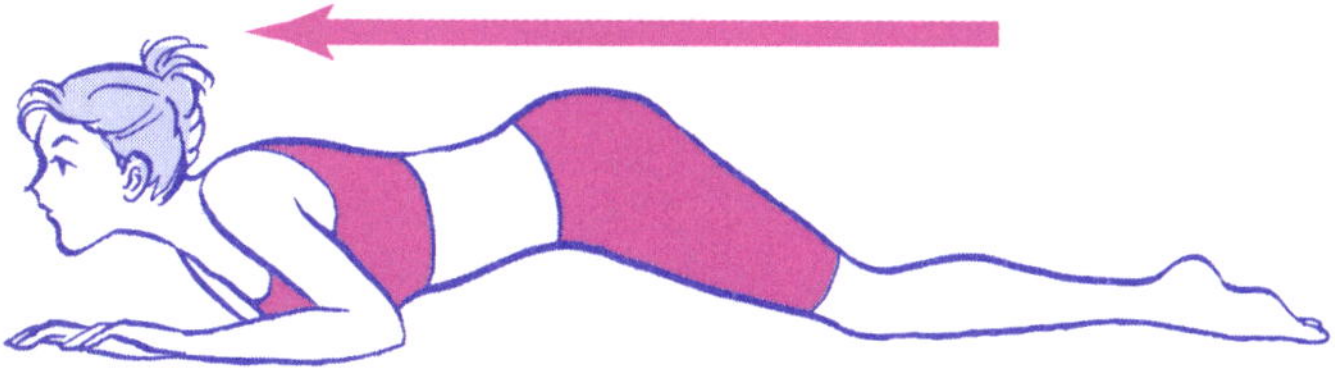

2

次に、息を思いっ切り吸い込み、首を上げ、お尻を前に動かしながら、体を前に進める。

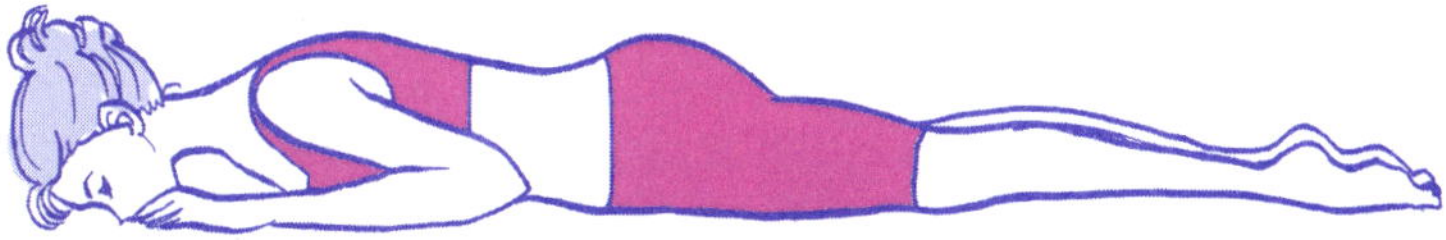

3

3歩進んだら、うつぶせのまま、床の上に体を伸ばす。このとき息を十分に吐く。これを1セットとして3セット行う。

advice

手は軽く支えるだけ

＊＊＊

腕の力で進むのではなく、腕は軽く支える程度。骨盤全体を動かすつもりで、できるだけお尻の力だけで進むのがコツ。

O脚解消

**日本人に多いO脚。そのほとんどは、日常生活の中で
骨盤がゆがんでしまったことなどによる、後天的なものです。
骨盤と股関節を同時に直して、まっすぐきれいな足を手に入れよう。**

うつぶせ歩き

足のつけ根の股関節を正しい位置に戻す

骨盤が左右に開きぎみになると、骨盤と足との結合部分である股関節も開き、そのせいで大腿骨が体の外側にずれてしまいがち。実はこれがO脚の大きな原因なのです。そこで、O脚を解消し、足をまっすぐにするには、骨盤と股関節を正しい位置に戻すことが必要なのです。

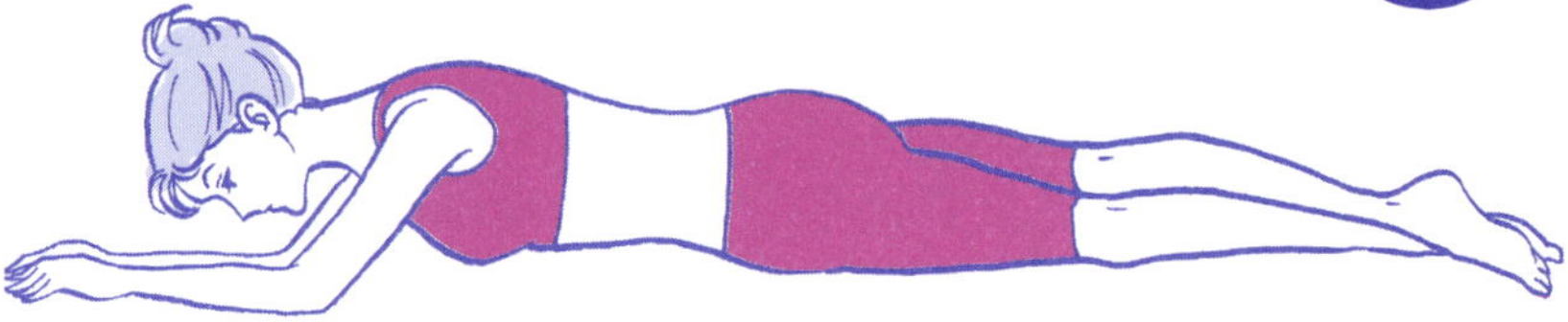

1

手足を伸ばしてうつぶせ寝になり、足を交差させる。前進と後進では、足の交差の仕方を逆にするので、左右どちらの足を先に上にしてもかまわない。

ここで紹介する「うつぶせ歩き」は、手足を伸ばしてうつぶせ寝になり、左右に揺らしながら、ヘビのように体をうねらせて進む、という動作。手は使わず、足と腰だけを使って動くため、腰まわりの筋肉が強化されます。その結果、骨盤が締まり、股関節を正しい位置に戻してくれます。

advice

ドルフィン・キックで進む

うまく進めないときは、足を交差させたまま、ひざから下を、水泳のドルフィン・キックのように大きく使うとよいでしょう。そのとき、息はこまかく吐くと楽。

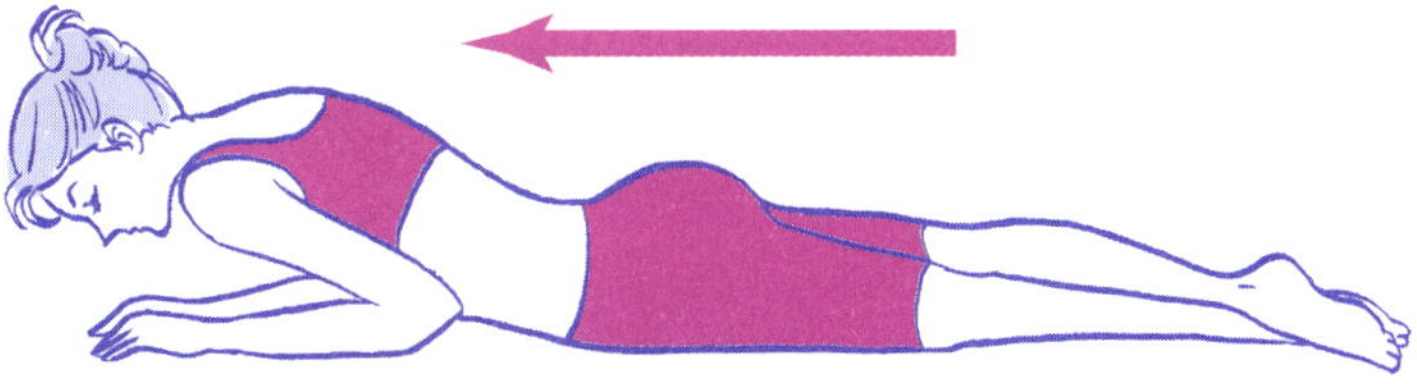

2

両腕は前に突き出すか、またはひじをテコのようにするが、あくまでも支える程度。腰と足の動きだけで前に3歩進む。次に、足の交差を上下逆にし、後ろに3歩戻る。

足交差お尻すり歩き

1

基本はお尻すり歩き（P24参照）と同じ。まず初めに左右の足の長さをチェックし（P22参照）、どちらの足を上にして交差するかを決める。

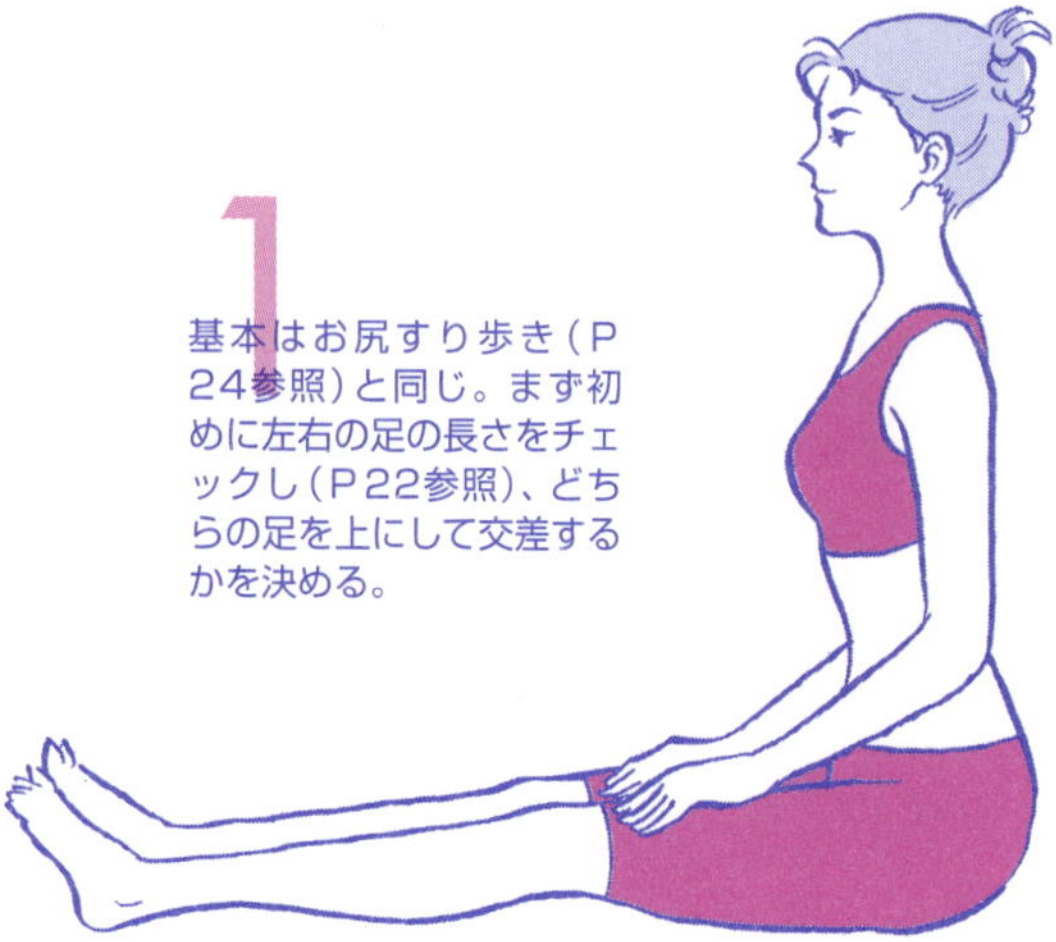

2

足を交差させたまま、両腕を左右に振りながら前に進む。O脚解消には両腕の振り方をより小さめにするのがコツ。極力、お尻と足だけで移動する。

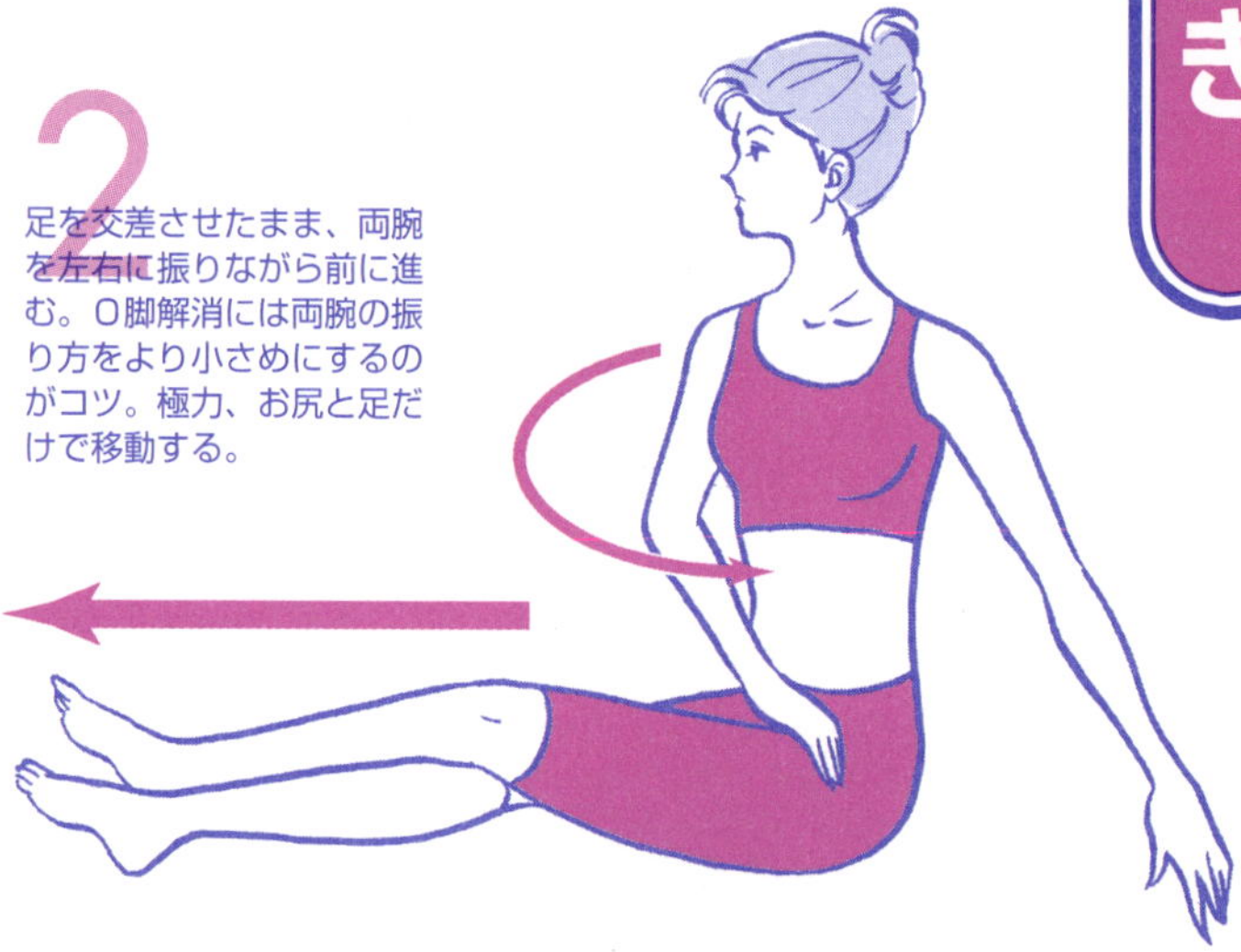

お尻を振って歩き、お尻と太ももの筋肉、股関節の動きを柔軟にする

advice

一歩一歩ふやしていく

＊＊＊

お尻と足の筋肉を鍛えるために、できるだけ腕の振りの反動は使わないこと。その分たいへんなので、最初は2歩でOK。徐々に歩数をふやしていきます。

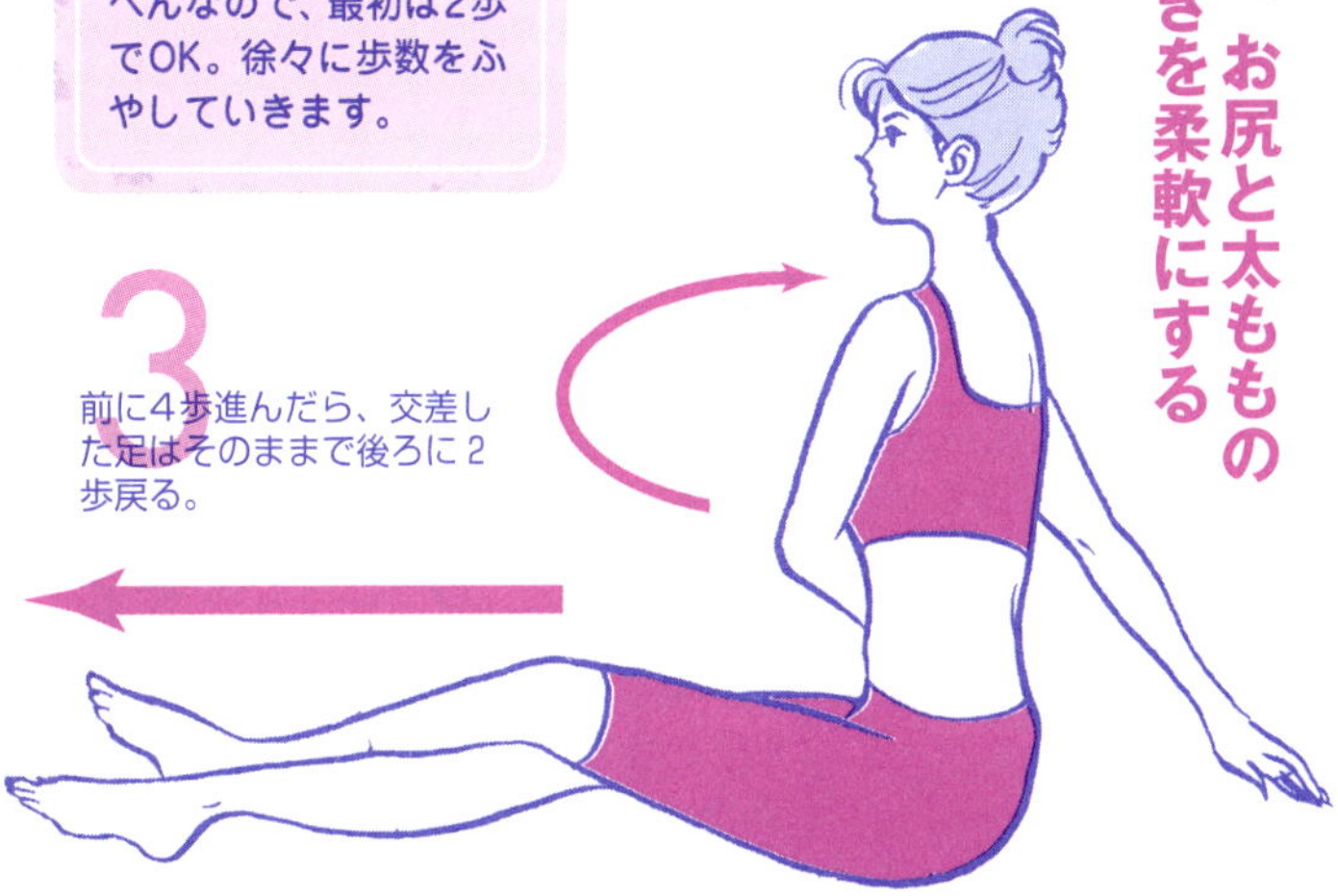

3

前に4歩進んだら、交差した足はそのままで後ろに2歩戻る。

基本の「お尻すり歩き」は、前に足をまっすぐ伸ばしますが、その足を交差させたバージョンが、ここで紹介する「足交差お尻すり歩き」です。

O脚は、外ももの筋肉はよく使われて発達するのに、内ももの筋肉はあまり使われません。そのため、内側がたぷたぷとゆるみがち。内ももの筋肉を鍛え、足の筋肉のつき方を均等にする必要があります。

この動作は、手の振りをあまり使わず、お尻と足の力だけで動くので、お尻から腰、そして内ももの筋肉が強化されます。O脚解消に役立つでしょう。

X脚解消

O脚は股関節が外側にずれていることが大きな原因。
X脚は股関節が内側にずれていることが原因。
どちらも骨盤と股関節のゆがみを直せば、足はまっすぐ、長くなる。

足の裏合わせ

X脚改善の必殺技はこれ！

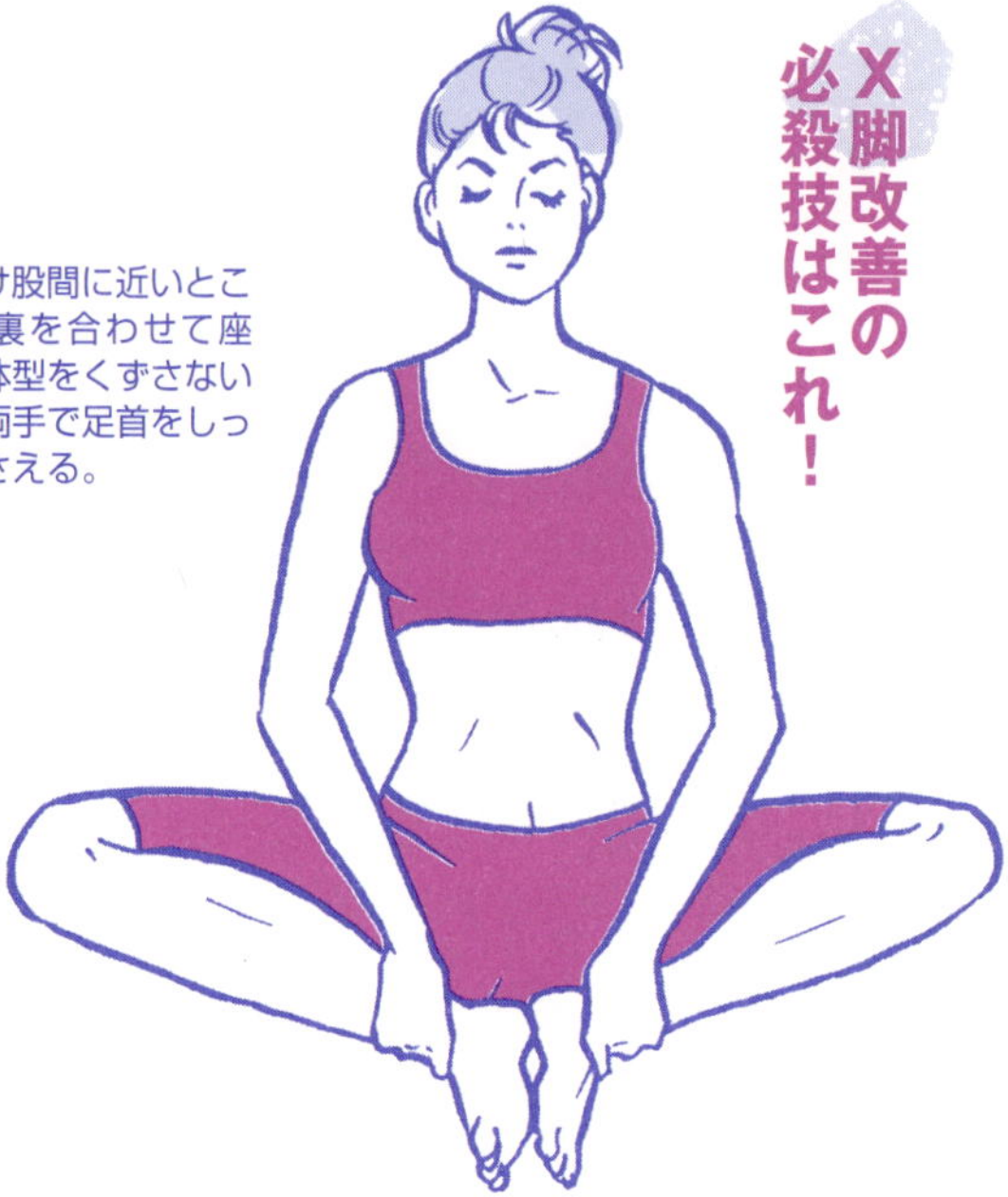

1

できるだけ股間に近いところで足の裏を合わせて座る。その体型をくずさないように、両手で足首をしっかりと押さえる。

足の裏を合わせてお腹のほうにひきつけて座り、そのままの姿勢で歩く。ここで紹介する「足の裏合わせ」は、股関節を十分に伸ばす体操です。

X脚は骨盤に対して、股関節が内側にずれていることが原因です。体の重心をまっすぐ保つために、股関節のゆがみを、膝関節で補正しようとして、ゆがんでしまうのです。

まずは股関節を十分に伸ばして柔軟にし、本来の正しい位置に安定させます。つづけているうちに、ひざのゆがみもとれ、まっすぐな美脚になっていきます。

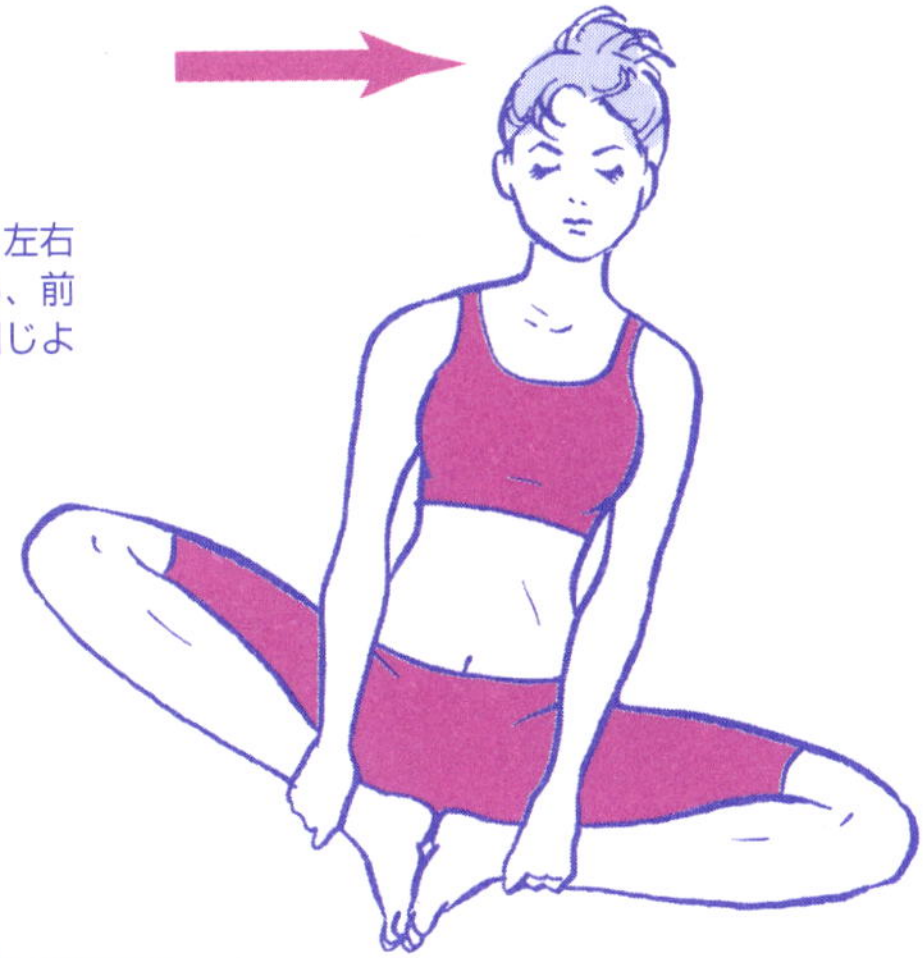

2

両足を振り子にして、左右に上体を揺らしながら、前に3歩進む。次に、同じように後ろに3歩戻る。

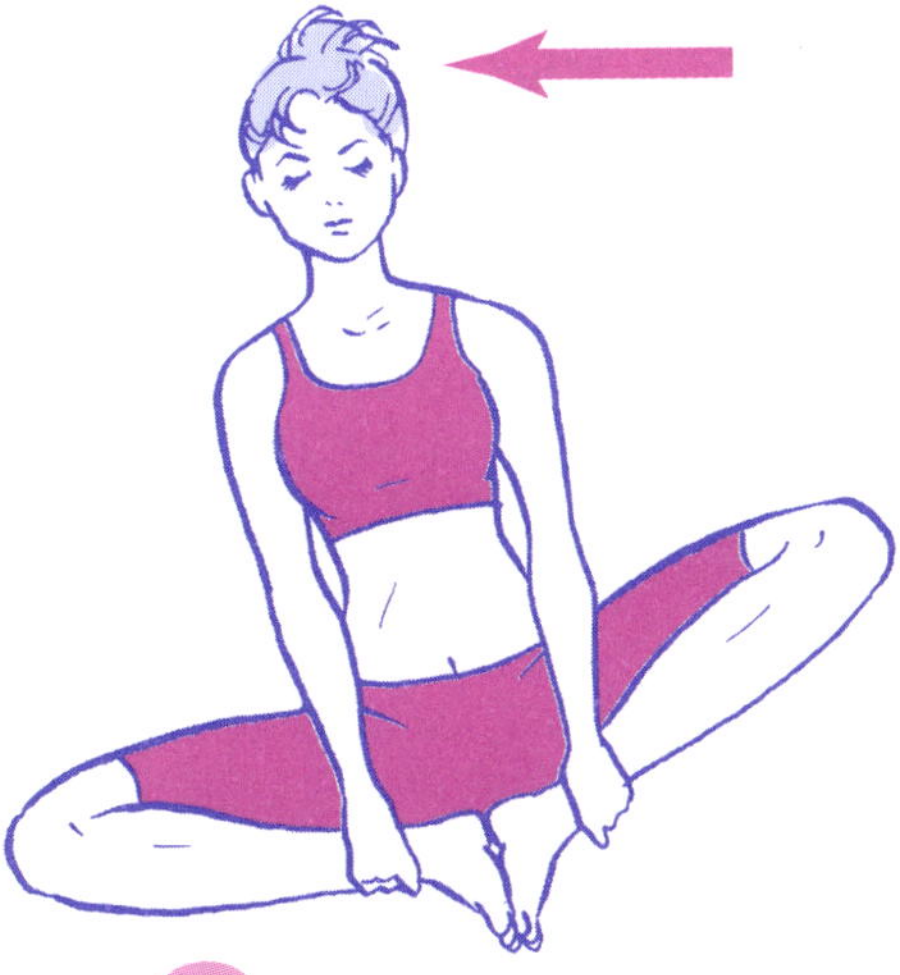

3

背筋はきちんと伸ばす。呼吸は、ゆっくりでも、こまかく早くでも、どちらでもやりやすいほうでOK。

advice

振り子運動だけでも効果あり

＊＊＊

移動がむずかしければ、そのままの場所で左右の足を振り子のように動かすだけでも効果はあります。慣れてきたら、前後に移動し、徐々に距離を延ばしましょう。

L字固め

X脚やO脚で悩んでいるかたは、骨盤から足全体に左右でバランスをくずしている場合が多いようです。ここで紹介する「L字固め」は、そういうかたにおすすめ。

たとえば、足をそろえて伸ばしたときに右足が内側に傾く場合（骨盤の右側が下がって、右股関節内亜脱臼となっている）。ゆがみのある右足の裏を、もう片方の左足の内ももに密着させて（できるだけつけ根近くに）、L字形をつくり、座ります。あとはそのままの状態で「お尻すり歩き」（P24参照）をします。これで右足の股関節を重点的に伸ばすことになり、骨盤と股関節の右側を、左と同じ上体に戻すことになります。

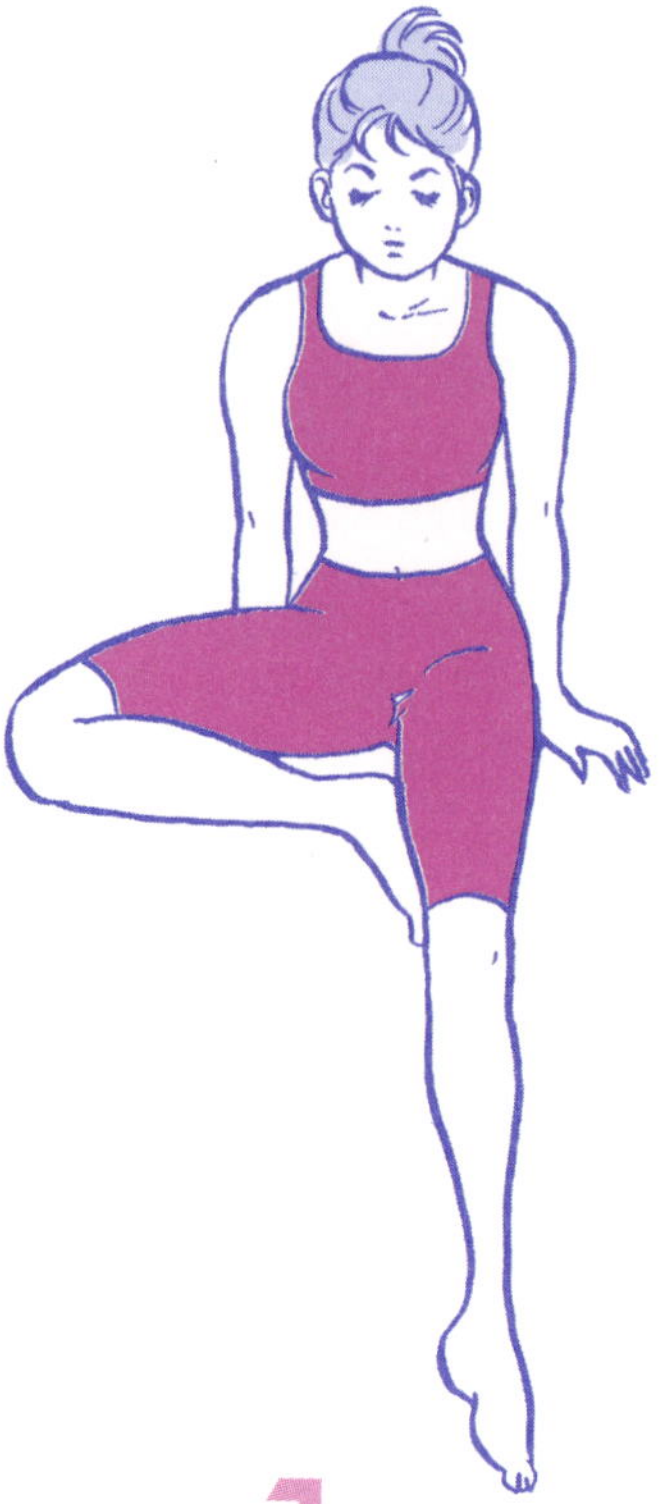

1

まず、あおむけに寝て左右の足のゆがみを確認（P22参照）し、曲げるほうの足をきめる。イラストは右股関節内亜脱臼の場合。ゆがみのある右足を左足の太ももに密着させてL字形をつくり座る。

ゆがみの大きい足を重点的に直す

2

両腕を左右に振りながら、その反動を利用して前に進む。このとき背筋はきちんと伸ばす。

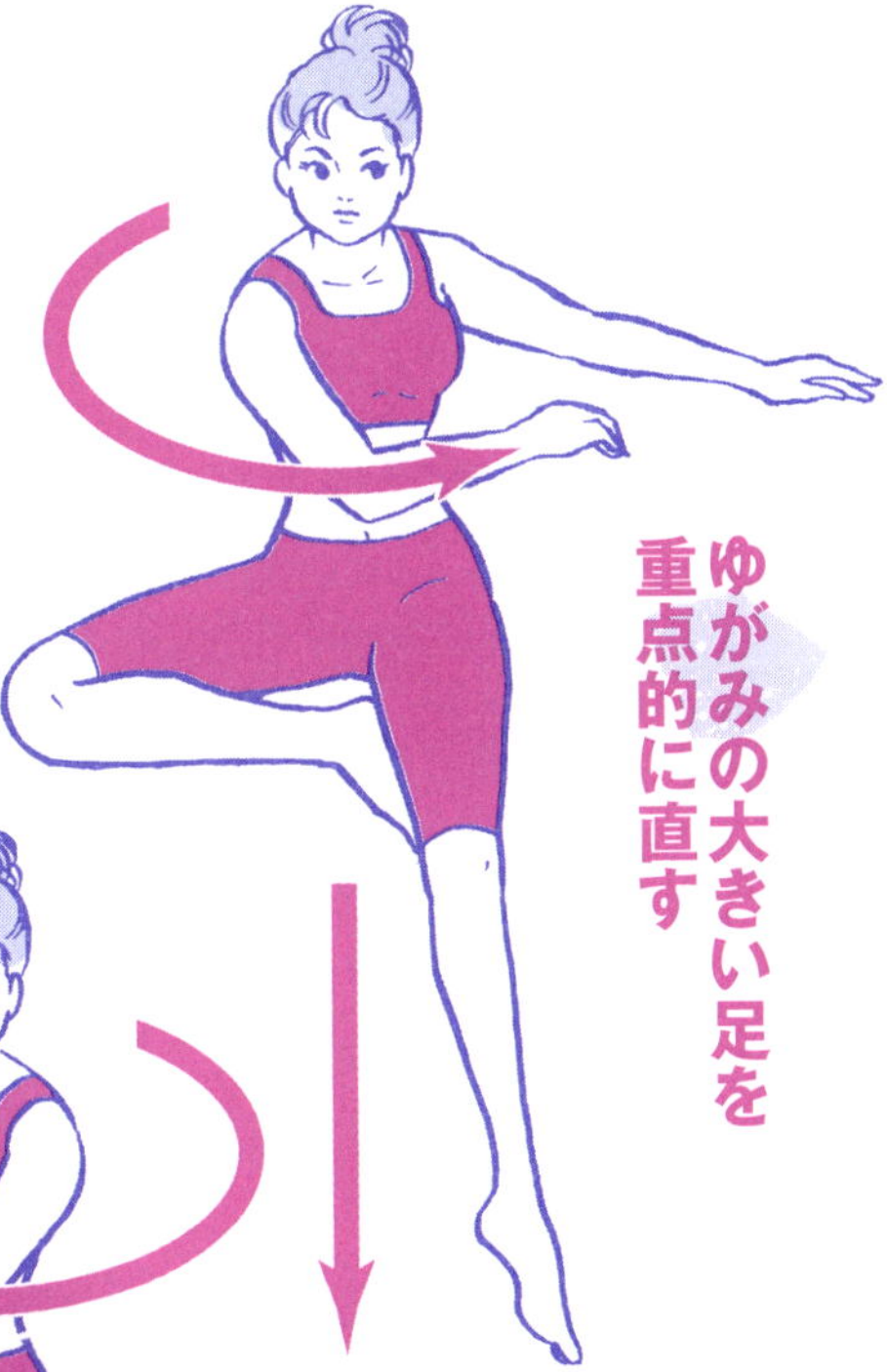

3

3歩前に進んだら、足の組み方を変えずに、今度は後ろに2歩戻る。呼吸法は、ゆっくりでも、こまかくでも自分のやりやすい方法でOK。

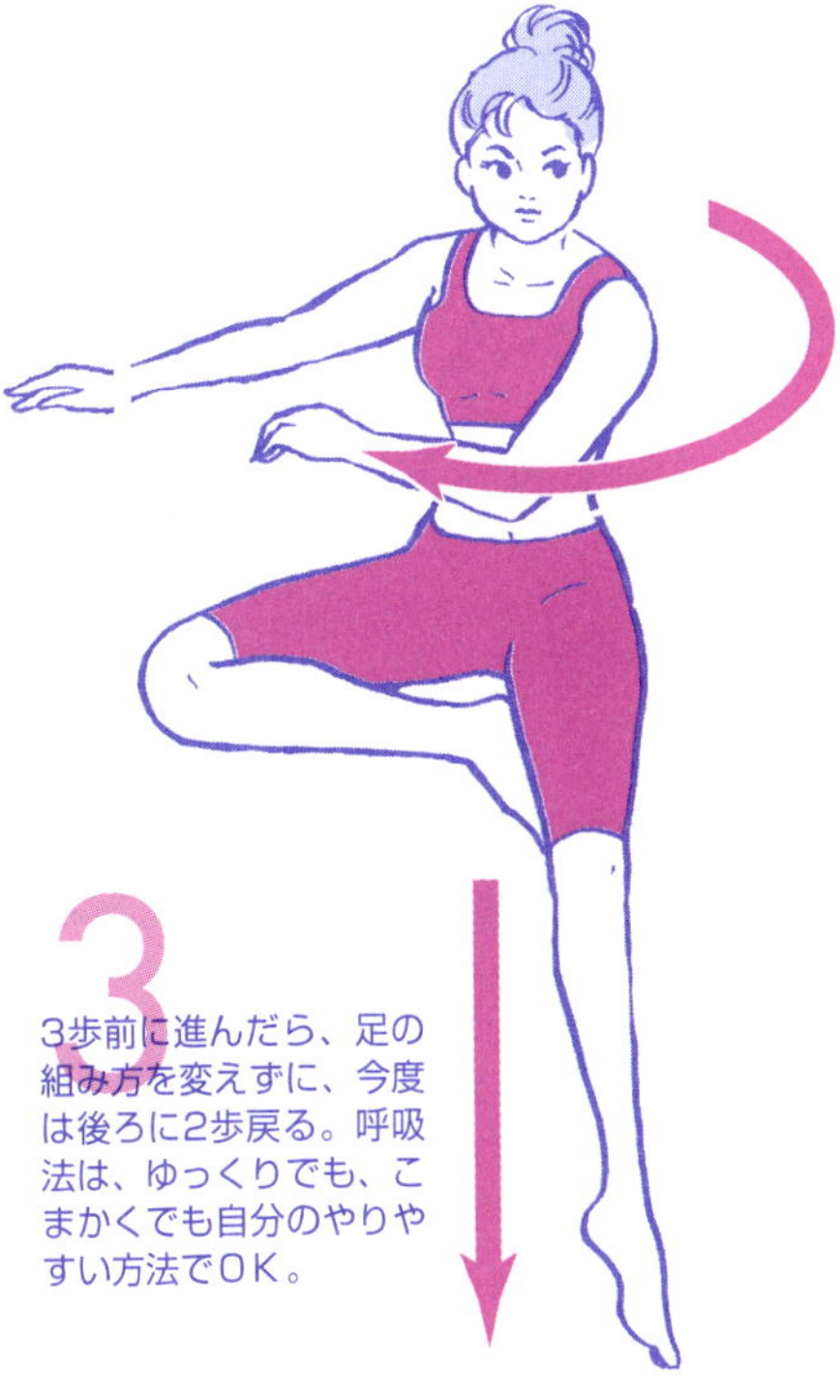

advice

左右の足のゆがみをまず確認してから

＊＊＊

まずは左右の足の長さの違いや傾きぐあいを調べてみて。明らかにゆがみのあるほうの足を曲げてL字形をつくります。

キレイ足づくり

**ふだんあまり使わない、足の内側の筋肉を効率よく
トレーニング＆ストレッチ。
細くてバランスのとれた脚線美をつくり出す。**

バッキンガム行進

**ただ脂肪を落とすのではなく
バランスよく筋肉をつける**

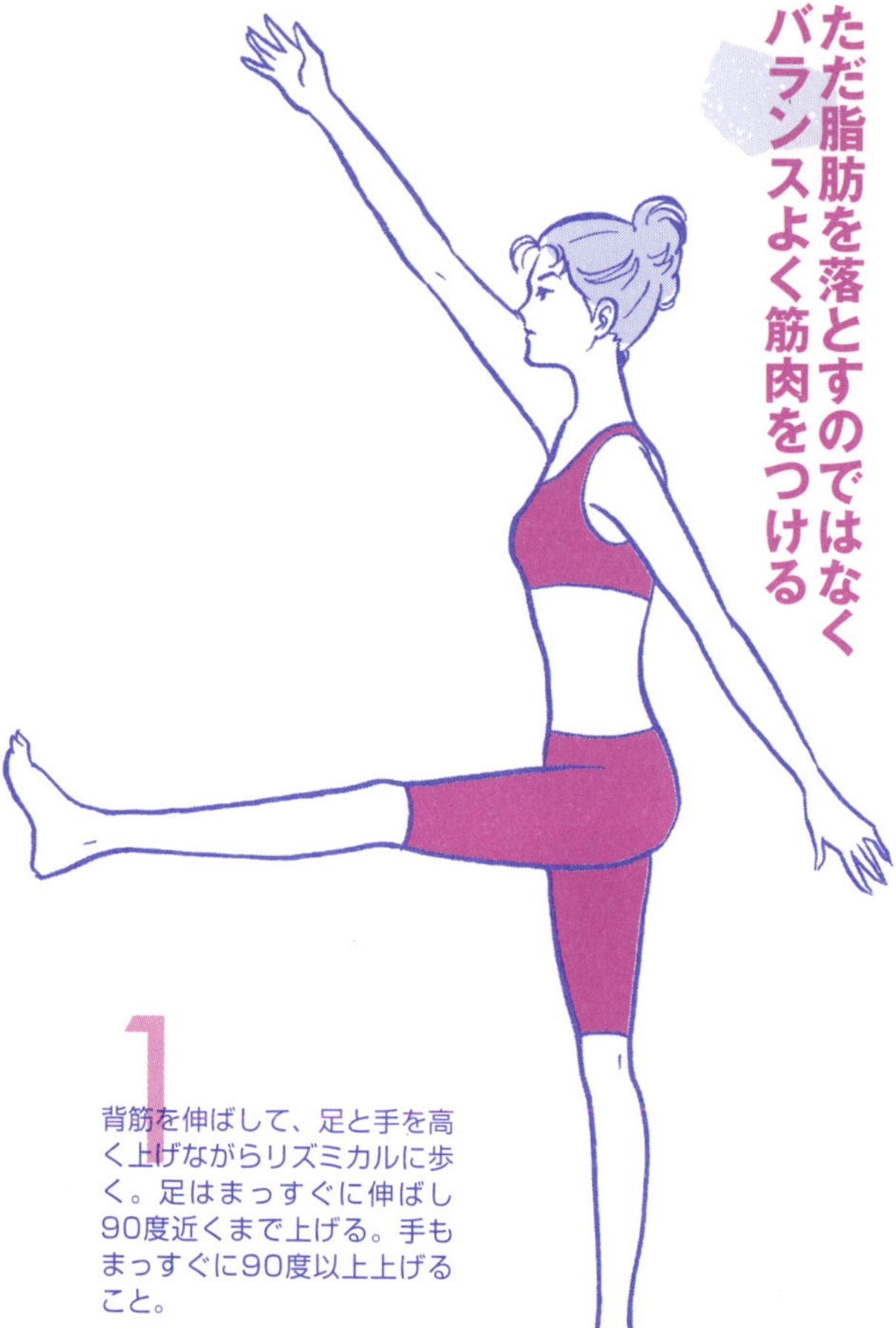

1

背筋を伸ばして、足と手を高く上げながらリズミカルに歩く。足はまっすぐに伸ばし90度近くまで上げる。手もまっすぐに90度以上上げること。

advice

**あわてずに
ゆっくりと……**

＊＊＊

どうしてもうまく歩けない人は、前に進まなくてもOK。壁の前に立ち、足を90度に上げて、足の裏を壁につける方法を試してみてください。

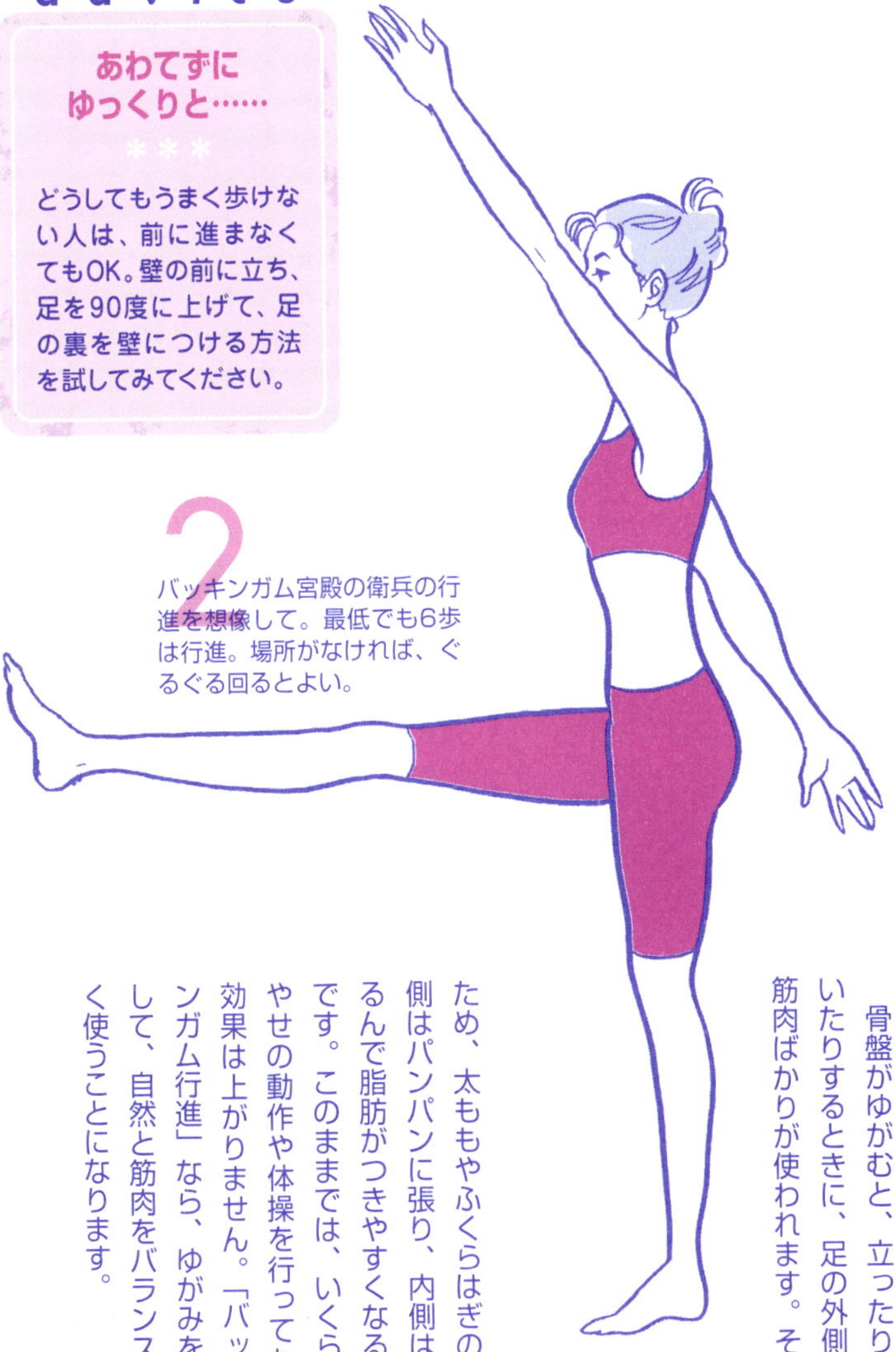

2

バッキンガム宮殿の衛兵の行進を想像して。最低でも6歩は行進。場所がなければ、ぐるぐる回るとよい。

骨盤がゆがむと、立ったり歩いたりするときに、足の外側の筋肉ばかりが使われます。そのため、太ももやふくらはぎの外側はパンパンに張り、内側はたるんで脂肪がつきやすくなるのです。このままでは、いくら足やせの動作や体操を行っても、効果は上がりません。「バッキンガム行進」なら、ゆがみを直して、自然と筋肉をバランスよく使うことになります。

階段後ろおり

ひざ下スリムになるには ふくらはぎの筋肉が決め手

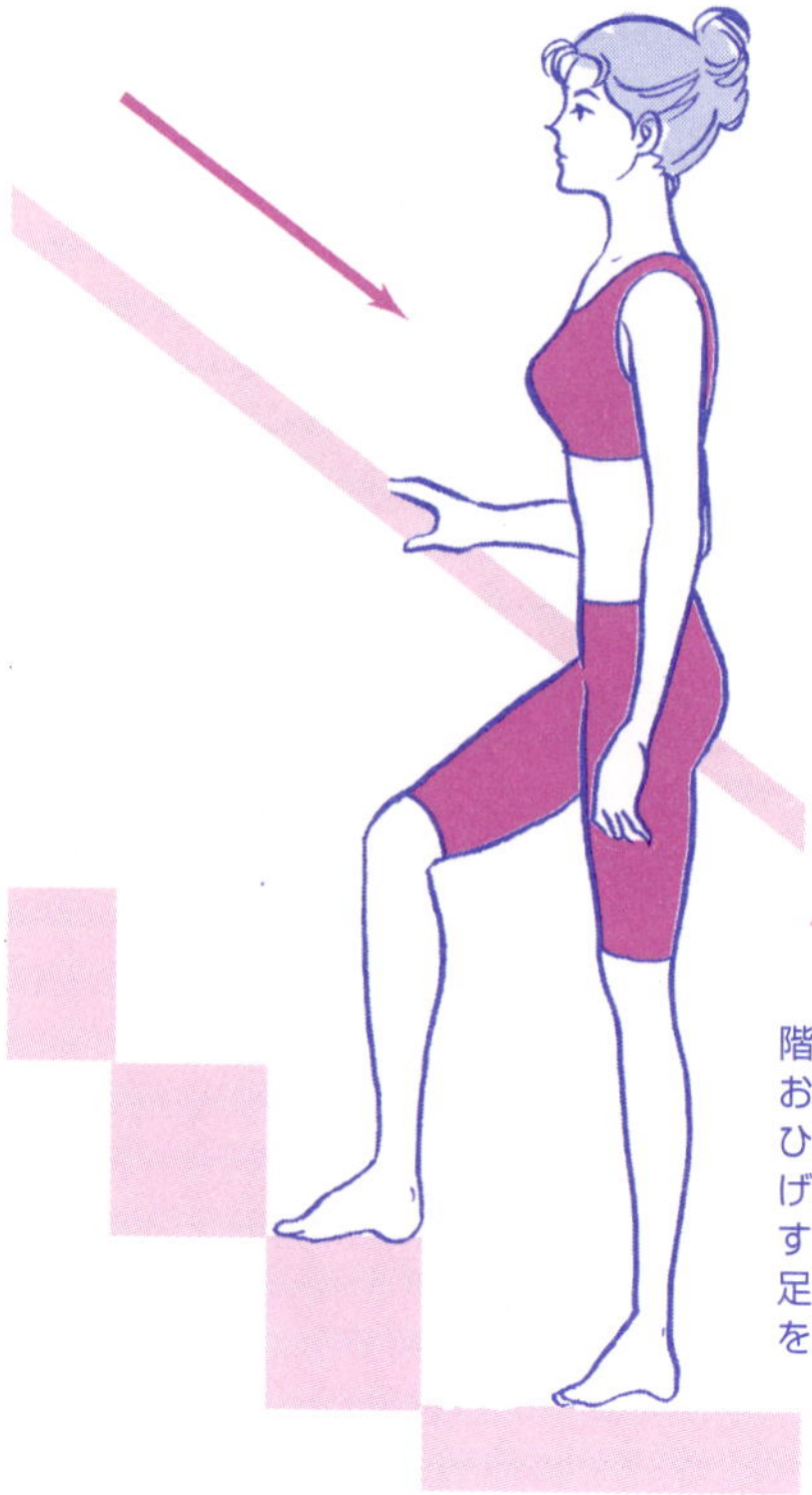

1

階段を後ろ向きで一段一段おりる。足をおろすとき、ひざはきちんと一度上に上げ、そのまま一段下におろすようにする。このとき、足元を見ないで、顔は正面を向くこと。

日ごろ、歩く習慣が少なくなり、ひざ下はぷよぷよ。足首も締まりがない…… こんな悩みは、1日1回、自宅の階段を後ろ向きにおりるだけで解消できます。

ひざを一歩一歩曲げることで、ふくらはぎの筋肉が使われ、鍛えられ、たるみが引き締まります。ゆっくり、きちんとかかとまでつけて着地を。そのとき、腰から上体はまっすぐに。

advice

手すりや壁につかまって

＊＊＊

足元を見ないで後ろ向きにおりるのはかなり危険です。必ず手すりや壁につかまって、あわてずにゆっくりとおりるようにしてください。

階段2段登り

太ももスリムにはもも前側の筋肉を使って

ゆるゆるタプタプとした太ももを引き締めるには、1日1回階段を2段ずつ登ることをおすすめします。

2段上がったら、かかとまできちんと着地し、腰を伸ばして一呼吸を入れます。このとき、一段一段、きちんと太ももの前側に力が入っているか、筋肉が使われているかを確認しましょう。太もものたるみをとるには、もも前側の筋肉を鍛える必要があるからです。できれば、途中で一休みしないで一気に登るようにしてください。

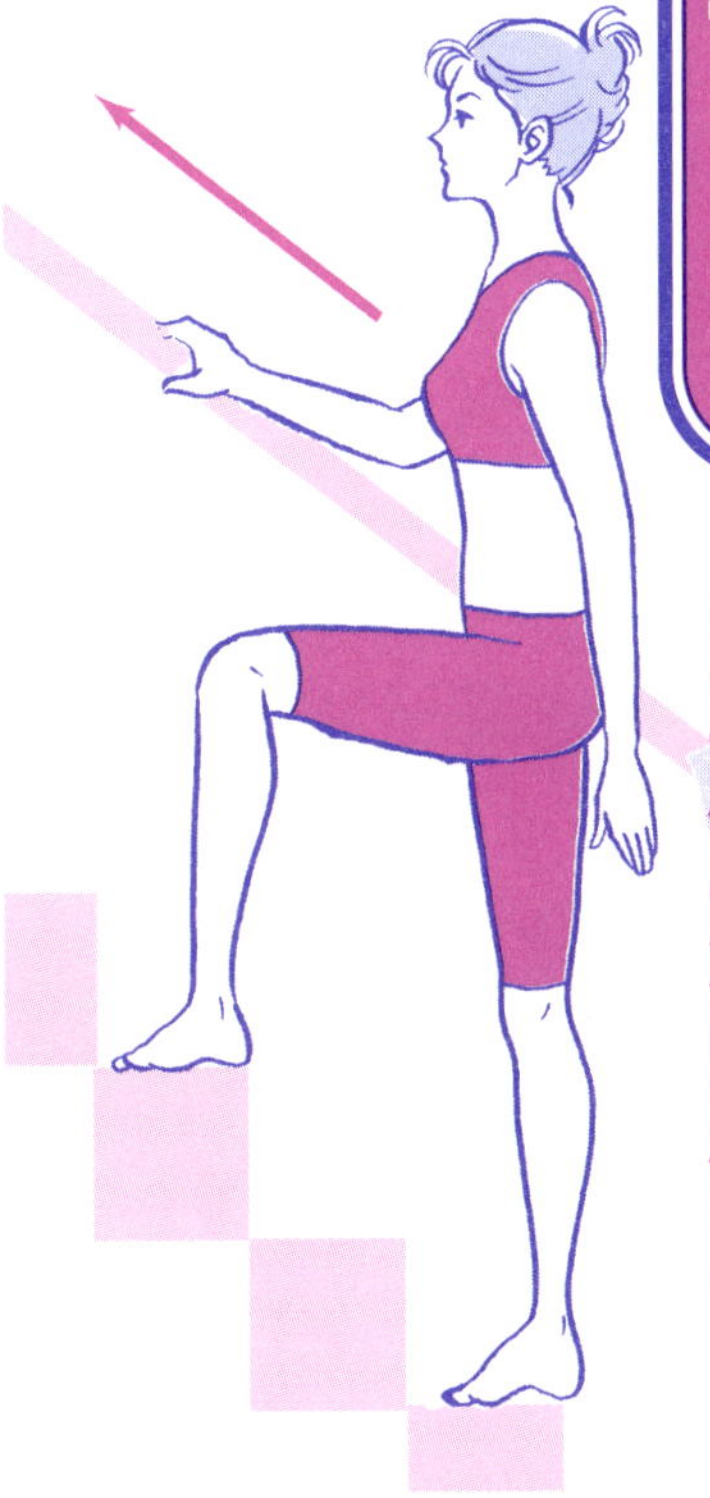

1

背筋を伸ばして、ひざを高く上げ、2段ずつ階段を登る。一段一段、きちんと階段を踏みしめるようにしてみて。このとき、足元を見ないで、顔は正面を向くこと。

advice

使っている筋肉を意識する

＊＊＊

前に出す足はきちんとひざを曲げて、太ももの前側に力を入れる。着地している足は、できるだけひざの後ろをよく伸ばすこと。筋肉の動きを意識することがミソ。

お尻《ヒップ》アップ

**お尻の筋肉は、骨盤から腰を支えている大切な筋肉のうちのひとつ。
ここを鍛えることで、骨盤のゆがみが直り、
お尻もシェイプアップする。**

ドア枠運動

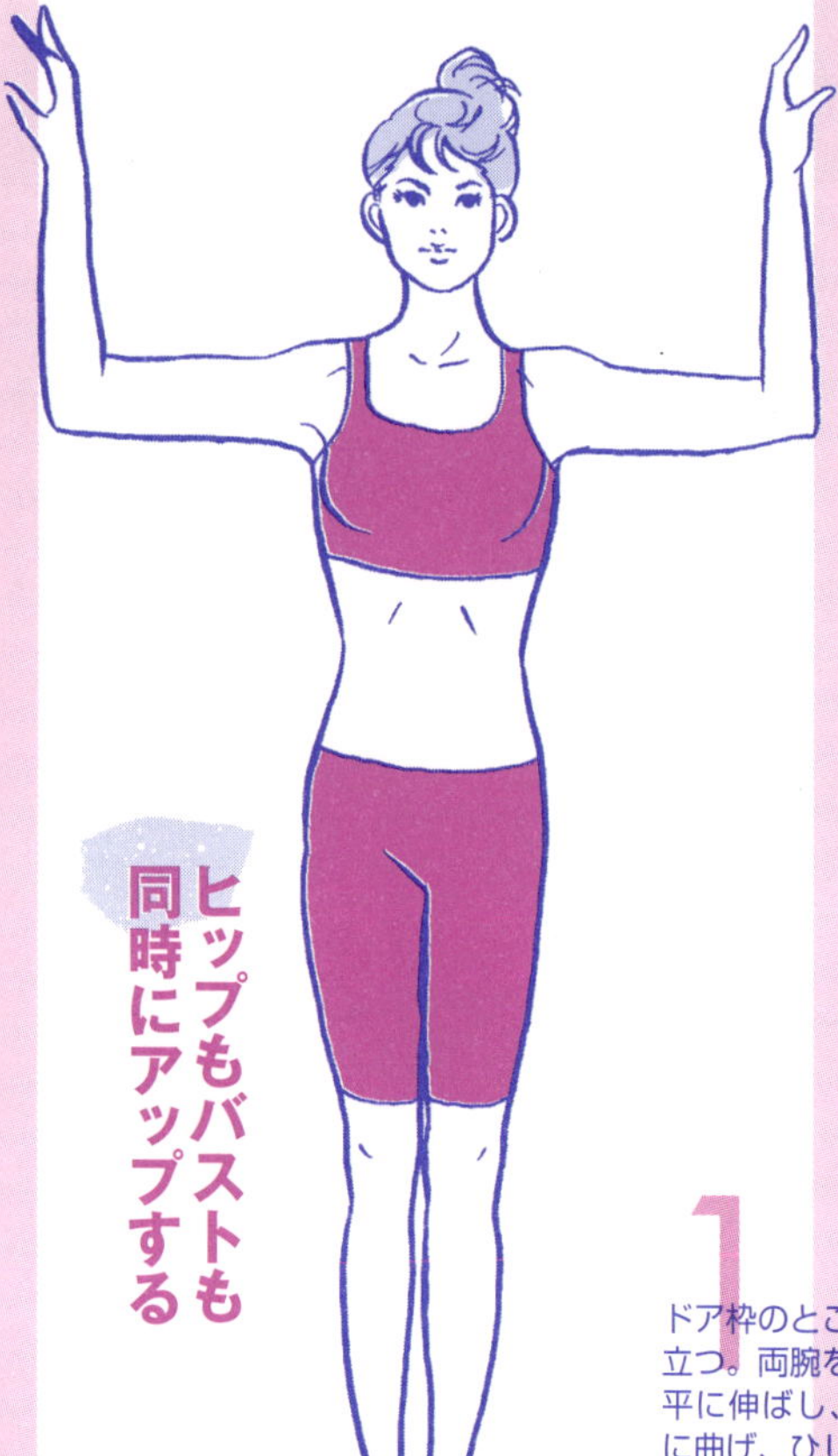

ヒップもバストも同時にアップする

1

ドア枠のところにまっすぐ立つ。両腕を肩の高さで水平に伸ばし、ひじを90度に曲げ、ひじと手のひらをドア枠に押し当てる。

お尻には中臀筋や大臀筋といった、腰や骨盤を支えている大きな筋肉がいくつかあります。これらの筋肉を積極的に使うことこそ、骨盤を正常な状態に保つのに欠かせません。
ここで紹介する「ドア枠運動」は、つま先立ちをしてドア枠を押すだけ。簡単にお尻の筋肉を鍛えることができます。胸の筋肉や背中の筋肉も同時によく使うことになるので、バストアップや背中のシェイプアップにも抜群の効果が。お試しあれ。

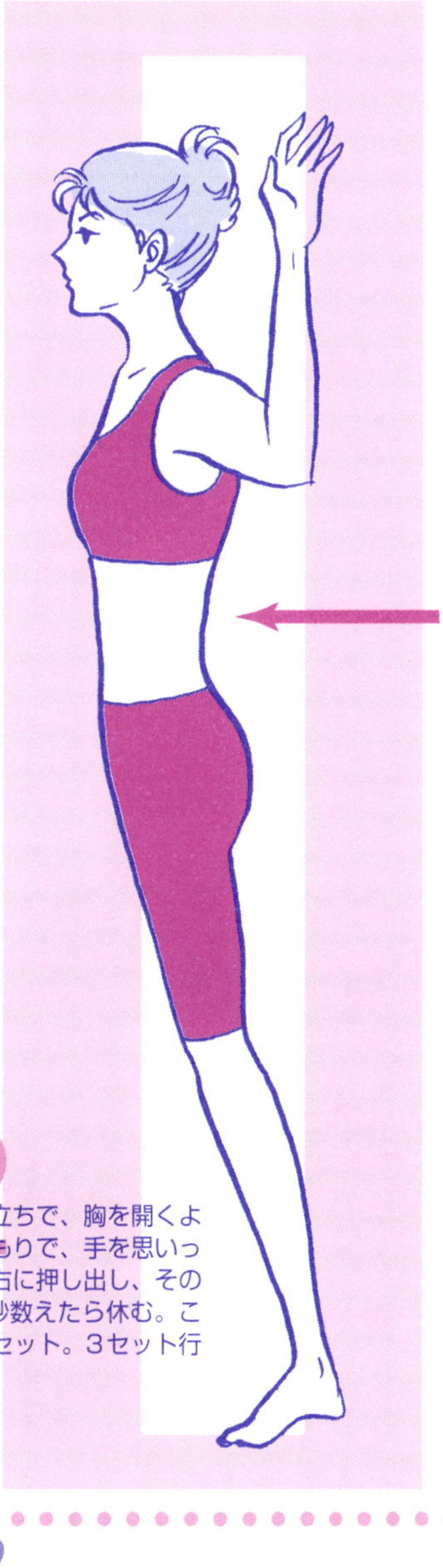

2
つま先立ちで、胸を開くようなつもりで、手を思いっ切り左右に押し出し、そのまま3秒数えたら休む。これで1セット。3セット行う。

advice

息を止めて グーッと押し出す

＊＊＊

手を押し出すときは、息を止めたほうが効果的。そのまま3秒数えたら、ふーっと息を吐いて一度休むようにします。

お尻握り

歩きにくいサンダルやミュールを愛用すると、猫背でへっぴり腰で歩くことになるでしょう。それが骨盤をゆがませ、お尻を横に広がらせたり、たれさせたりするんです。ヒップラインのくずれは、年齢のせいだけではありません。

ここで紹介する「お尻握り」は、基本の「お尻すり歩き」の応用。腕の振りは使えないだけに、お尻を十分に動かすことに。これでお尻を引き締めましょう。

横にはみ出た余分な肉をギュッと内側に押し込む

1

足を前に伸ばして座る。お尻の横から手を入れ、両手でお尻全体を包み込むように握り、上に押し上げる。やりにくい場合は、手を背中のほうからお尻にすべり込ませてもよい。

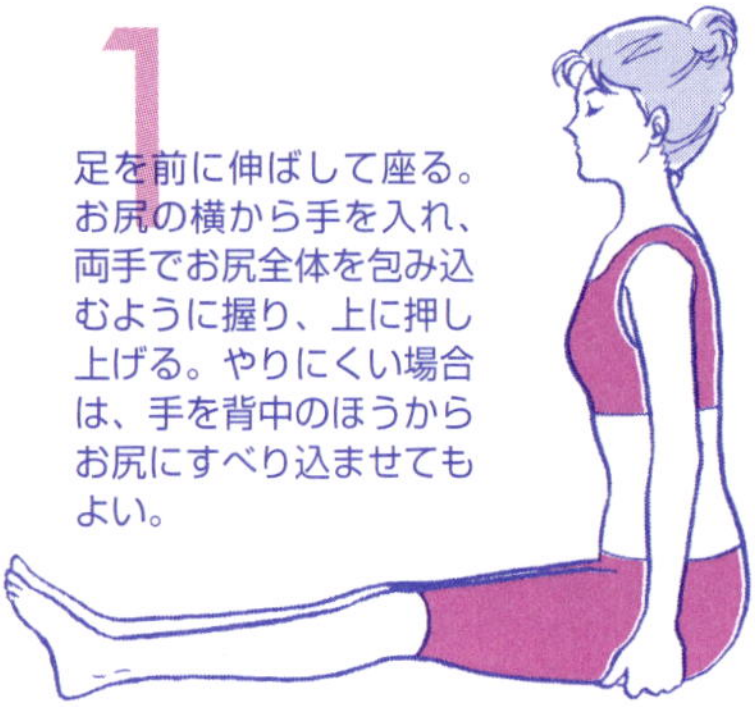

2

お尻を握ったままの状態で、顔は正面を向き、お尻すり歩きで前に6歩進む。このとき、できるだけ背筋は伸ばすこと。

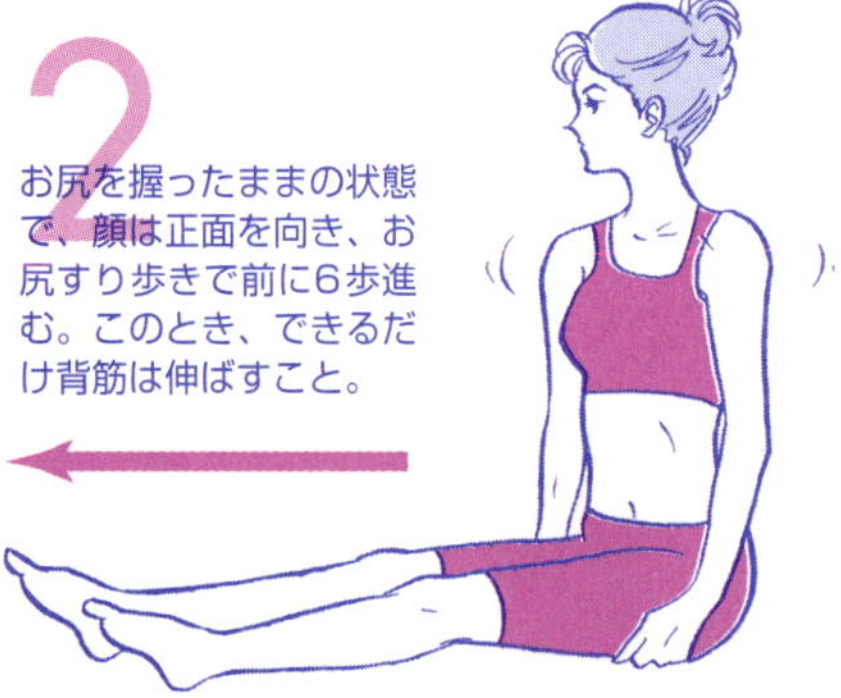

advice

やりにくいときは手を後ろから回して

＊＊＊

お尻の下に手を入れたまま動くので、かなり手が痛いかもしれません。手を後ろから回してお尻をつかんでみてください。また、歩数を減らしてもいいでしょう。

お尻アップダウン

ぷよぷよヒップが少し小さくなったとしても、たれ尻のままではかっこ悪い。キュッと引き締まっていて、さらにプリンとアップ、この両方を目ざしましょう。

ここで紹介する「お尻アップダウン」は、下がってきたぜい肉と脂肪を上に引き上げ、たるみをとります。お尻は実は左右の差があることをご存じでしたか。下がっているほうを強く引き上げるつもりで行うと、効果は倍増します。

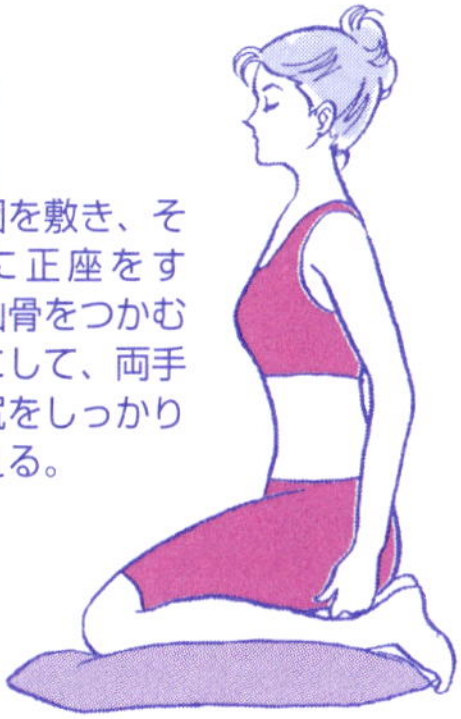

1
座布団を敷き、その上に正座をする。仙骨をつかむようにして、両手でお尻をしっかり押さえる。

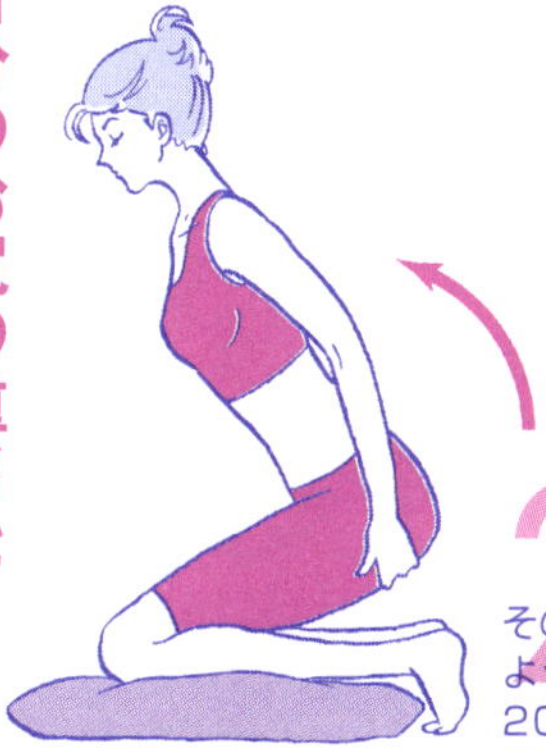

2
そのまま仙骨を上げるようにして、上半身を20度くらい前屈させる。このとき息を大きく吐くとやりやすい。

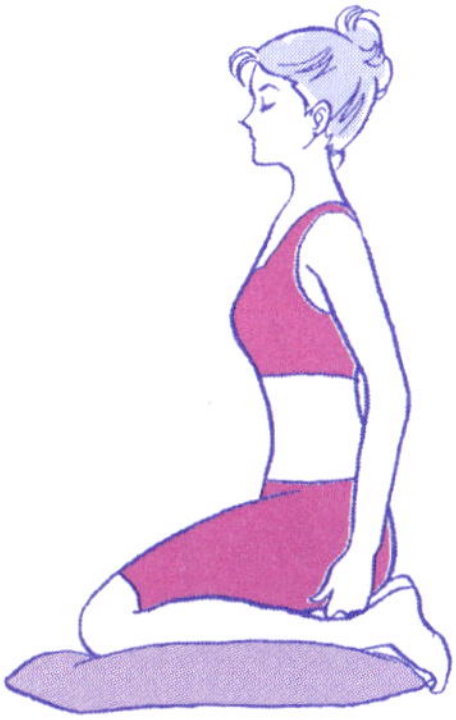

3
これを1セットで1日10セットが目安。慣れてきたら、さらに少しずつ回数をふやしていく。

自分のお尻の重さをずっしりと腕に感じるべし

advice

腕の力で持ち上げる

＊＊＊

太ももに力を入れるのではなく、腕の力で持ち上げるようにしてみて。お尻がきれいになるのと同時に、二の腕も細くなります。

バストアップ

バストアップには、お腹をふくらませる腹式呼吸より、大きく胸をふくらませ、背筋が伸びる胸郭呼吸が効く。

胸ドンお尻すり歩き

胸を広げるように前に突き出して息を吸う

1
足を前に伸ばして座る。両腕をしっかりと背中でクロスさせて組み、胸を思いっ切り前に突き出す。鼻で大きくゆっくりと息を吸う。

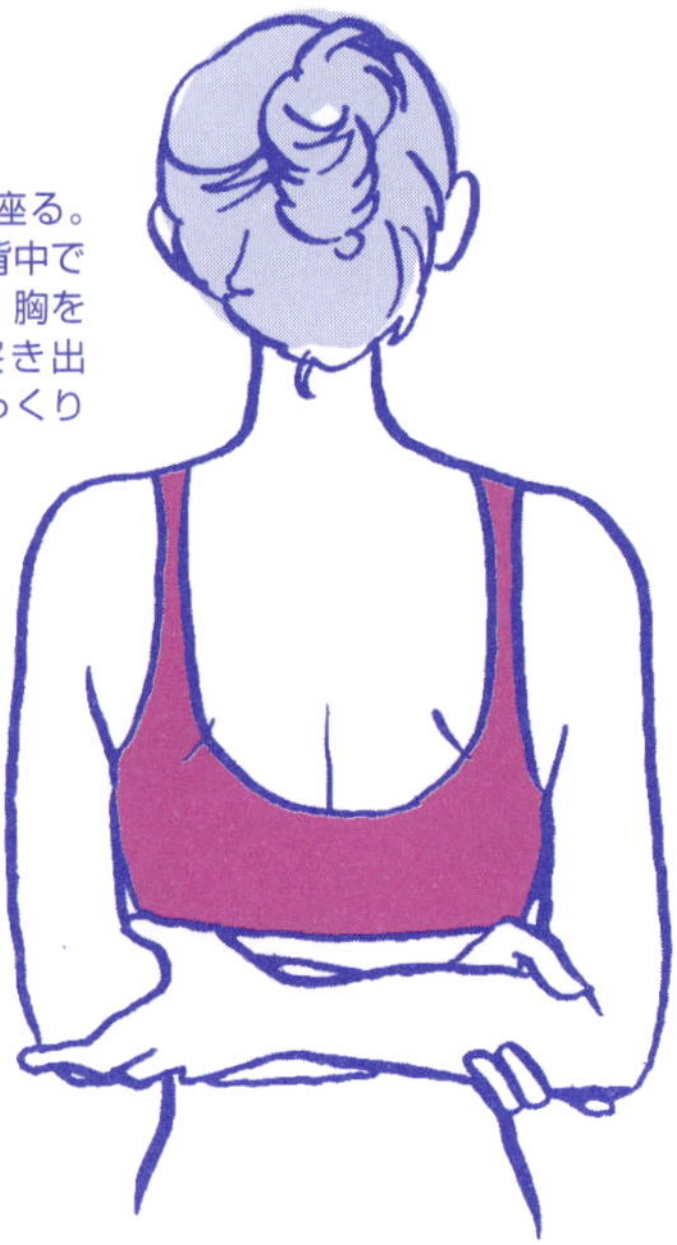

姿勢をよくするブラなどが発売されていますが、ここで紹介する「胸ドンお尻すり歩き」を行えば、それに頼らずとも、美しいバストラインと姿勢を手に入れられます。

胸を突き出し、胸郭呼吸をし、お尻すり歩き。胸郭呼吸とは、鼻から大きく息を吸い込んで胸をふくらませ、ゆっくり口から息を吐く方法。横隔膜を上にふくらませ、胸郭を広げるので、肩から胸、背中の筋肉がよく動き、背筋も伸びます。

advice

息を吐くときは少しずつ

＊＊＊

思いっ切り鼻から息を吸い込んで胸を満杯にし、吐くときは口から出し惜しみするようにしてみて。

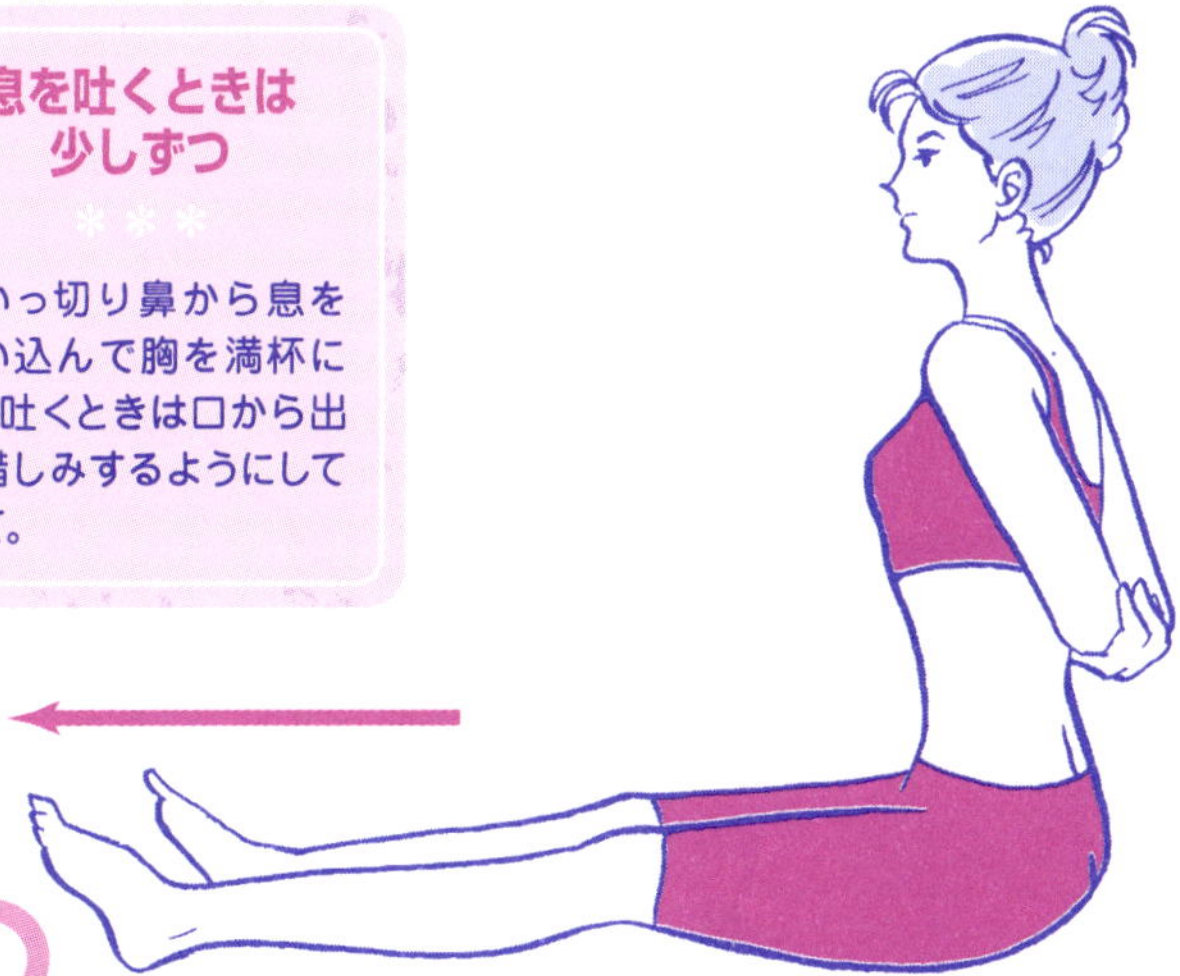

2

そのままの姿勢で口から息をゆっくり吐きつつ、お尻すり歩きを始める。左足を前に出すと同時に左胸を前に出す。

3

次に、右足を前に出すと同時に右胸を前に出す。これを交互に繰り返し、前に6歩進んで息を吐ききる。再び息を大きく吸って、吐きながら後ろに6歩戻る。

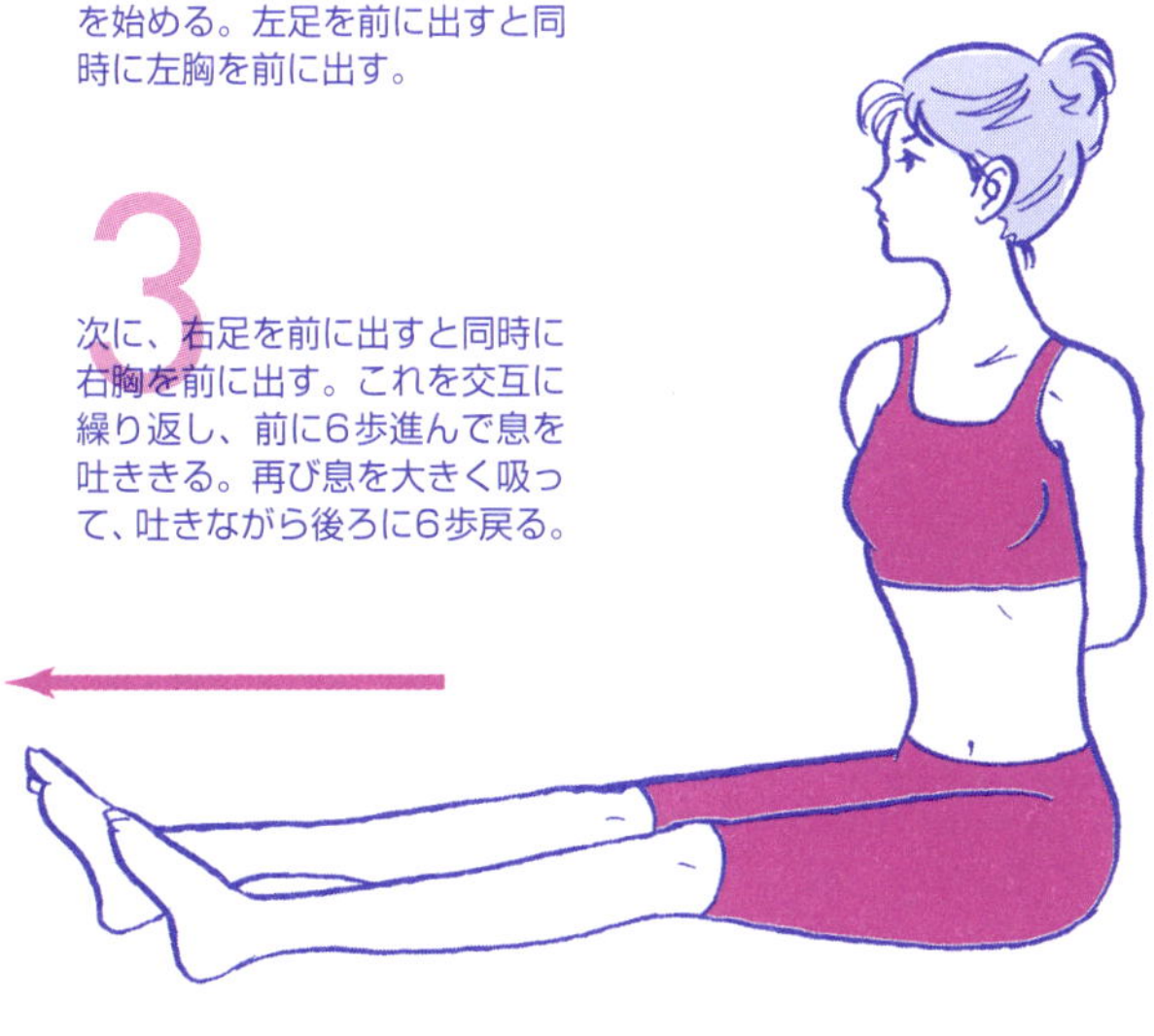

首支えお尻すり歩き

脇と肩を上げて胸の筋肉を強化する

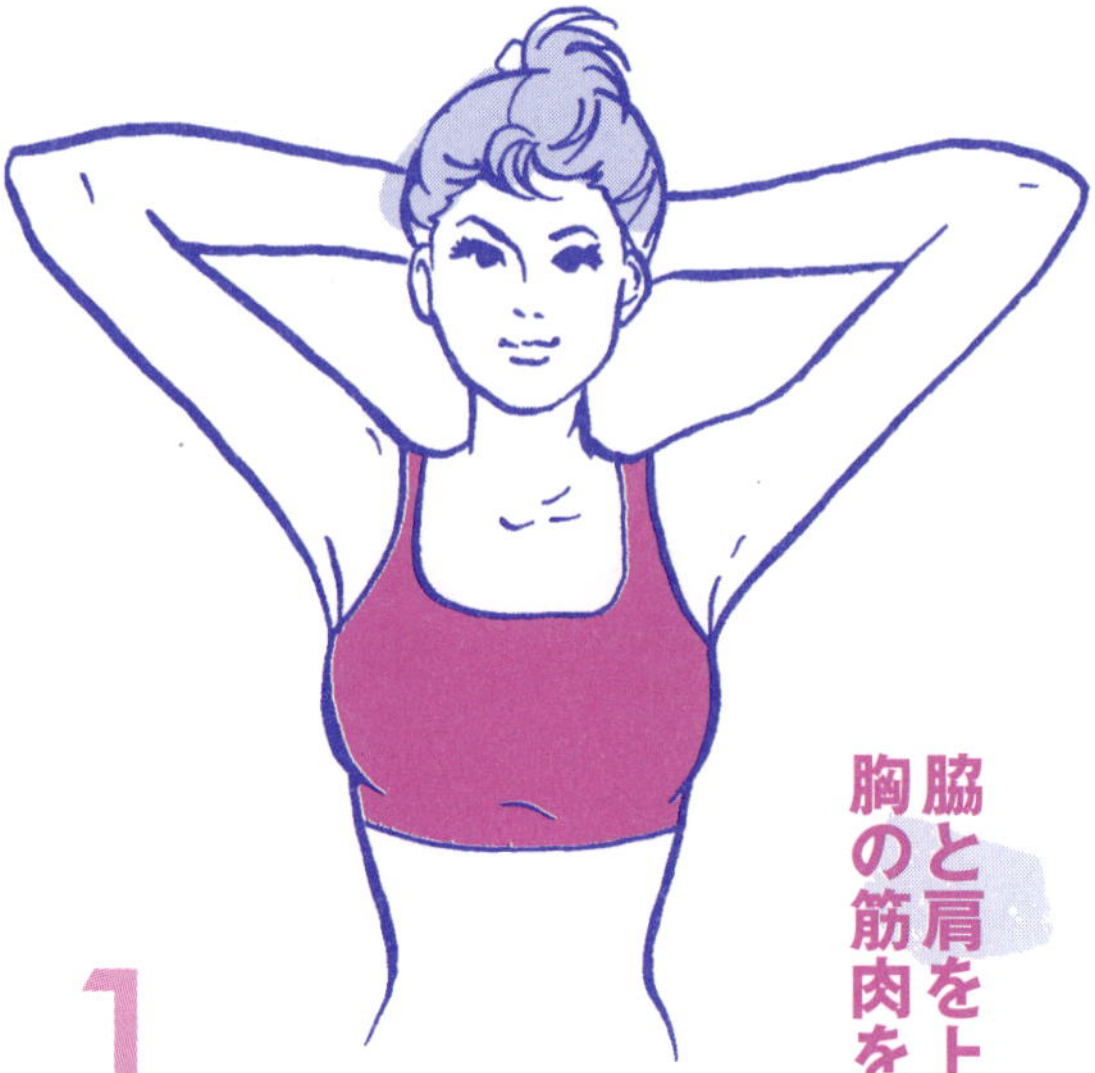

1

足を前に伸ばして座る。胸を突き出すようにし、頭のの後ろで両手を組む。

advice

バンザイで、さらに胸アップ

＊＊＊

さらに効果をアップしたい人は、頭の後ろで手を組まずに、バンザイの姿勢、あるいはバンザイして両手を組み、手のひらを上に向けて行ってみて。二の腕もスリムになります。

やせたいのは下半身だけでよかったのに、胸まで小さくなってしまった、年とともにたれてきた…… 悩みは尽きません。

この「首支えお尻すり歩き」は、頭の後ろで両手を組み、お尻すり歩きをするというもの。脇と肩が上がるので、胸の筋肉が自然に鍛えられます。バストがたれるのを防ぐばかりか、首や肩のこり予防にももってこいでしょう。

2

そのままの姿勢でお尻すり歩き。右足を前に出すと同時に、右ひじを前に出す。

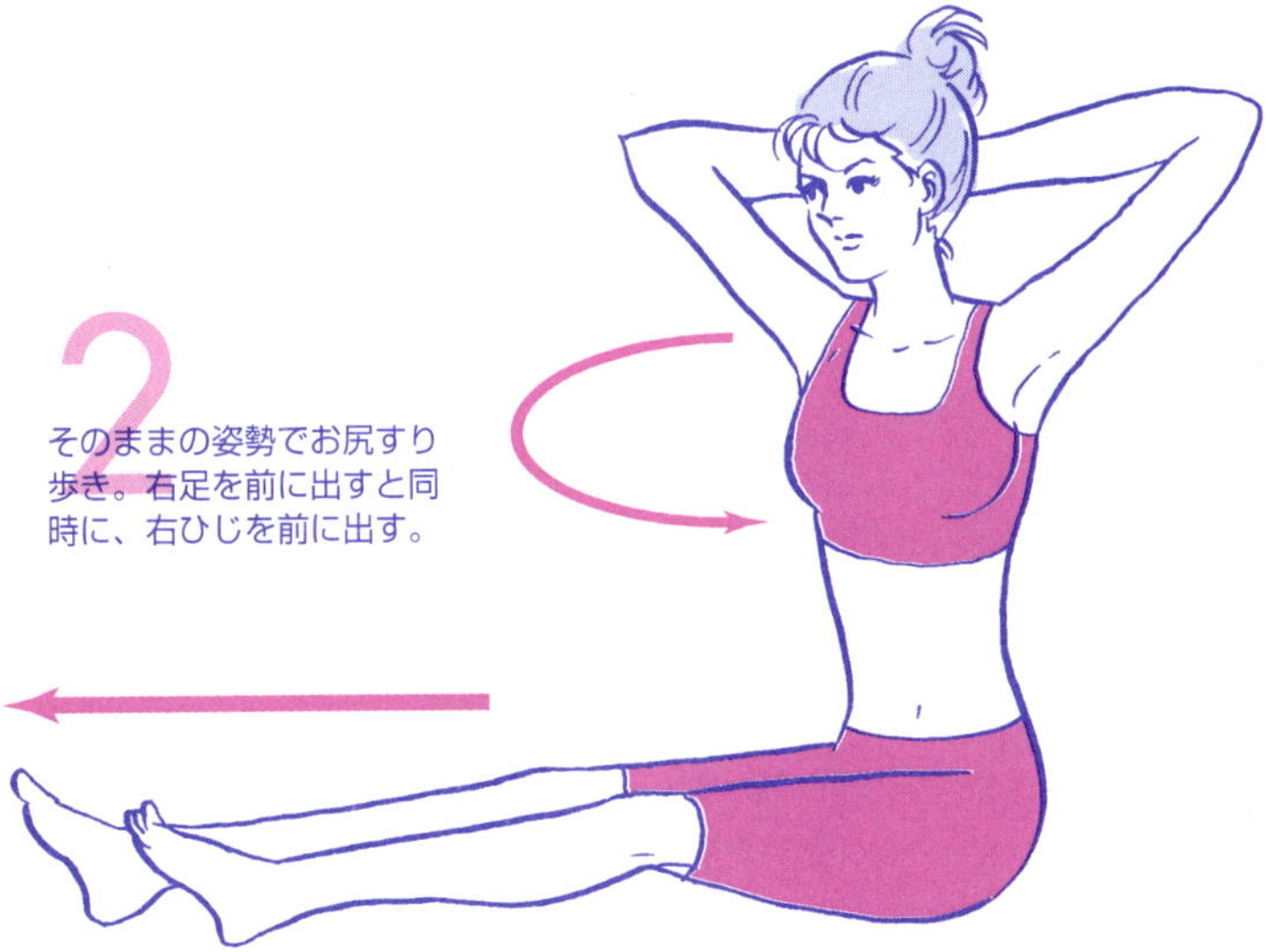

3

次に、左足を前に出すと同時に左ひじを前に出す。これを交互に繰り返しながら、前に3歩、後ろに3歩往復する。

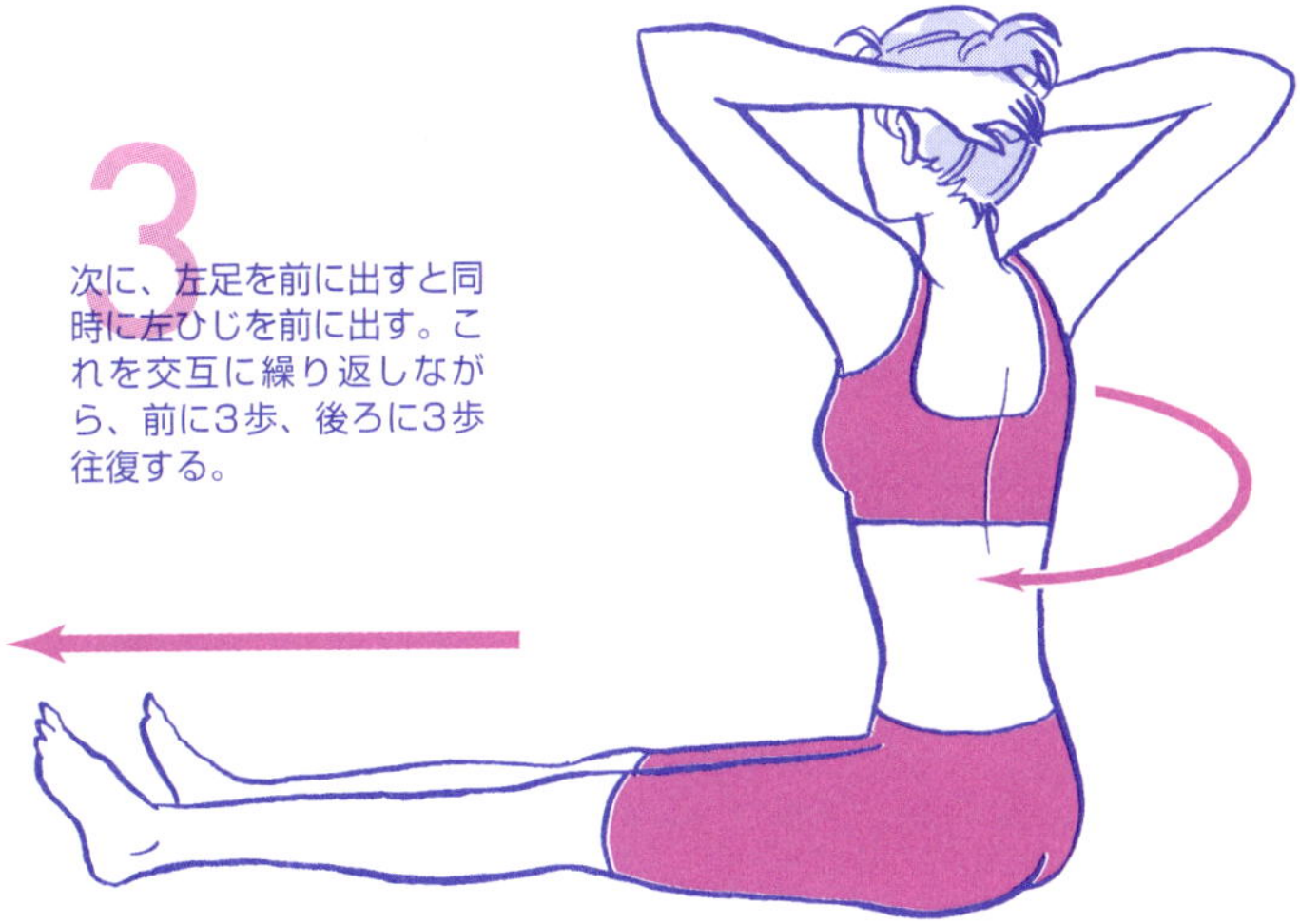

背中すっきり

**後ろ姿は、本人には見えなくても、
実は意外に人の目にさらされているもの。
すっきりとした美しさはぜひ手に入れたいものです。**

床上背泳ぎ

背中についた余分な脂肪は、後ろ姿をとても見苦しくします。すっきりシャープな背中になるには、腕をよく動かし、背中の筋肉を鍛えること。
　床の上で背泳ぎの動作をするだけで、背筋、腹筋が使われ、上半身の姿勢、背骨のゆがみが解消します。背脂もこれでチャチャッととり除きましょう。

背中は自分では目の届かない場所。油断して脂肪がついていたことも

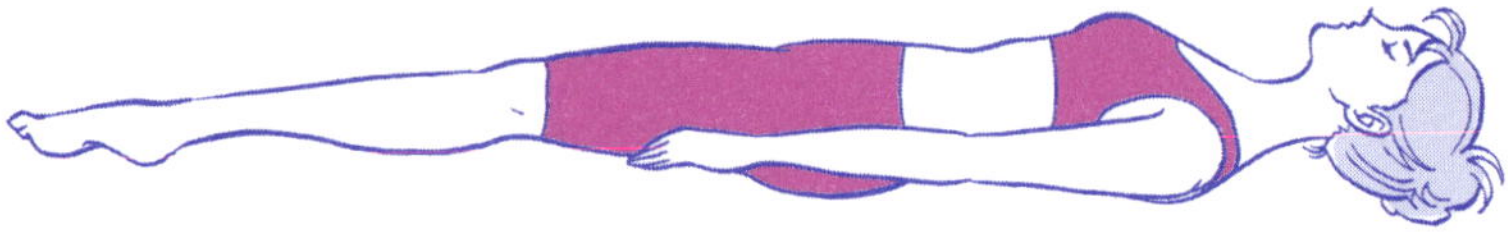

1
床の上に、腕と足を伸ばしてあおむけになる。

advice

水の中で泳いでいる気分で

＊＊＊

息の吸い方も全く水の中と同じように、口で吸って口で吐く。本当に水の中で泳いでいるようにするのがコツ。

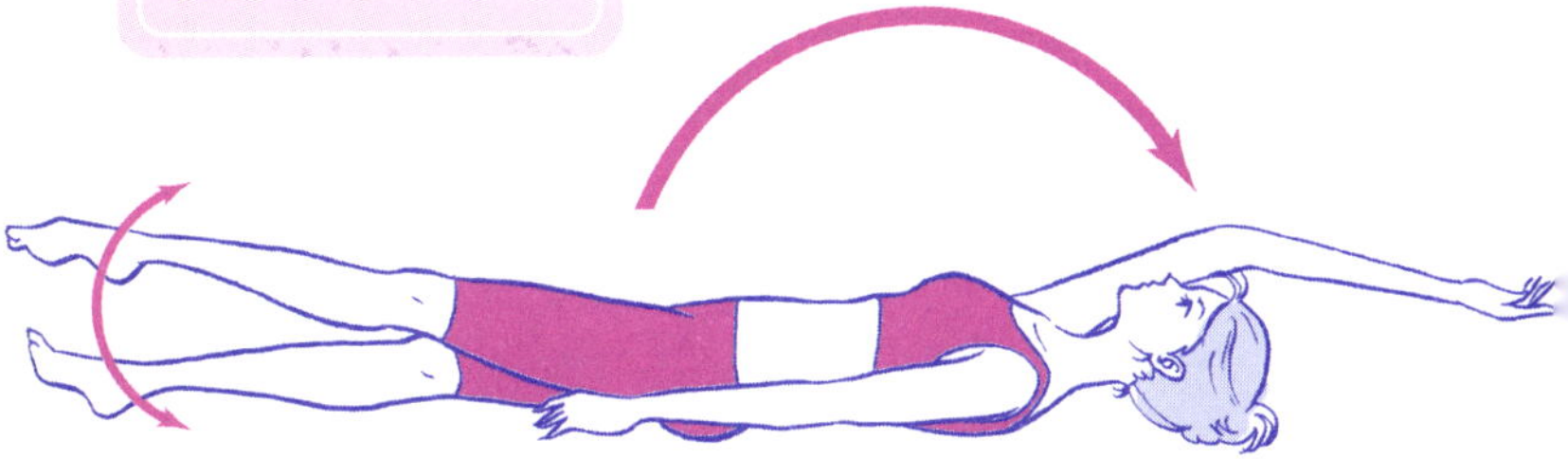

2
水の中で背泳ぎをしているつもりで。腕を交互に上向きに回し、足はバタ足で泳ぐ。

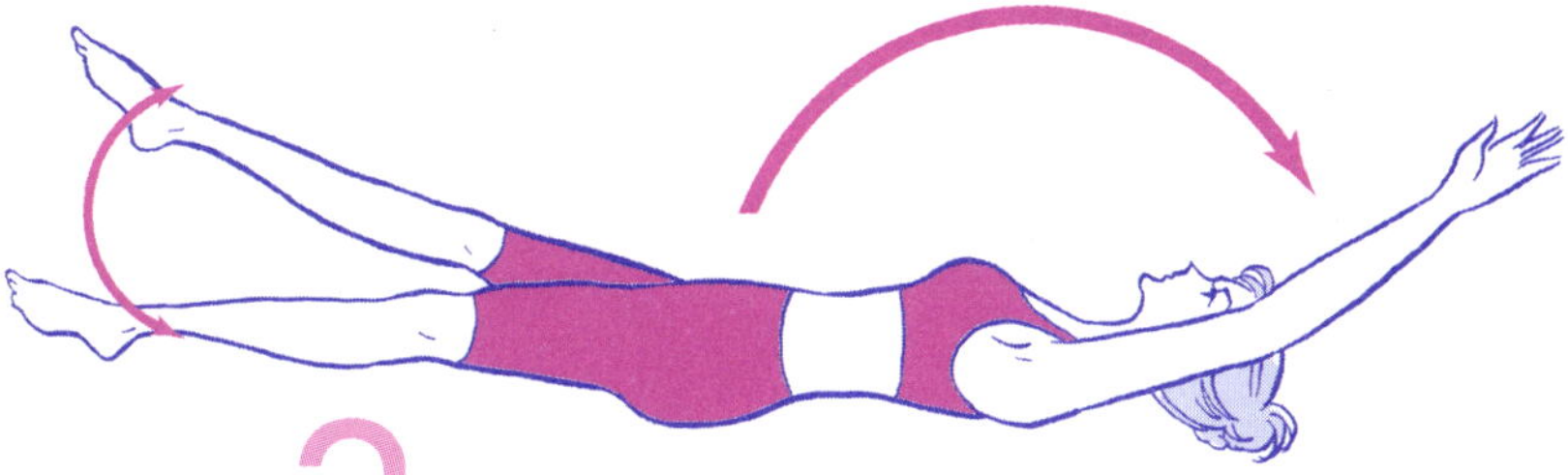

3
足、腕、腰を十分に動かしながら、頭のほうに3歩進む。

裏ムカデ体操

効果は抜群。たった3日で背中の表情が変わる！

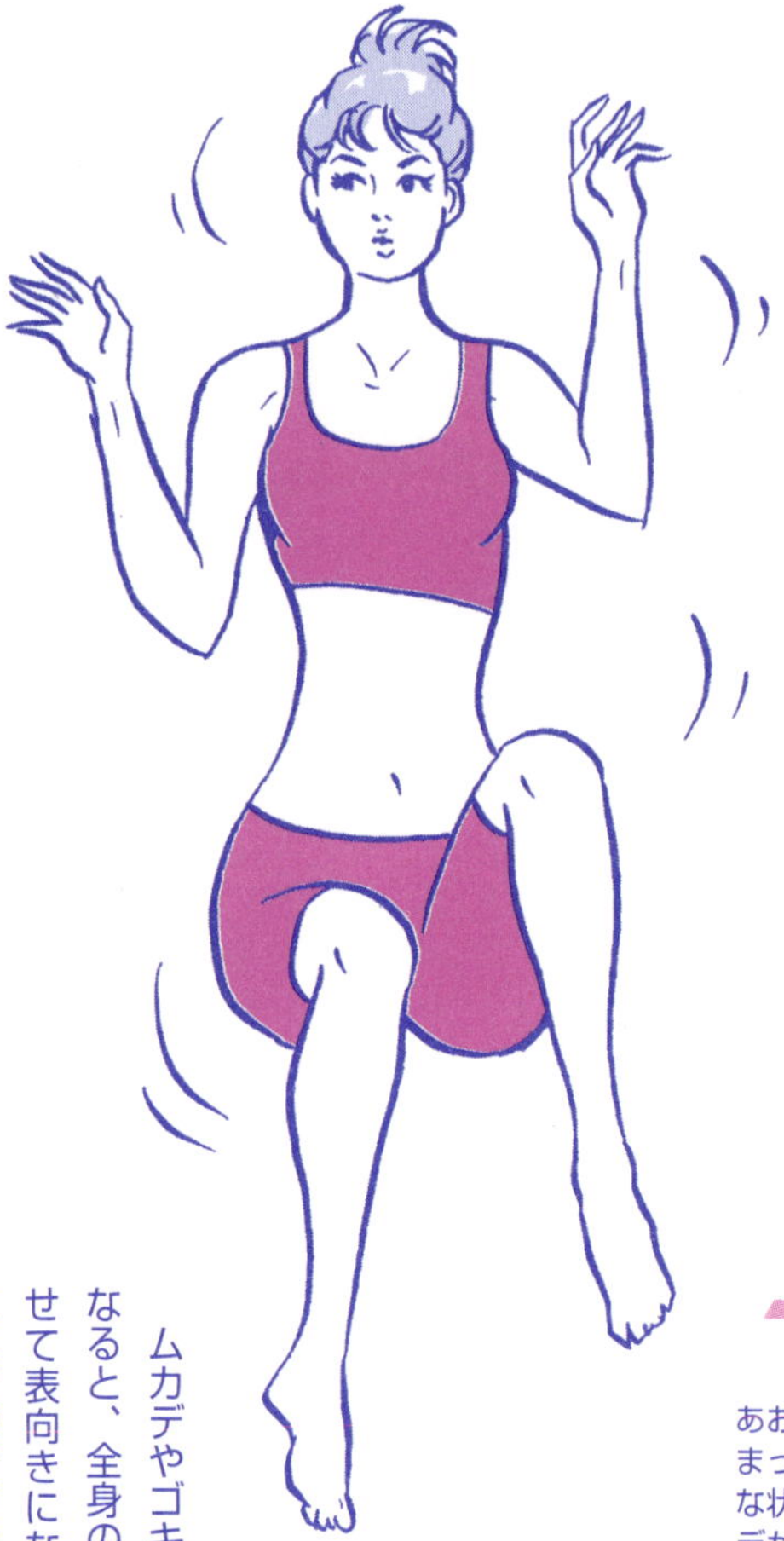

ムカデやゴキブリが裏返しになると、全身の手足をバタつかせて表向きになろうとします。ここで紹介する「裏ムカデ体操」

1

あおむけ寝になり、手足をまっすぐではなく中途半端な状態で上に上げる。ムカデがひっくり返っている状態を想像してみて。

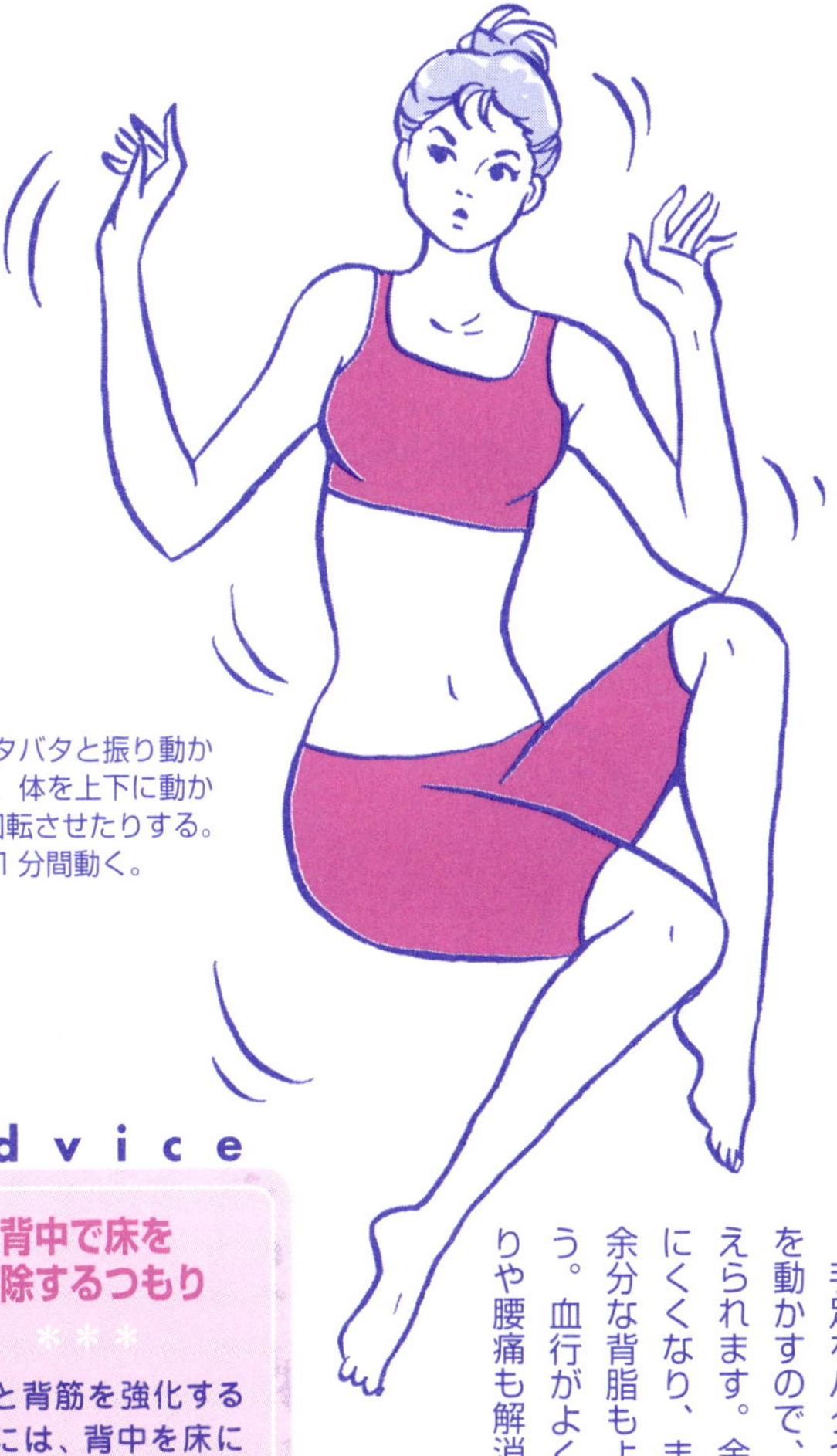

2

手足をバタバタと振り動かしながら、体を上下に動かしたり、回転させたりする。そのまま１分間動く。

は、まさにその動きを応用したもの。
　手足をバタつかせながら背中を動かすので、背中の筋肉が鍛えられます。余分な脂肪はつきにくくなり、また、ついていた余分な背脂もよく燃えるでしょう。血行がよくなるので、肩こりや腰痛も解消します。

advice

背中で床を掃除するつもり

＊＊＊

腹筋と背筋を強化するためには、背中を床にこすりつけながら、背中や腰まわりの筋肉をよく動かすようにします。床掃除をする要領を想像してください。

二の腕しぼり

「お〜い」と手を振ったときに、あれれ、二の腕が揺れる？
それも時間差がある？　二の腕のたぷつきに気づいたときの
いやな気分は、さっさと解消したいものですね。原因は、脂肪だけ
ではありません。水分代謝が悪く、むくんでいる場合もあります。
すっきり二の腕で、ノースリーブ美人を目ざしましょう。

脇の下刺激

1

背筋を伸ばし、床もしくはイスの上に座る。片方の脇の下にじゃがいもを1個はさむ。

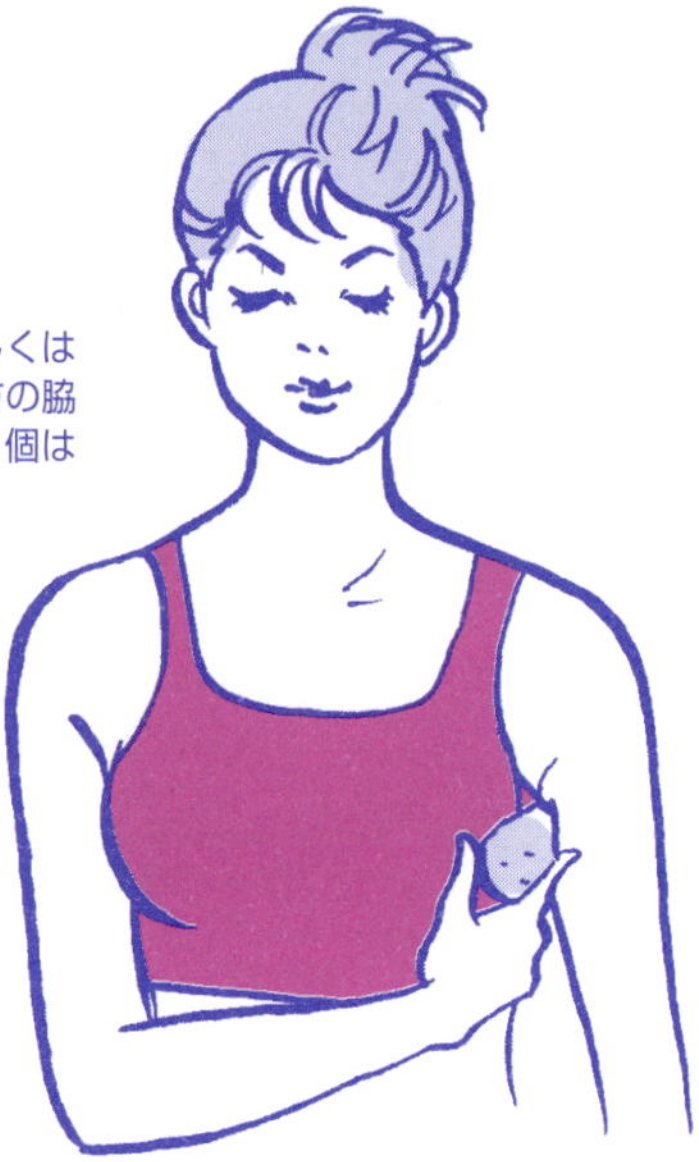

「脇の下刺激」は、脇の下にじゃがいもをはさんで、リンパを刺激します。

リンパは、体の中の老廃物を排出する、水分代謝に大きくかかわっています。この働きが少しでも鈍ると、体の中に水分や老廃物をため込むことになります。

脇の下のリンパ節を刺激して、体内の水の流れをよくし、むくみを解消します。

即効性は抜群！リンパを刺激して

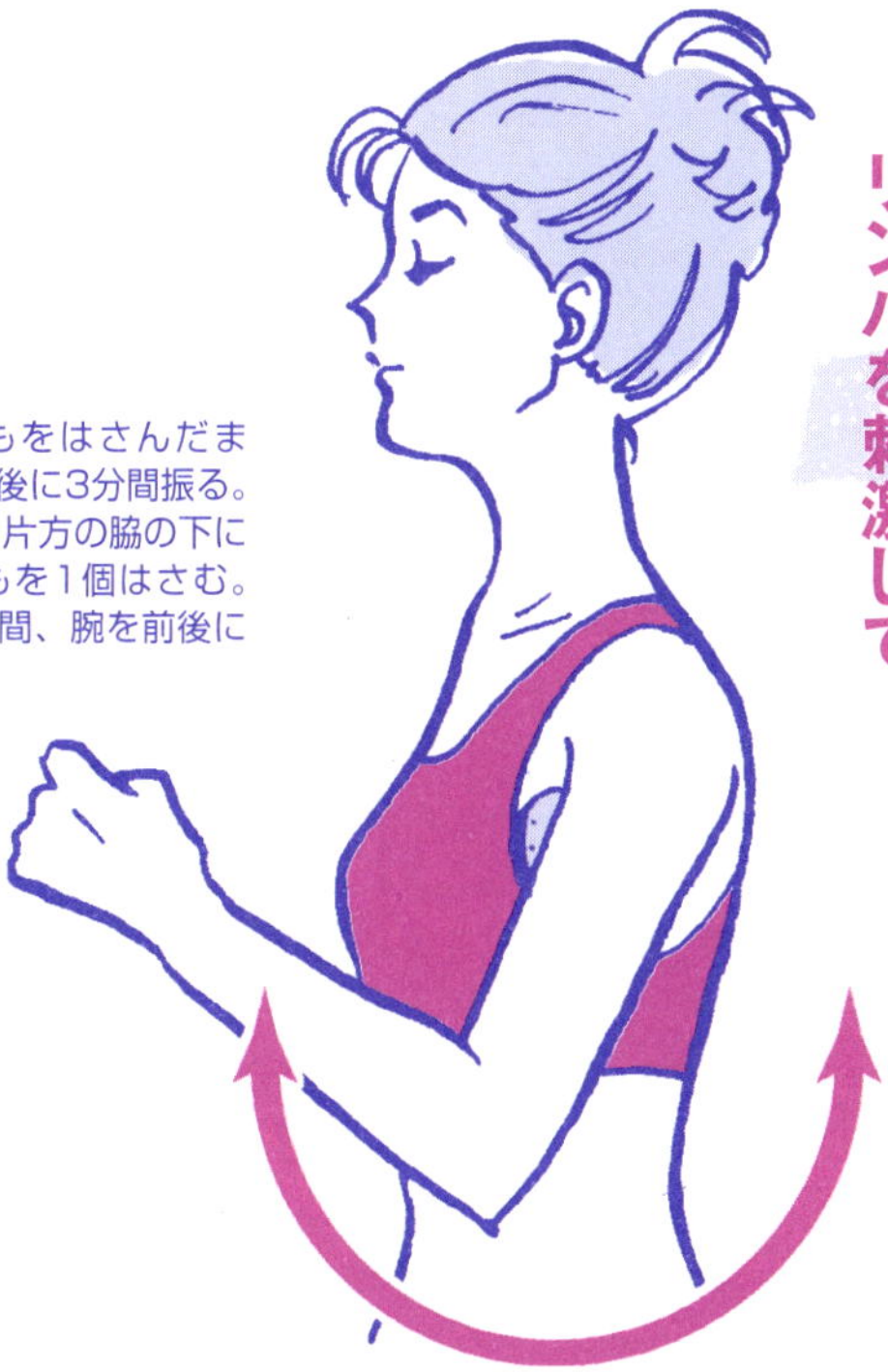

2

じゃがいもをはさんだまま、腕を前後に3分間振る。次に、もう片方の脇の下にじゃがいもを1個はさむ。同様に3分間、腕を前後に振る。

advice

男爵より メークイン？

＊＊＊

はさむじゃがいもは、ゴツゴツした男爵いもより、丸いメークインのほうが脇の下にしっくりきます。腕を振っても落ちにくいりんごや小ぶりの梨でもいいでしょう。

手首ツボ刺激

手首にある内関と郄門は水分代謝を高めるツボ

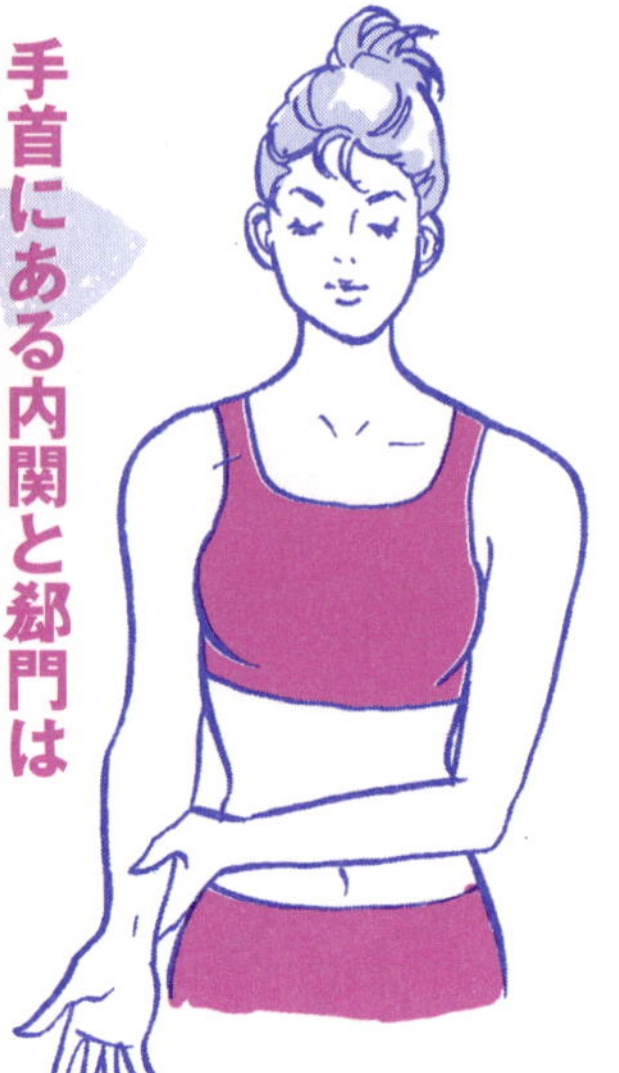

手首の内関から郄門に向かってのラインを、親指で少し強めに押し上げていく。10回。これを両手首で行う。かなり力を入れるので、息はしっかりと吐きながら。

二の腕しぼりのツボ

郄門《げきもん》
手のひらを上にして手首を上に軽く曲げると、ひじに向かって1本筋が浮き出る。その筋のまん中で、内関《ないかん》から、指5本ほどひじ方向へ上がったところ。

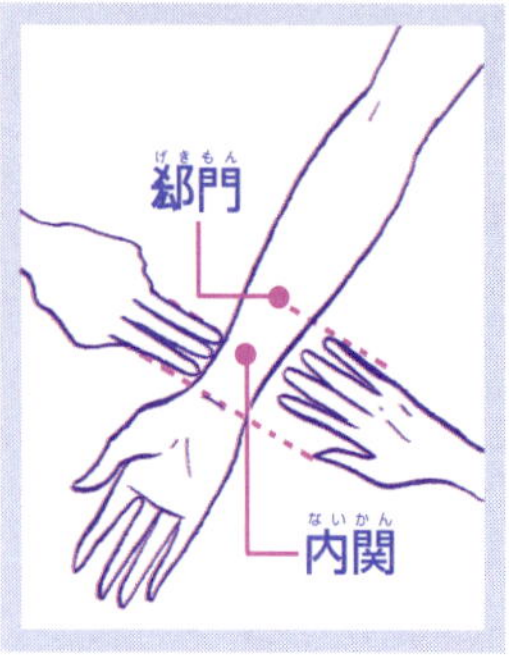

内関《ないかん》
手のひらを上にして手首を上に軽く曲げ、指で手首を押さえると中央に2本の筋ができる。その3本の間、手首の曲がり目から指3本ほどひじ方向へ上がったところ。

手首には二の腕をすっきりさせるのに効く、「内関《ないかん》」、「郄門《げきもん》」という2つのツボがあります。これらのツボは水分代謝を高めます。刺激することで、腕の水がスムーズに流れ出し、腎臓、膀胱と経て、余分な水が体外に排出されます。

ここで紹介する「手首ツボ刺激」は、この2つのツボを親指で刺激。この動作を行うと、トイレにすぐ行きたくなるほどの即効性があります。

advice

抜けない指輪の応急処置にも

＊＊＊

夕方、指がむくんで指輪がはずれないというときにも、このツボ刺激はおすすめ。何度か押し上げると、簡単に抜けます。

粉山椒バンソウコウ

山椒の利尿作用を使って手首のツボを刺激する

貼っておくだけでツボ刺激になるのが「粉山椒バンソウコウ」です。

山椒の刺激で、体の水分の温度が上がります。持続性もあるので、どんどん余分な水分を尿として排出させます。温度が上がると、脂肪も燃えやすく、知らぬ間に二の腕がすっきりしてくるでしょう。

粉山椒バンソウコウの作り方

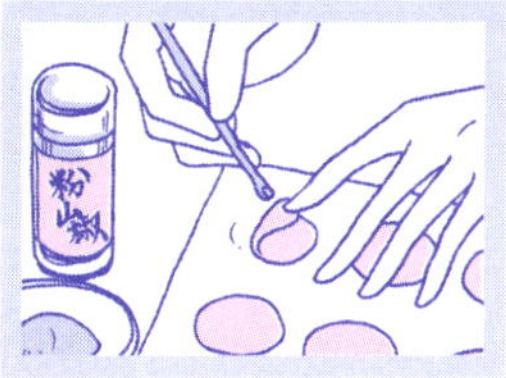

1
粉山椒と、市販されているバンソウコウを準備(できるだけ刺激の少ないものを選ぶ)。バンソウコウをシートから少しはがし、耳かき1杯弱の粉山椒をのせる。

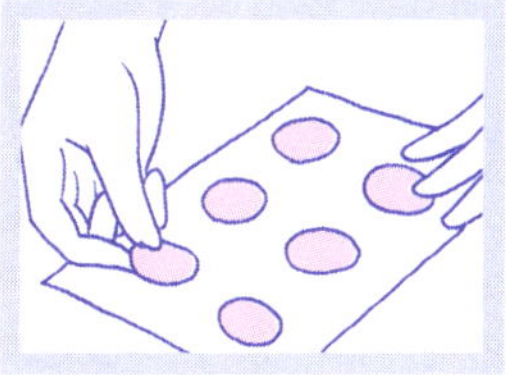

2
粉山椒をのせたら、はがしたバンソウコウを再びシートに貼りつける。粉山椒がしっかりつくように、バンソウコウの上から指で軽く押さえる。

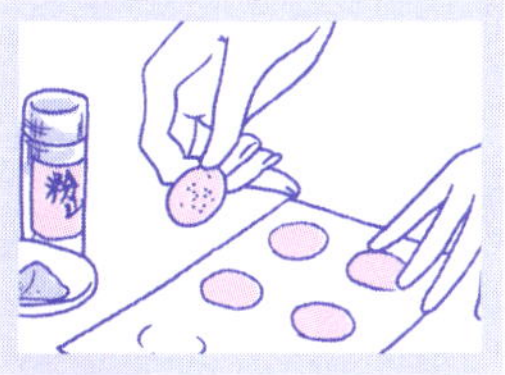

3
バンソウコウをシートからそっとはがす(粉山椒がきれいについていることを確認)。使用枚数を準備する。

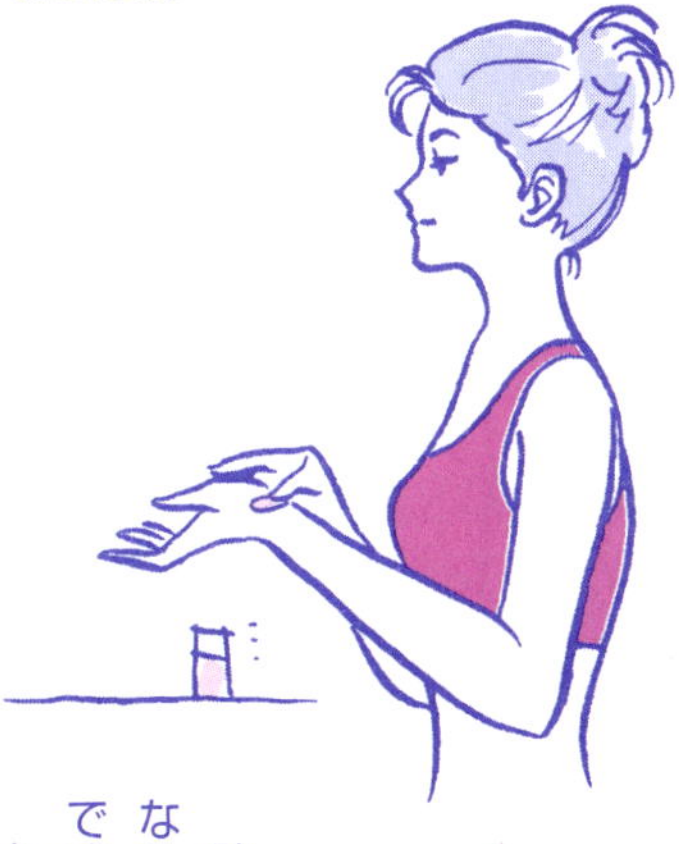

4
両手首に2個所ずつ（内関と郄門）粉山椒バンソウコウを貼る。貼りかえは1日1回。バンソウコウでかぶれる人は、夜寝るときにはがすこと。

小顔づくり

骨盤のゆがみで全身の血行、新陳代謝が悪くなると、体のあちこちにむくみが出ます。特に顔は、すぐにそれがあらわれるところ。即効性のあるむくみ解消法を紹介します。

顔ツボ親指回し

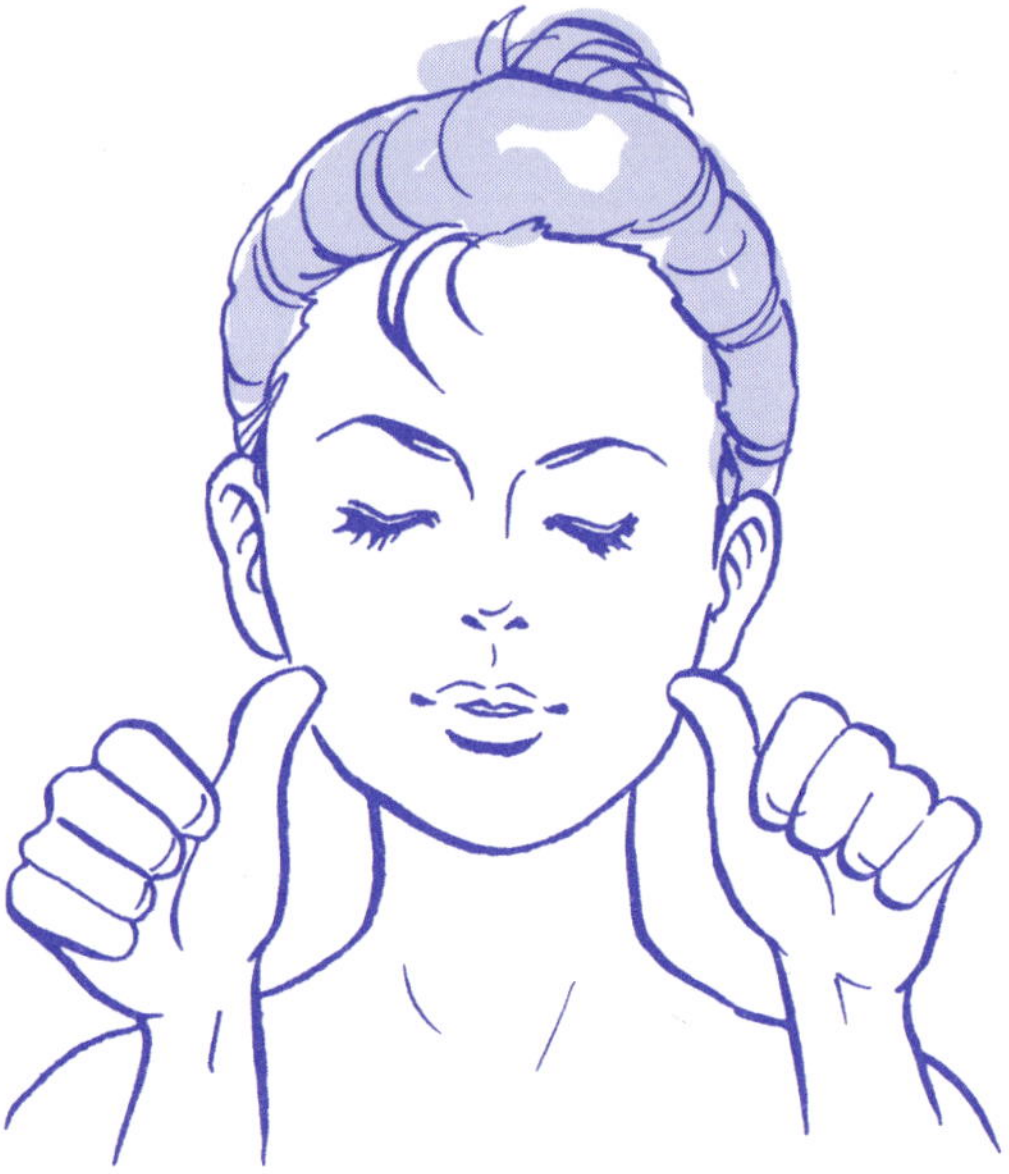

1

両ほおの上あごと下あごの骨の間に親指を当て、口を大きくあけて「あ〜」と声を出す。そのときに骨と骨の間が開くのがわかるはず。

すっきり小顔はあこがれの的。ボブなどのショートヘアも似合うし、服も選びません。さわやかさを装うには、むくんで大きくはれた顔はNG。加えて、皮膚がたるみ、顔色が悪いと、見た目の年齢が5才は上がってしまいます。

あこがれの小顔になるには
むくみをとるのが近道

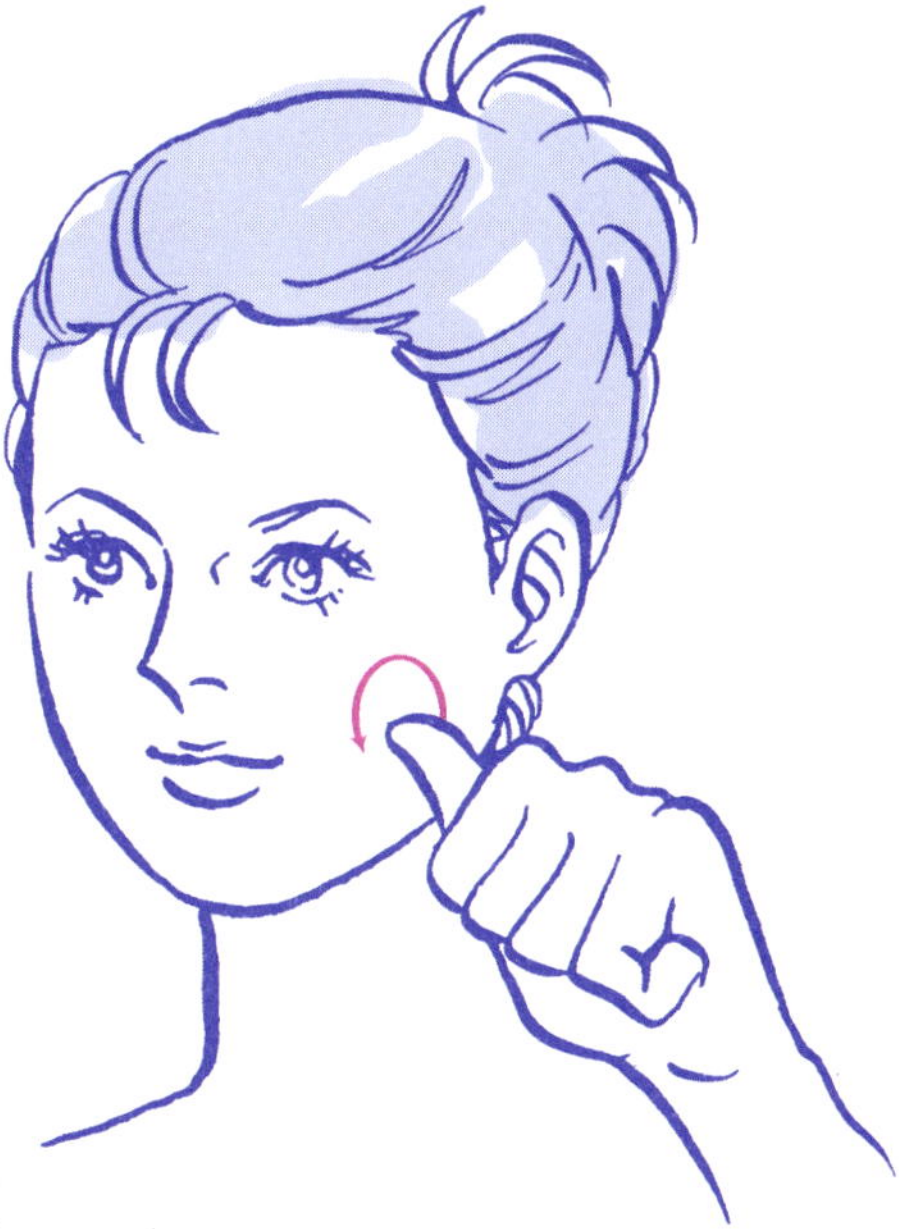

2
そのくぼみの部分に親指を当て、少し痛いくらいの力で、グルグルと4～5回前方に回転させる。両ほお同時に行って1セット。これを3セット行う。

advice

ツボをさがし当てつつ、顎関節のゆがみもチェック

＊＊＊

口を大きくあけるときに、あごがガクガク、ギクシャクするなど、違和感があれば、顎関節がゆがんでいる証拠。その場合はあまり刺激せずに、病院へ。

そこで「顔ツボ親指回し」で小顔づくりにトライ。効果はすぐにあらわれて驚きますよ。顔色もよくなって、言うことナシ。

顔筋マッサージ

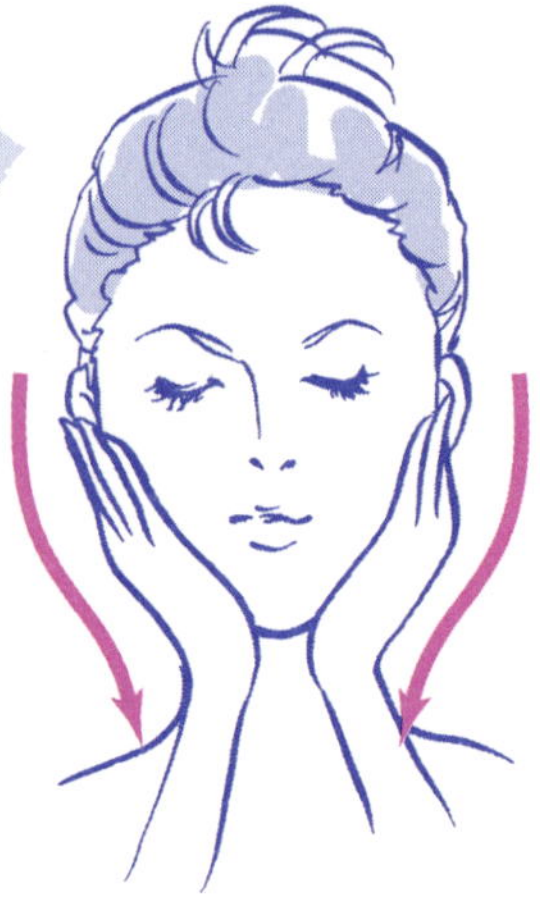

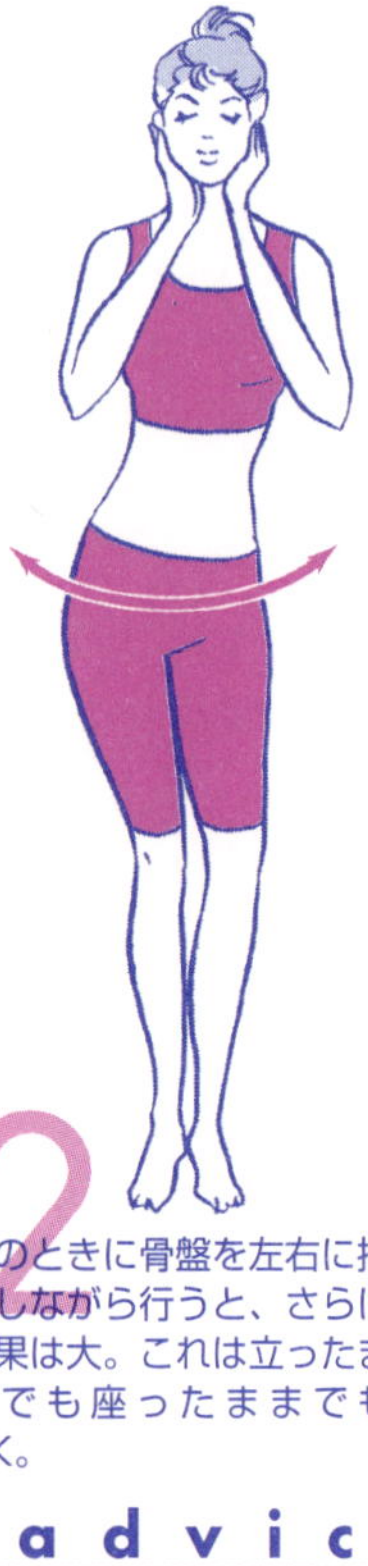

両手の指を使って、顔の上から下へ水分を送る

1

両ほおの「顔ツボ親指回し」でぐりぐりと回したあたりから、両手の指全部を使って、あごの先端に向かってマッサージをする。

2

このときに骨盤を左右に揺らしながら行うと、さらに効果は大。これは立ったままでも座ったままでもOK。

ここで紹介する「顔筋マッサージ」は、顔のむくみ（＝余分な水分）を追い出すマッサージです。顎関節からあごの先端に向かって、指でマッサージ。水分の流れるラインに沿って刺激するので、顔のむくみがいちはやく解消します。

同時に骨盤を左右に揺らして内臓の働きも活性化。寝不足や飲みすぎた翌朝、鏡に映った〝大顔〟は、これで超特急解決です。

advice

顔ツボ親指回しとセットで

＊＊＊

まず「顔ツボ親指回し」をやり、そのあとでこのマッサージを行います。2つをセットにすると、顔の水の流れがさらによくなります。

粉山椒バンソウコウ

顔の余分な水分を吸い上げる！上関と下関は顔むくみに効くツボ

顎関節のところにある上関と下関（イラスト参照）というツボは、顔のむくみに効くツボです。このツボに粉山椒バンソウコウを貼ることで、顔にたまっている余分な水分を流し出し、尿として排出します。

また、下関は「顔ツボ親指ツボ回し」と同じツボ。粉山椒バンソウコウを貼った上から、さらにぐるぐるマッサージするのもおすすめです。

小顔づくりに効くツボ

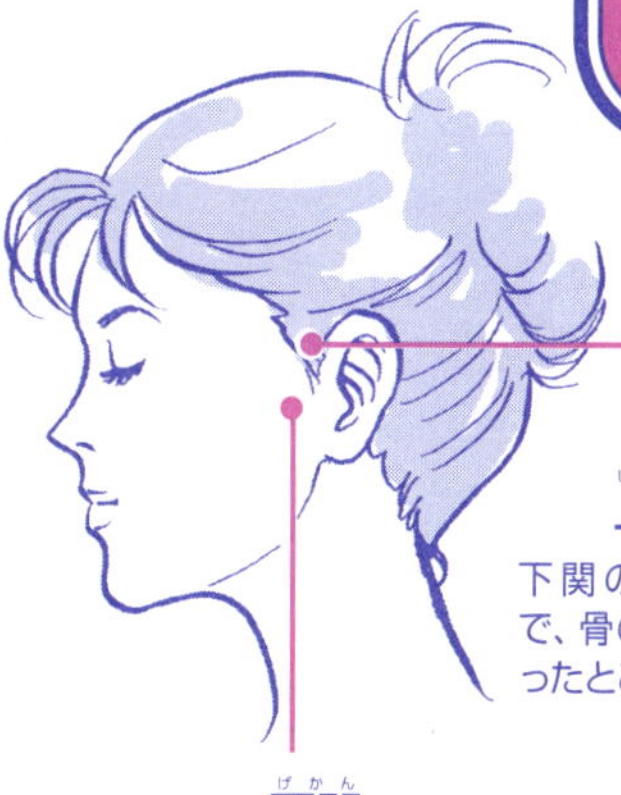

上関《じょうかん》

下関の1㎝上で、骨の出っぱったところ。

下関《げかん》

耳のすぐ前。口を大きくア～ンとあけるとあごの骨が動き、口を閉じるとへこむところ。

advice

山椒は小粒でもピリリと効く

＊＊＊

日本料理には、サンショウ（山椒）やショウガ（生姜）などの和風の香辛料は欠かせません。日本での香辛料の歴史は古く、縄文時代の土器のなかにサンショウが入っているのが発見されているほどです。

この日本最古の香辛料が、日本最古の薬草事典「本草和名」に「はじかみ」の名で登場したのは918年のこと。中国ではすでに、後漢時代（紀元25～220年）に書かれた中国最古の薬草事典『神農本草経』に、健胃、駆虫、保温などの効果効能が示されていました。

首すっきり

首筋は、意外に人目につくところ。新陳代謝をよくして、
首の肌にツヤとハリをとり戻し、ラインをきれいに保ちましょう。

右向け・左向け・天井向け

首の筋肉をよく動かし血液循環をよくする

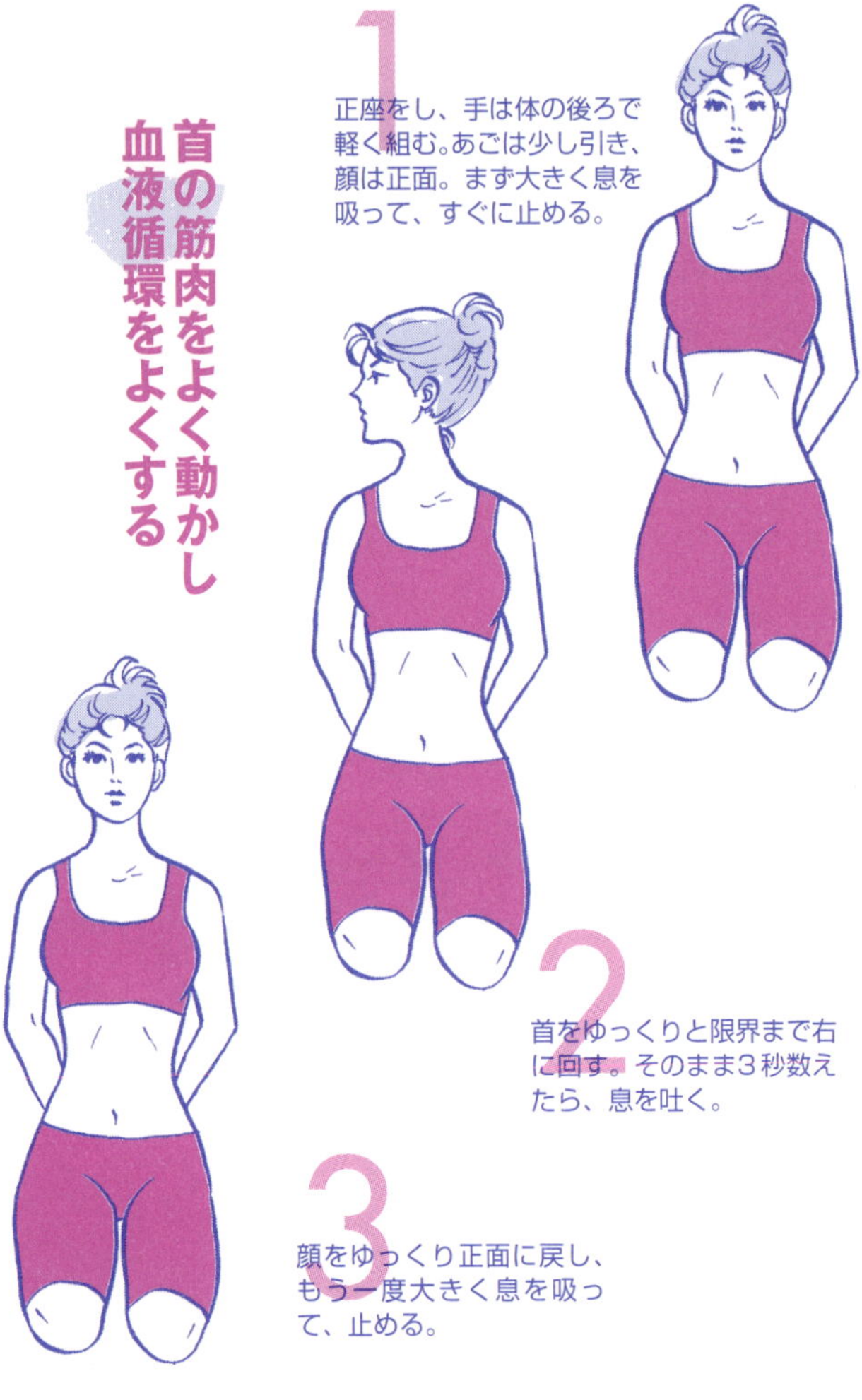

1
正座をし、手は体の後ろで軽く組む。あごは少し引き、顔は正面。まず大きく息を吸って、すぐに止める。

2
首をゆっくりと限界まで右に回す。そのまま3秒数えたら、息を吐く。

3
顔をゆっくり正面に戻し、もう一度大きく息を吸って、止める。

advice

必ず座って行うこと

＊＊＊

立った姿勢でこの体操を行うと、上を見るポーズの際に、後ろに倒れることがあります。必ず座った姿勢で行ってください。

4

今度は左に首を回す。そのまま３秒数えたら、息を吐く。

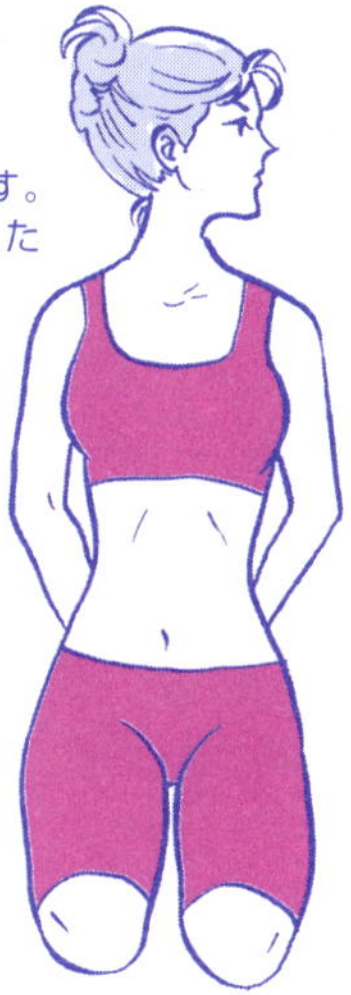

5

顔を正面に戻し、もう一度大きく息を吸って止める。

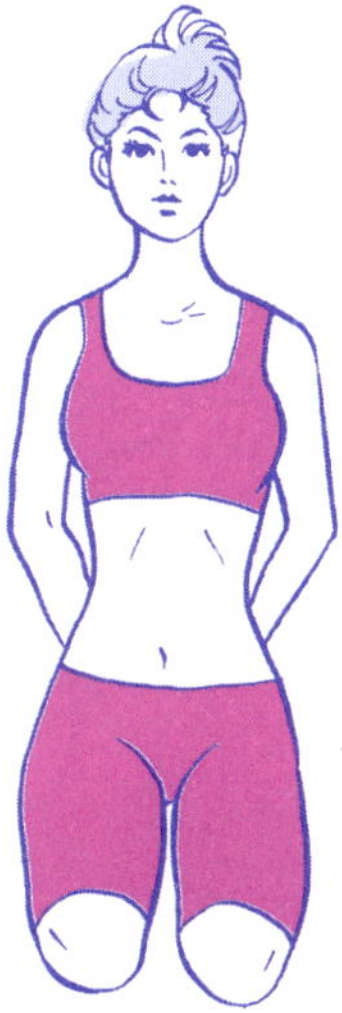

6

最後は、思い切り上を向く。このとき、顔正面と天井が平行になるくらいに。そのまま３秒数えたら、息を吐き、顔を戻す。この左右上向きの動作で１セット。３セット行う。

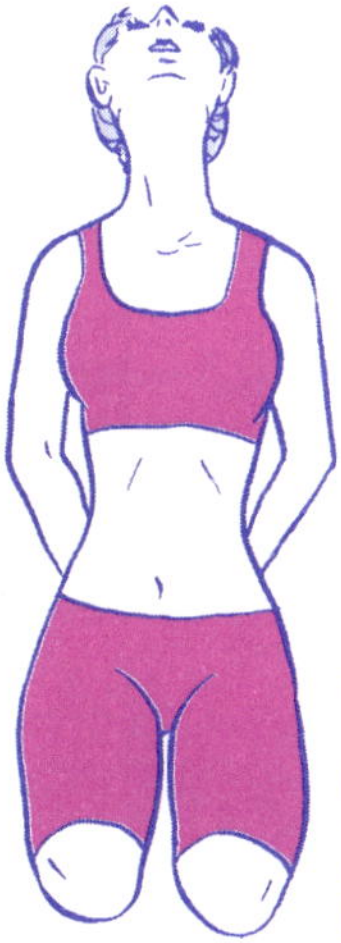

「最近ちょっと、二重あごが気になる」というかた。それはあごから首にかけてのお肌が、ちょっと疲れて、弾力性が減ってしまった証拠です。

肌に水分や栄養分がきちんと行き渡らなくなると、ハリやツヤがなくなってしまいます。そこで、その近くの筋肉をよく動かし、血行をよくして、新陳代謝を促しましょう。

ここで紹介する「右向け・左向け・天井向け」は、首を回して筋肉を十分に動かす体操です。ゆっくり行うほど、効果は高まります。

首筋なでおろし

首筋にあるツボを刺激して肌をリフティング

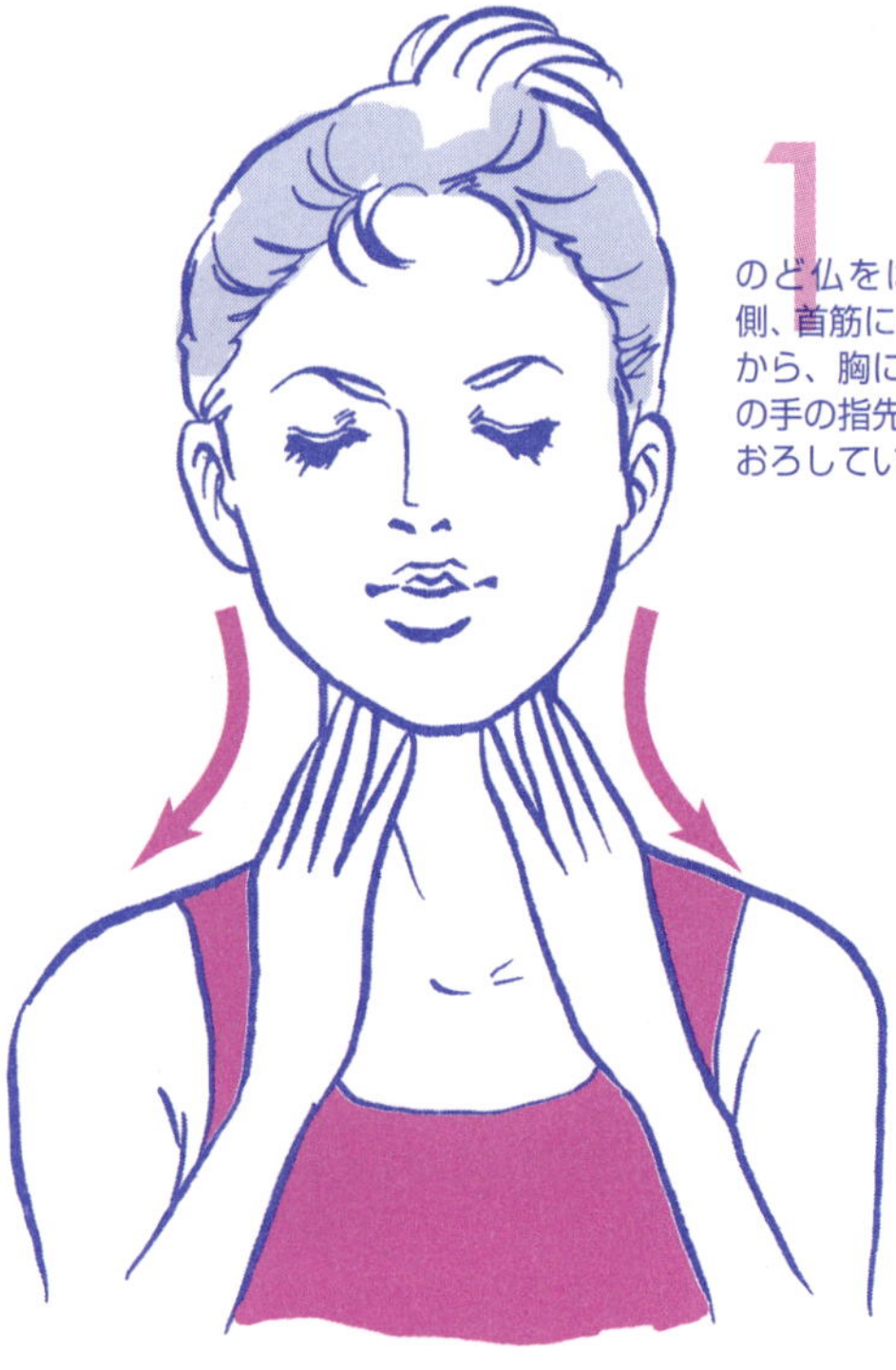

1

のど仏をはさんで少し外側、首筋にあるツボ「人迎」から、胸に向かって、両方の手の指先でやさしくなでおろしていく。

のど仏をはさんだ両側には、「人迎《じんげい》」と呼ばれる、呼吸器に重要なツボがあります。ここを刺激すると、血液の流れもよくなるのです。

「首筋なでおろし」は、このツボを指でやさしくなでながら、胸に向かって首筋をマッサージ。首から上、顔や髪をみずみずしく保つのに欠かせません。東洋医学でいうところの「血《けつ》」や「水《すい》」の流れる道を刺激するので、新陳代謝がよくなります。

advice

のど仏周辺は強く押さないこと

＊＊＊

のど仏周辺はやさしくなでる程度に。あまり強く押すと、息が苦しくなります。そこから下に向かって、力を強くしていくとよいでしょう。

粉山椒バンソウコウ

首からあごにかけてシャープに。さらにお肌もツヤツヤになる

「首筋なでおろし」で刺激したツボ「人迎」に粉山椒バンソウコウを貼ってください。また、このツボは血液の循環をよくして肌のうるおいを保つ作用もあり、美容効果も抜群。

ただし、呼吸器系の重要なツボでもあります。ツボに貼るときには、息をゆっくりと吐きながら、あまり強く押さえつけないように注意してください。

首のたるみに効くツボ

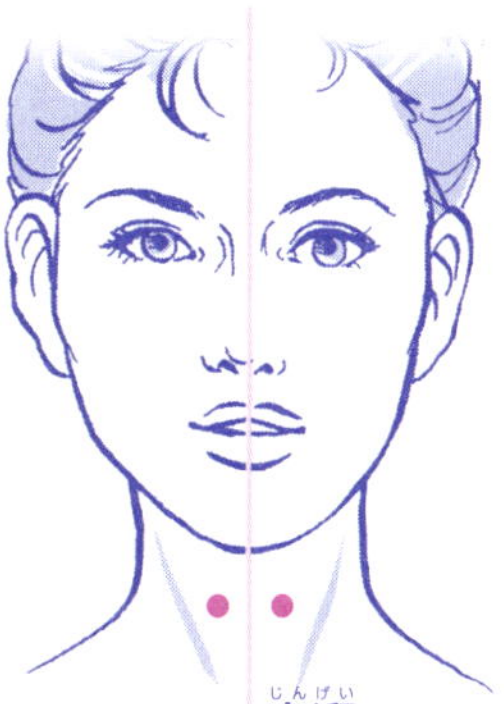

人迎《じんげい》

のど仏をはさんで、少し外側（両外側）にある。さわってみるとピクピクと脈打っているのがわかります。

advice

ツボ刺激グッズはオリジナルで

＊＊＊

ツボを刺激する場合、プロはハリやお灸を用います。ですが一般家庭ではむずかしい。そこで、サンショウを貼る、という方法を紹介したわけですが、ほかにも身近な道具で代用は可能です。

お勧めなのは、小さなボタンや米粒。これをバンソウコウでツボに貼ります（P120参照）。

ツマヨウジ10本程度を輪ゴムやテープでまとめ、直接ツボをトントンとたたく。ドライヤーの温風や冷風を当てる。氷で冷湿布をするなど、やりやすいものを選んでください。

Q&A 素朴な疑問に徹底回答（体操編）

Q1 骨盤体操を行うときに、1日のうちで、いちばん効果の上がるのはいつですか。

A お腹がすいているときです。動きやすいというだけでなく、脂肪も燃焼しやすいので、食事前がおすすめです。ただ体操をした直後は、もっとお腹がすきますから、食べすぎないように気をつけてください。ちょっと一休みしてから、食事をとるようにしましょう。

Q2 夜、お風呂から上がって、寝る前に体操をするのはどうでしょうか。

A お風呂は体操後にしましょう。体操前にウォーミングアップを兼ねて入浴すると、それだけでエネルギーを使います。体操で使った筋肉をお風呂でゆったりと休ませるといいのです。効果も上がります。

Q3 ひざ関節や股関節に違和感があり、痛みがあるときもあります。骨盤体操をつづけてもいいでしょうか。

A 痛みがあるときは絶対にやめて、専門医に相談してください。また、今回ご紹介した体操の中には、少し体にきついものもあります。そのポーズをしていて痛みがある場合は、無理をしないこと。回数や距離を減らす、あるいはほかの体操に切りかえてください。

Q4 体操は毎日つづけなければならないのですか。

A 1日1回、「お尻すり歩き」を3分間行う。これが理想です。このあと、つづけて部分ヤセの体操を行ってもかまいません。「今日は時間があるから」と、やりすぎないように注意してください。1種類の体操は、5分間を限度に。時間がないときは回数を減らしてもOKです。また、気になる部分ヤセの体操から行う、というのもいいでしょう。

一度に30分以上やるより、むしろ途中サボってもいいですから、10日、1カ月、3カ月と、長期間つづけることがたいせつです。

第3章

チェック編

気をつけたい日常動作
何気ないことが体のゆがみを引き起こす

ラクな姿勢は危険がいっぱい

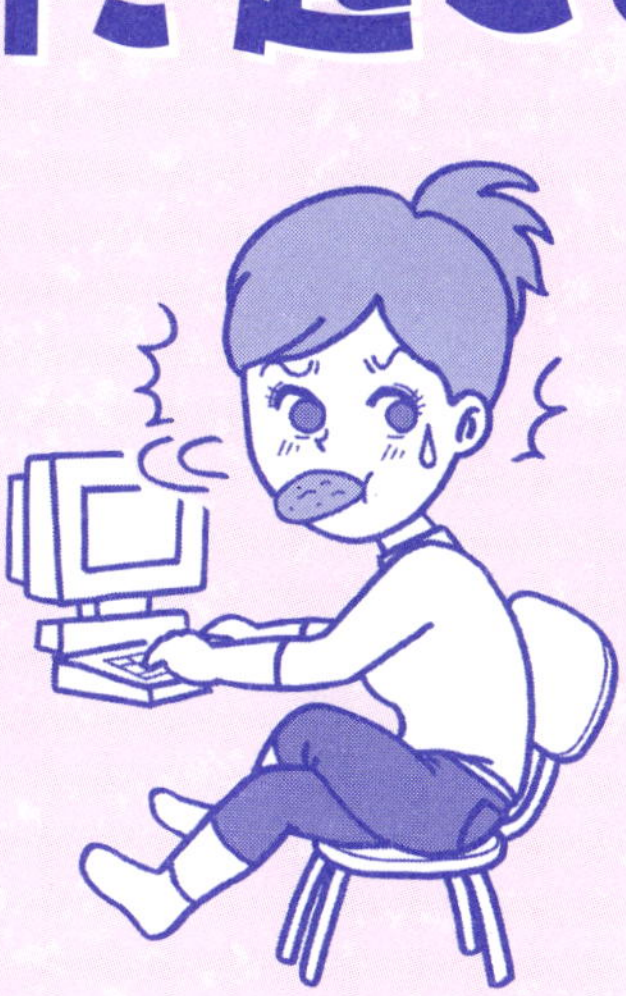

立つ

立つことはすべての動作の基本。
正しい立ち方が身につくと、自然に体のバランスがよくなります。

基本のポーズ 1

つま先立ち

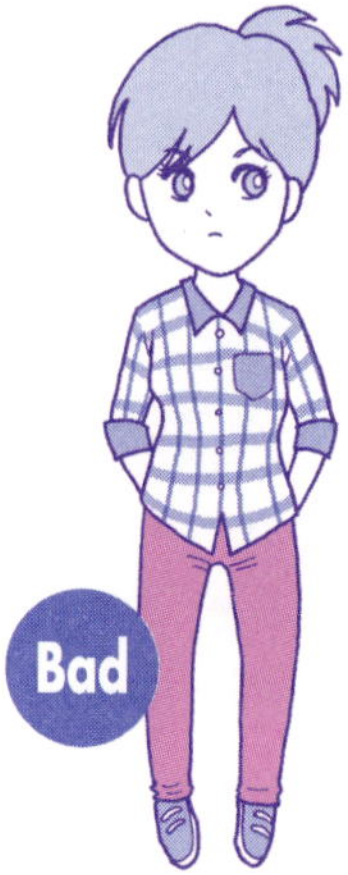
Bad

外股立ち

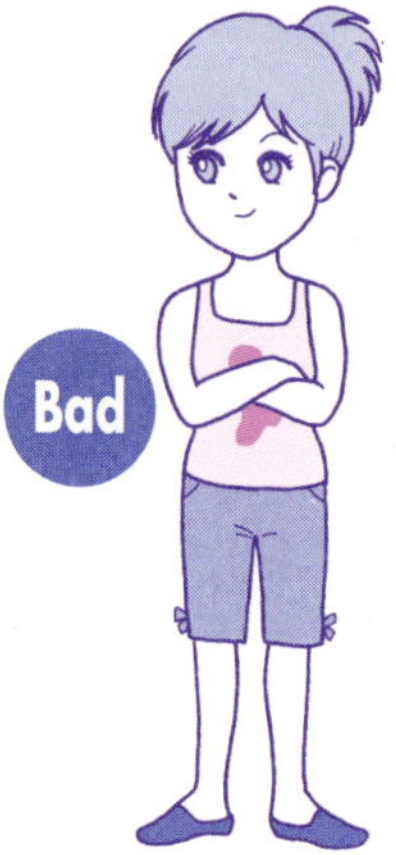
Bad

モデル立ち

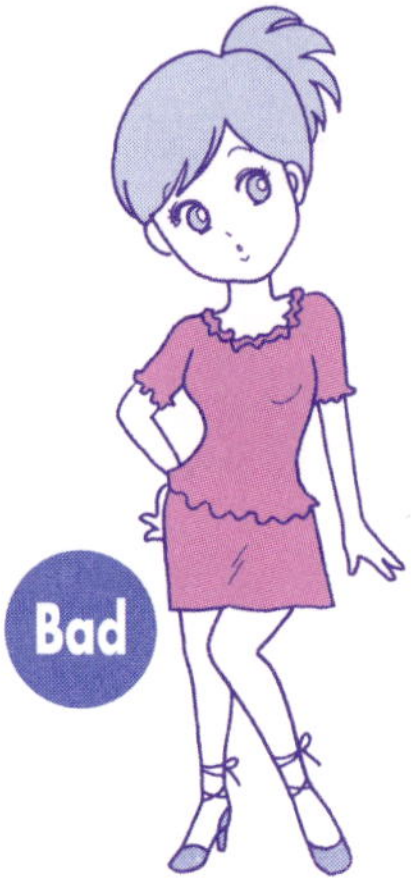
Bad

足交差立ち

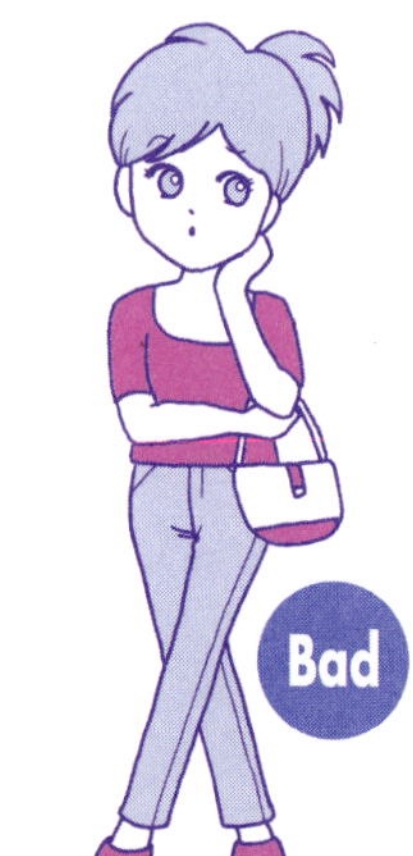
Bad

休めのポーズ

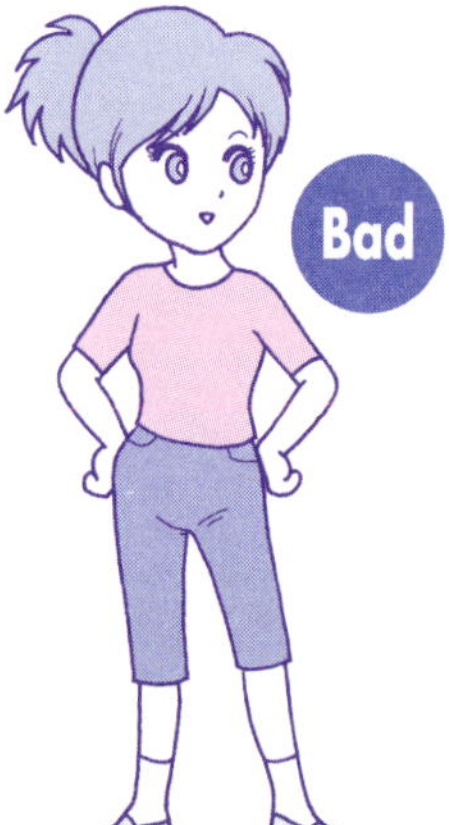
Bad

内股立ち

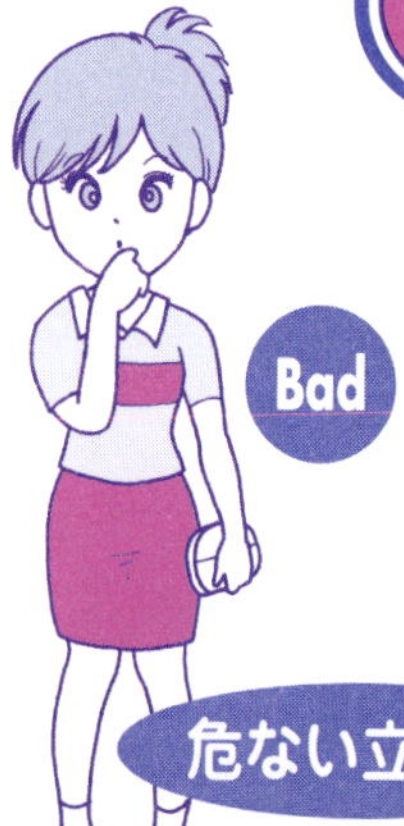
Bad

危ない立ち方

体重は片足ではなく左右両足均等にかける

足のラインがきれいに見えるモデル立ち。実は、このモデル立ちや休めのポーズのように、片足に重心をかけて立つことに慣れると、体はゆがんでしまいます。できるだけ早く、その習慣をやめることをおすすめします。

正しい立ち方とは、足の裏全体で左右バランスよく地面をとらえること。下に引っぱる地球の重力に対し、まっすぐ上に向かうことをイメージしてください。

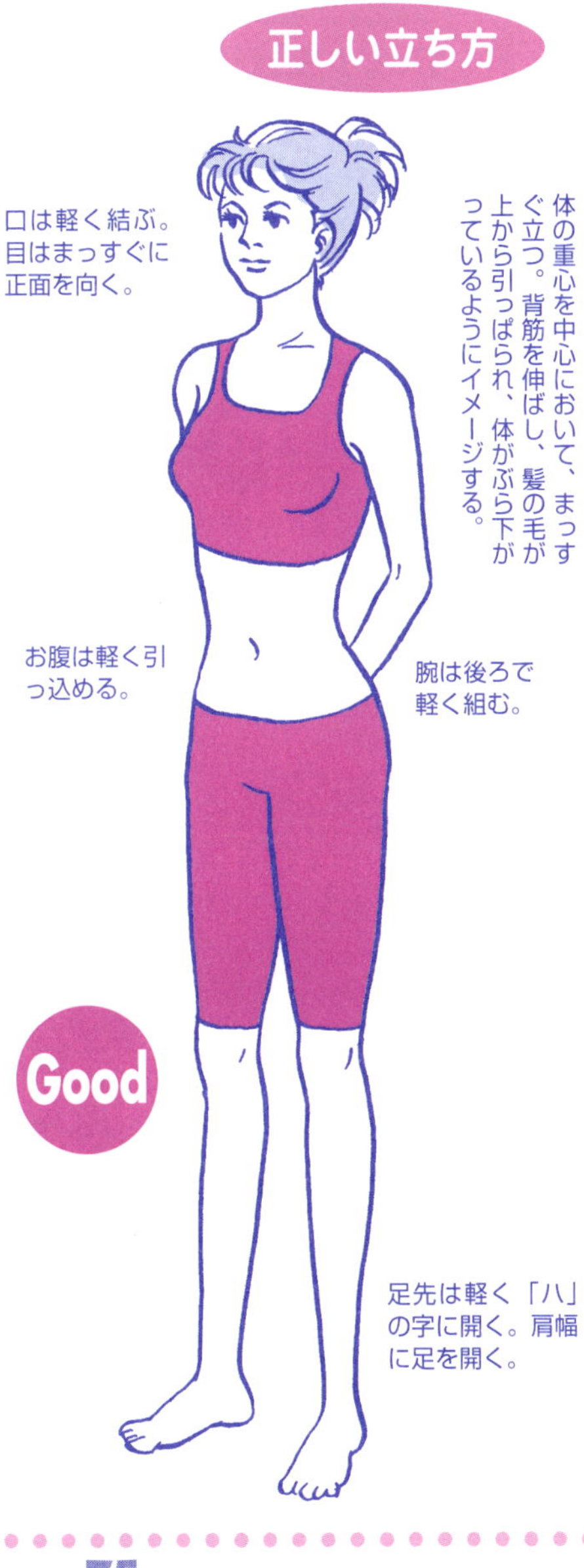
正しい立ち方
口は軽く結ぶ。目はまっすぐに正面を向く。
体の重心を中心において、まっすぐ立つ。背筋を伸ばし、髪の毛が上から引っぱられ、体がぶら下がっているようにイメージする。
お腹は軽く引っ込める。
腕は後ろで軽く組む。
Good
足先は軽く「八」の字に開く。肩幅に足を開く。

歩く

**正しい立ち方が身につけば、正しい歩き方は簡単。
きれいに歩けば、体も引き締まり、街中での注目度もUPします。**

危ない歩き方

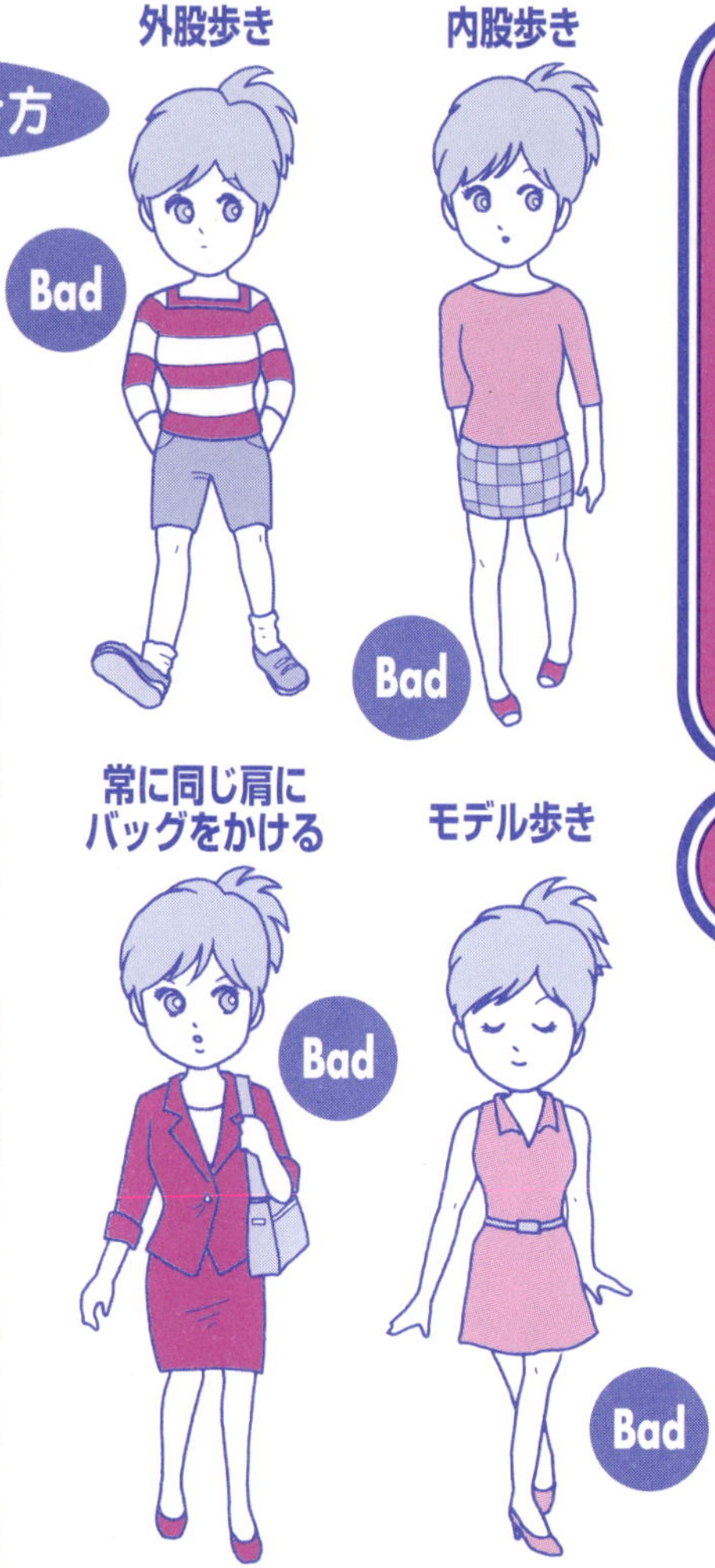
外股歩き
Bad
内股歩き
Bad
常に同じ肩にバッグをかける
Bad
モデル歩き
Bad

歩き方がきれいだと、カッコよく見えます。ここでいうきれいな歩き方というのは、モデル歩き、いわゆるキャットウォークのことではありません。体の重心をスムーズに移動させ、ムダな上下動が少ないこと。

余分な力がどこにもかからず、足音も静かです。足の筋肉と脂肪が左右バランスよくつくので、キレイな足づくりにおすすめ。外股歩きやモデル歩きをつづけると、骨盤がゆがんできます。

正しい歩き方

かかとから上げて かかとから着地

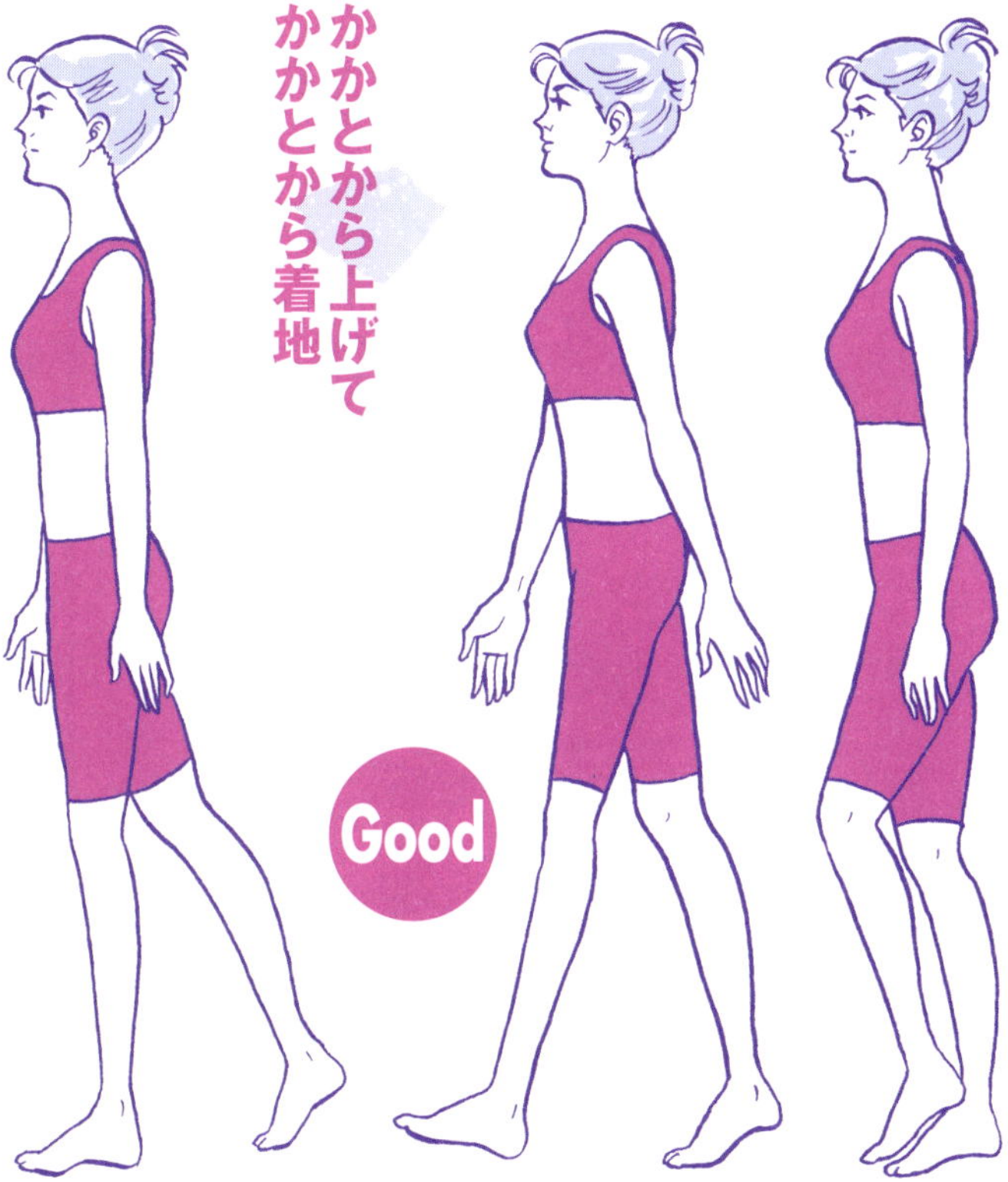

1
かかとを地面から離して、ひざから前に出すようにする。つま先から出さないこと。

2
かかとから着地して、足の裏全体が地面についたら、ゆっくりと重心をつま先のほうに移していく。

3
さらに、前に出した足に重心を移す。その間も、後ろ足はなるべく長く残すこと。

座る

ゆがんだ体だと、最初は正しく座るのがつらいかもしれません。しかし、それに慣れてくると、自然になります。その時点で、体のゆがみはとれています。

イスの場合

正しい座り方

足を組まずにイスに座る

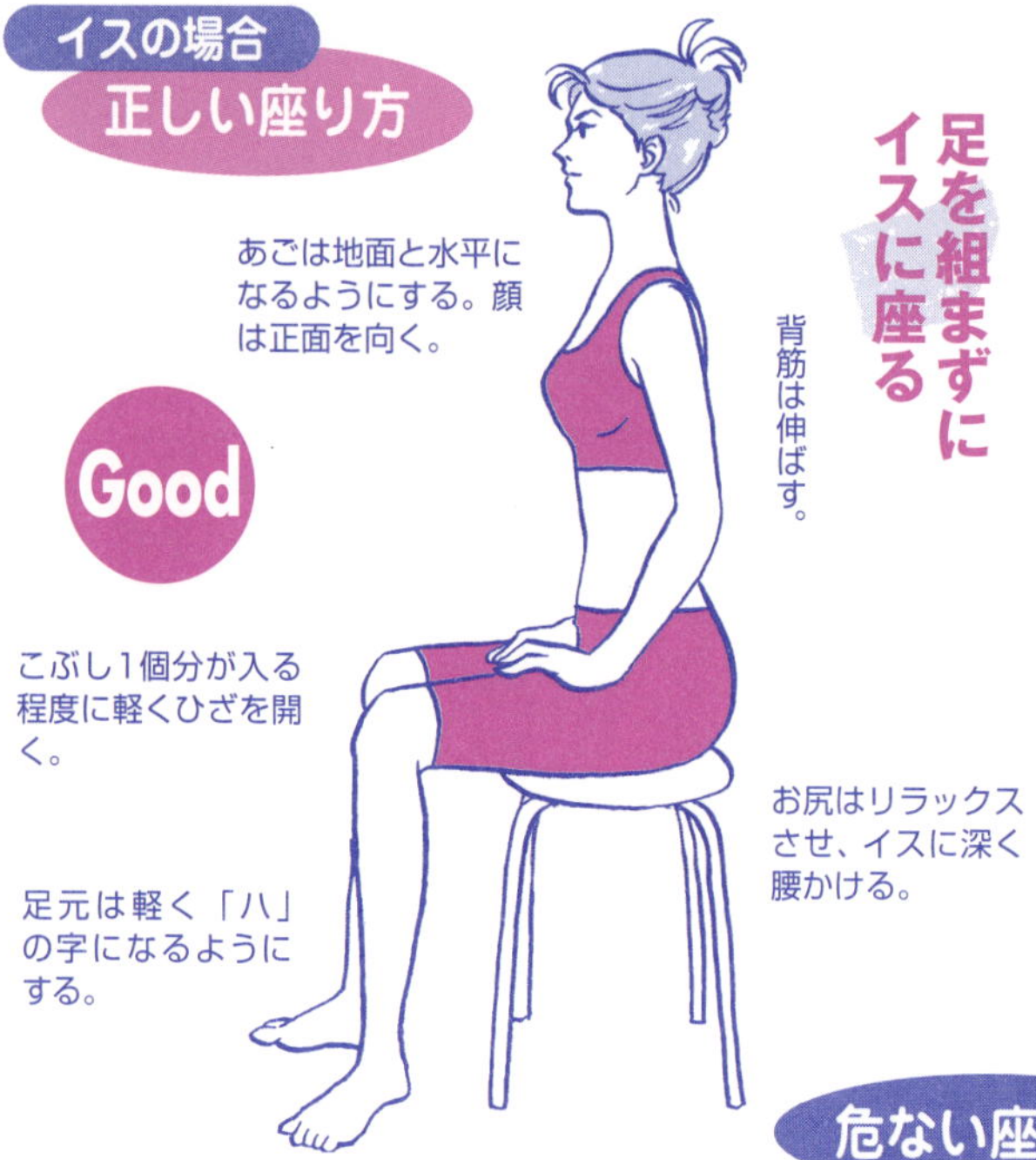

Good
あごは地面と水平になるようにする。顔は正面を向く。
背筋は伸ばす。
こぶし1個分が入る程度に軽くひざを開く。
お尻はリラックスさせ、イスに深く腰かける。
足元は軽く「ハ」の字になるようにする。

危ない座り方

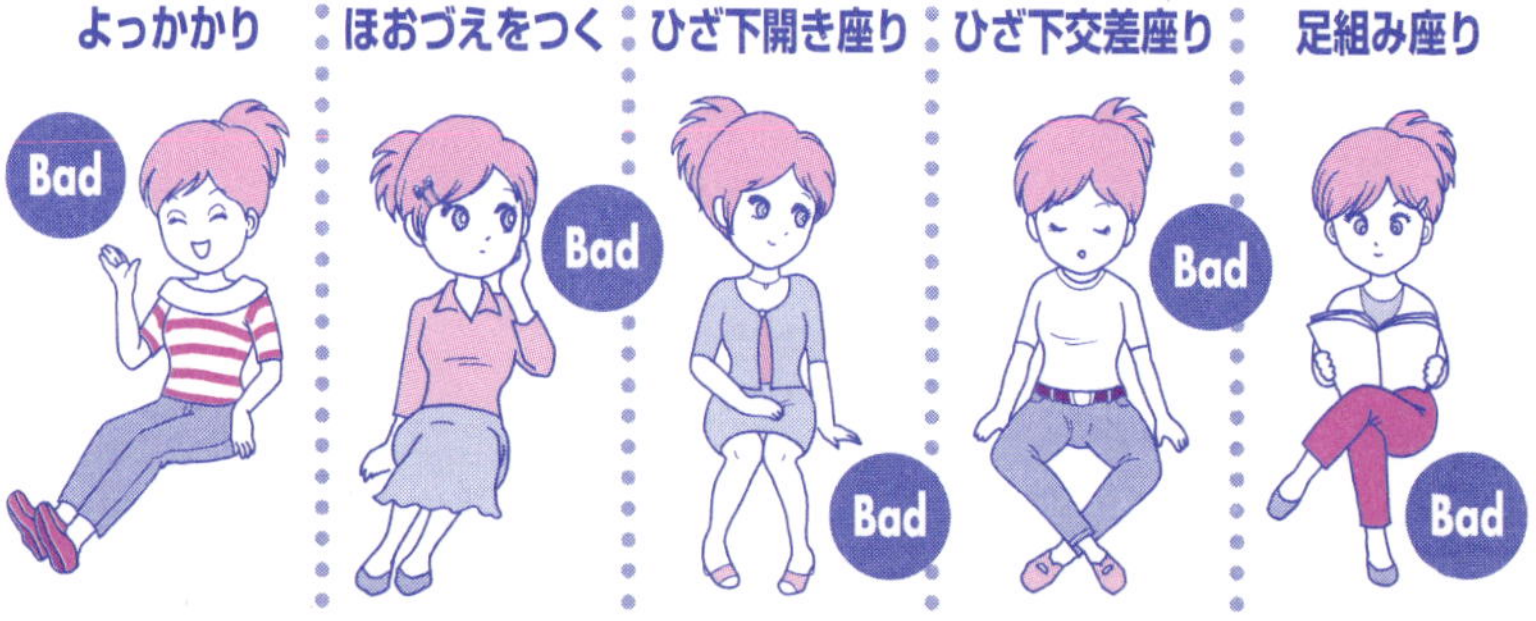

よっかかり
ほおづえをつく
ひざ下開き座り
ひざ下交差座り
足組み座り
Bad

床（畳）の場合

正しい座り方

最近、「ペチャンコ座り」と呼ばれる座り方をする女性をよく見かけます。両ひざをくっつけて両足を外側に広げ、お尻を床にペタッとつけて座る。これでは、お尻から太もも、ひざにかけて圧力がかかり、骨盤を逆三角形から四角く変形させてしまいます。

「正座」もひざに負担がかかり、足がむくむこともありますが、短時間であればだいじょうぶ。体の骨と筋肉を〝素直に〟使って座ることを目ざしてください。

Good

正面

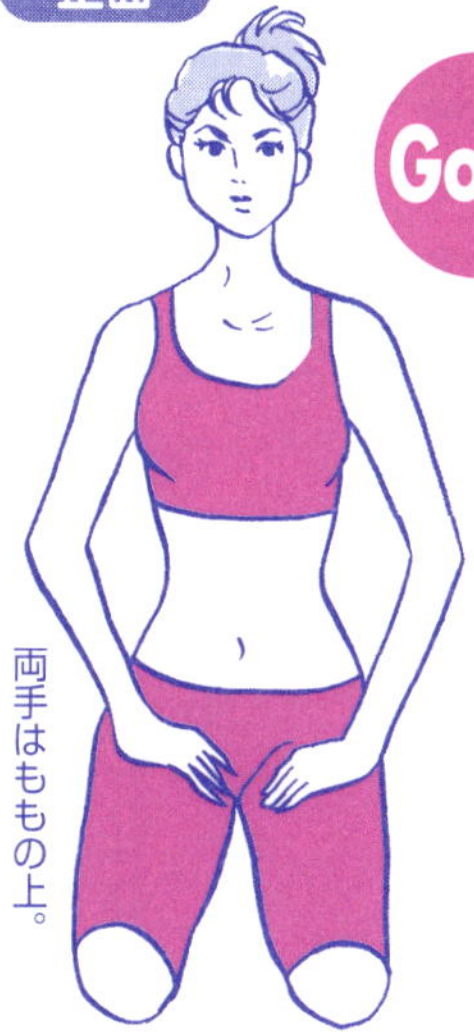

両手はももの上。

こぶし1個分が入る程度に軽くひざを開く。

お尻はリラックスさせる。

後ろ

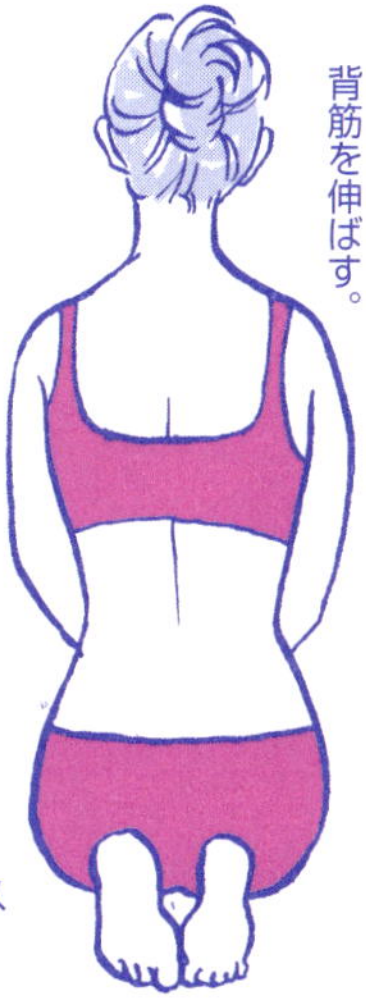

背筋を伸ばす。

左右の親指を重ねる。しびれてきたら組み直す。

危ない座り方

体育座り

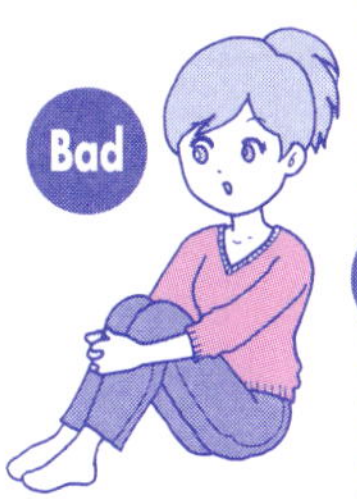

ペチャンコ座り（アヒル座り）

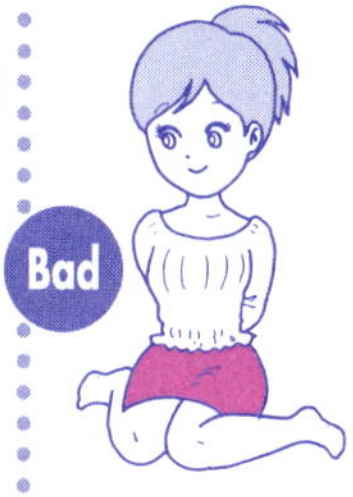

あぐら

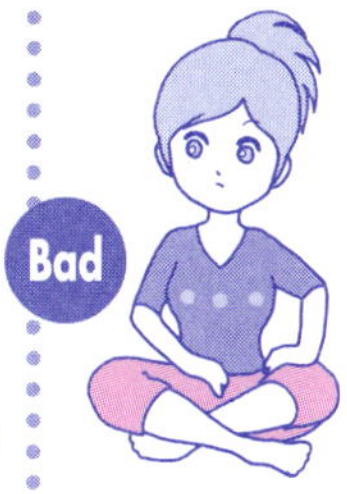

横座り

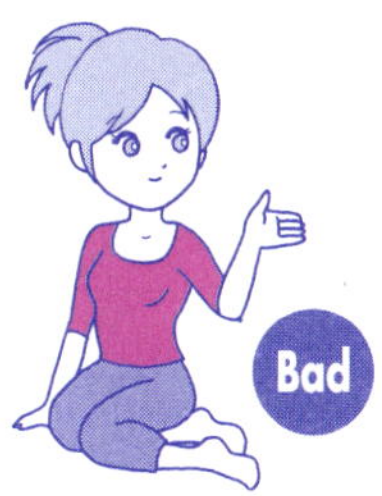

寝る

横向きや、あおむけでも曲がって寝ることは、骨盤や筋肉に負担をかけています。最も筋肉と骨が休まる形で、寝入りたいものです。

危ない寝方

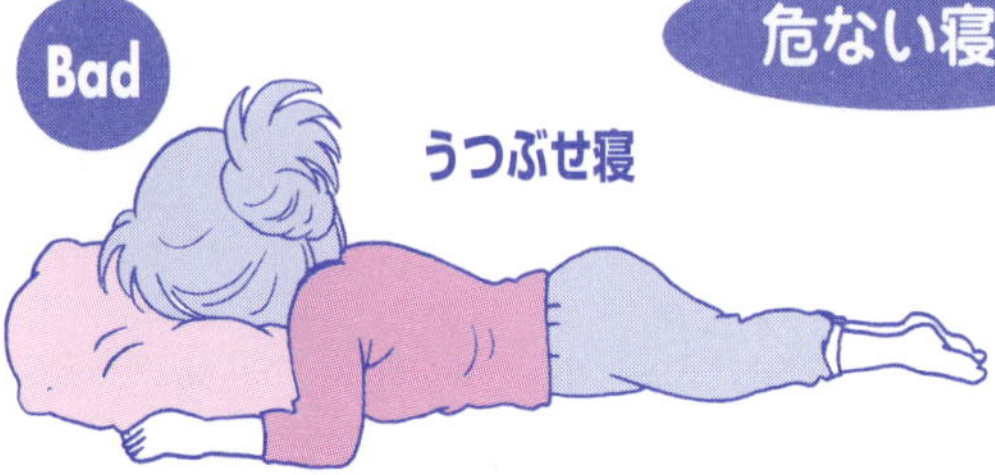
Bad
うつぶせ寝

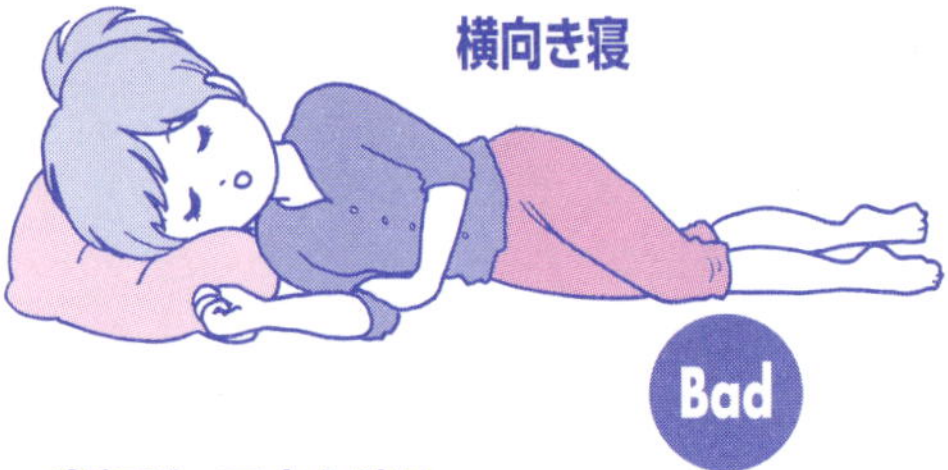
横向き寝
Bad

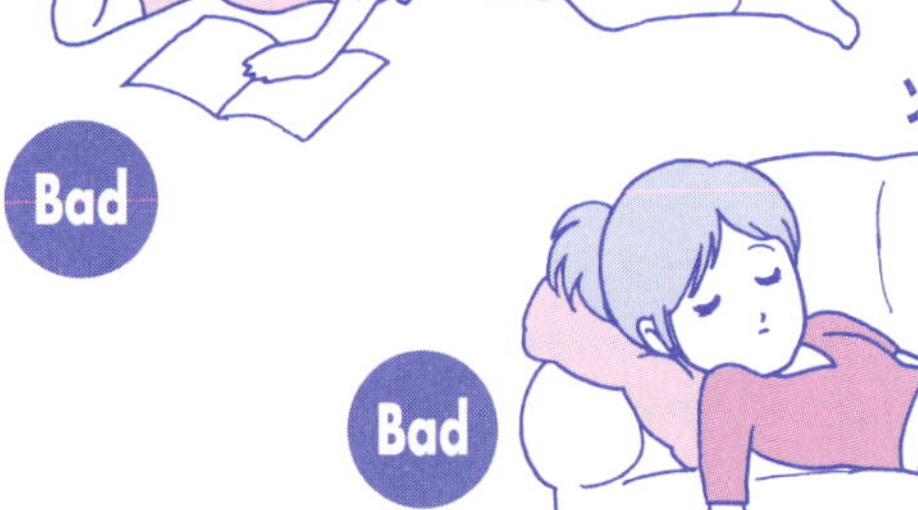
寝転がって本を読む
Bad

ソファでうたた寝

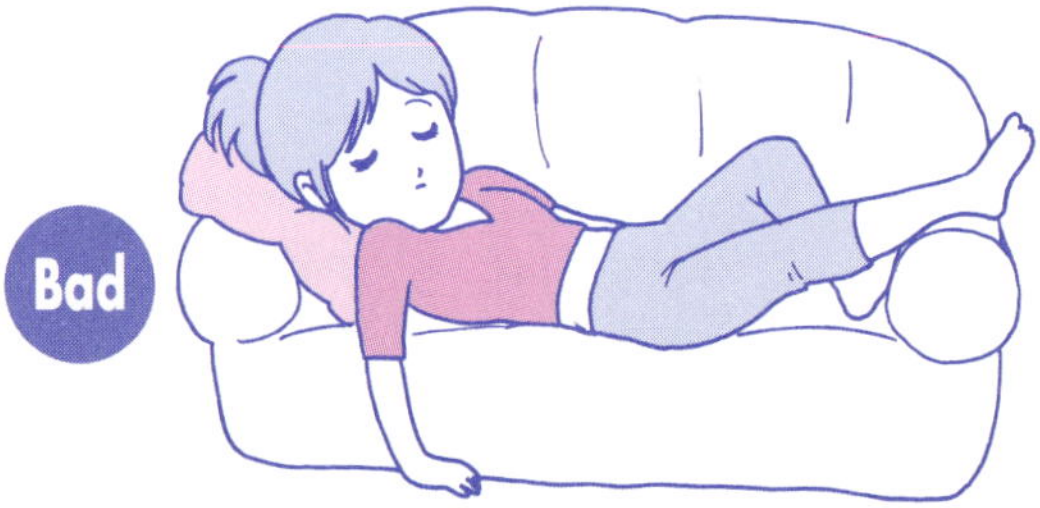
Bad

寝ている間に体をキレイにする

正しい寝方

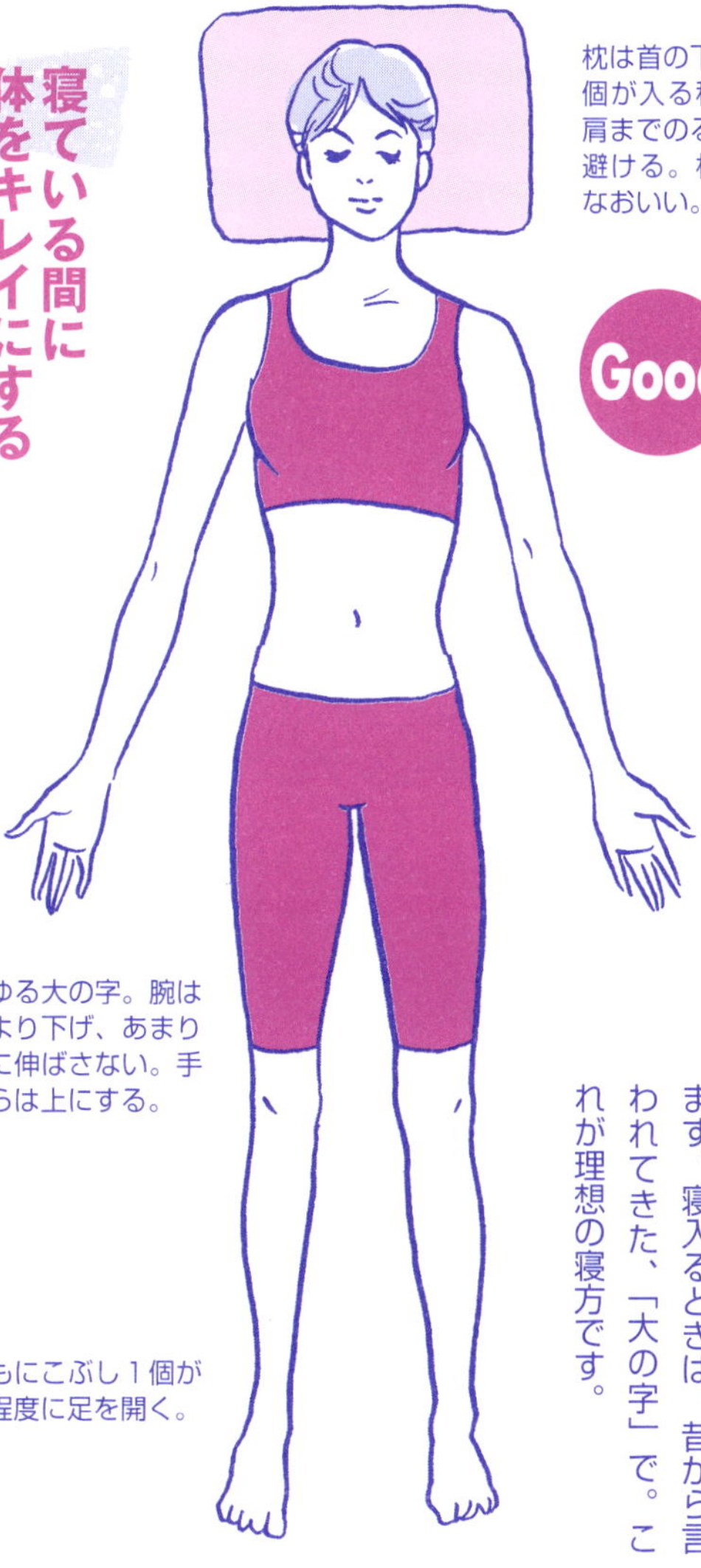
Good
枕は首の下にこぶし１個が入る程度の高さ。肩までのる大きな枕は避ける。枕なしなら、なおいい。
いわゆる大の字。腕は心臓より下げ、あまり真横に伸ばさない。手のひらは上にする。
内ももにこぶし１個が入る程度に足を開く。

睡眠中、本当は体を休めている時間なのに、反対に体をゆがめていることがあります。合わない枕や、やわらかすぎる布団、寝返りが打てない形で、横向きやうつぶせで寝ていると、体は休まりません。ずぼらを決め、寝転がって斜めの姿勢で本を読んだり、ほおづえをつくことなども、背骨や顔の骨を弯曲させます。寝入るときは、昔から言われてきた、「大の字」で。これが理想の寝方です。

下着

矯正下着で締めれば締めるほど、骨盤や全身の関節に負担がかかり、「矯正」になりません。下着はゆるやかジャストフィットがよいのです。

キレイな体のラインは正しい下着選びでつくる

少しでもスリムに見せたい人に、矯正下着は魅力的です。しかし、ハードなガードルやブラジャーは、逆に体のスタイルを悪くしかねません。そのとき形はととのいますが、圧迫によって血流が悪くなり、骨格や内臓の位置をずらしてしまうこともあるのです。

体をやさしく包み込む下着を選んでください。見栄を張らずに、正しいサイズを選ぶことです。

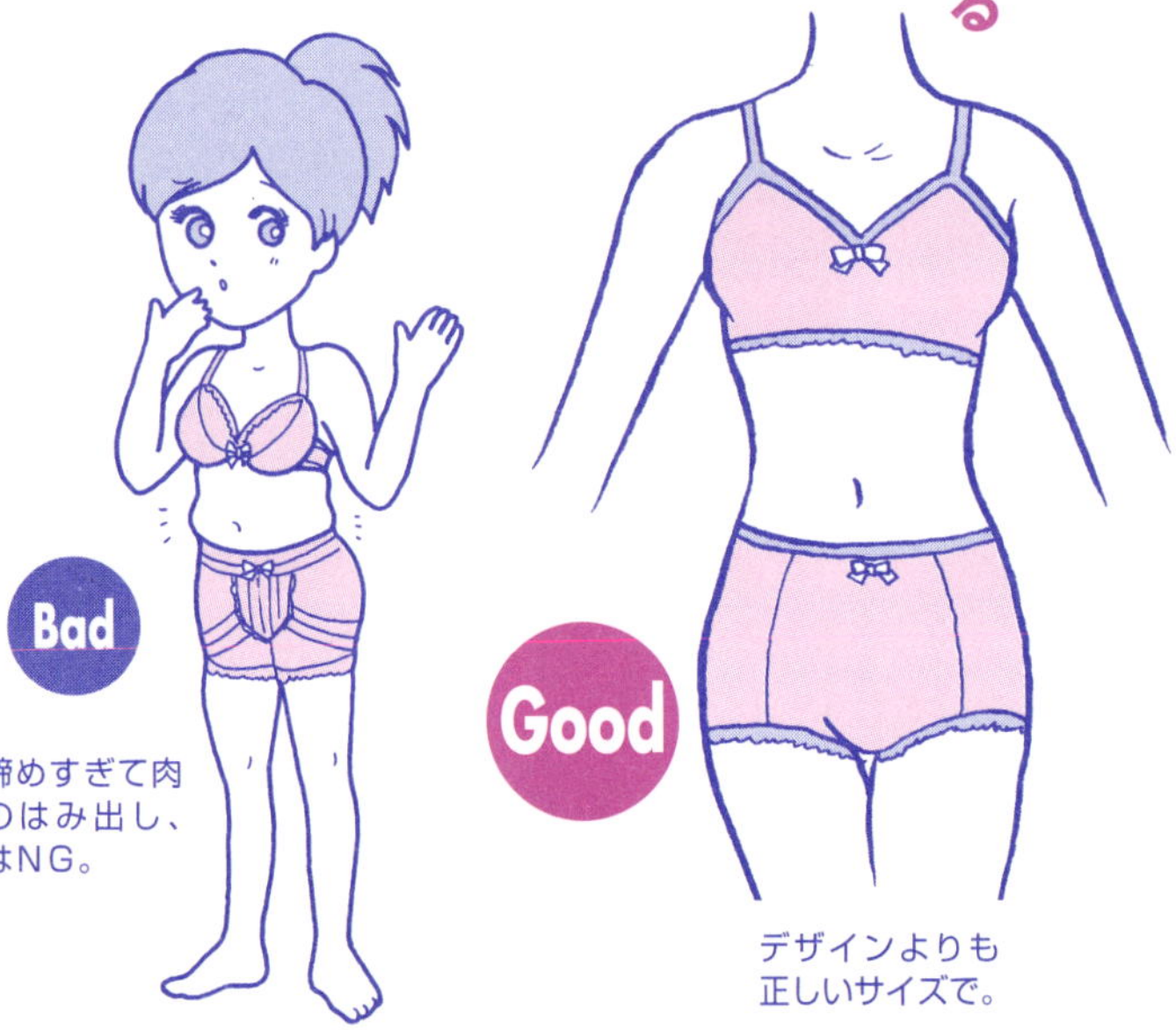

締めすぎて肉のはみ出し、はNG。

デザインよりも正しいサイズで。

靴

正しい歩き方ができるかどうかは、靴選びが重要。足の裏全体で、しっかりと体重を支え、足の運びが楽な靴を選ぶようにしましょう。

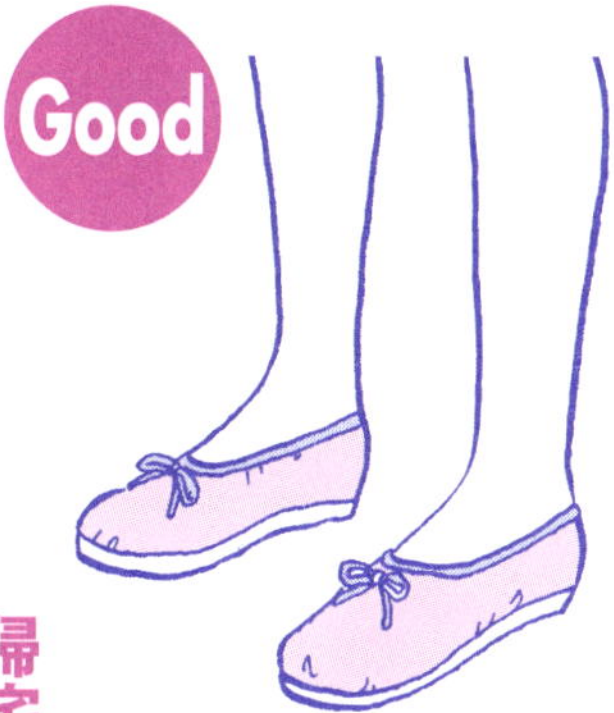

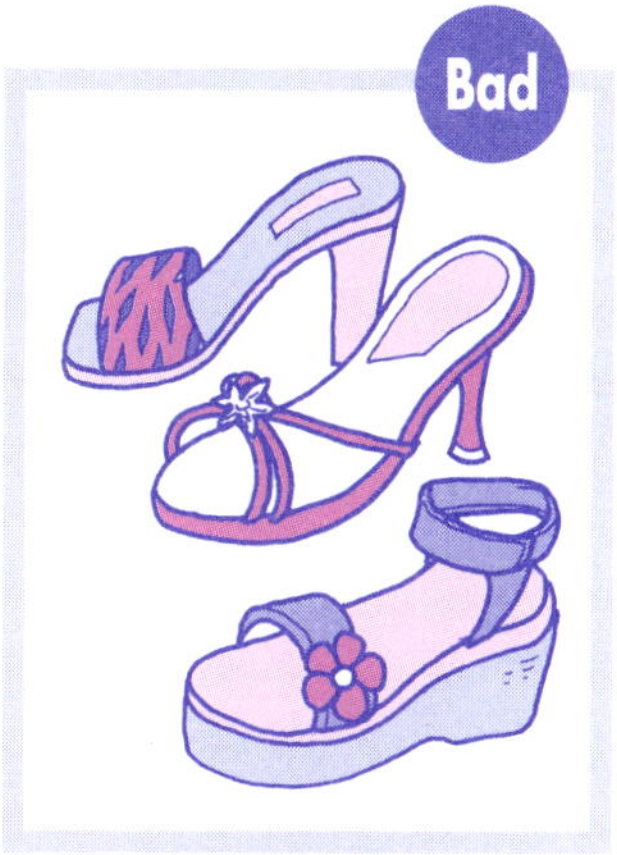

ヒールの高さ選びは慎重に。

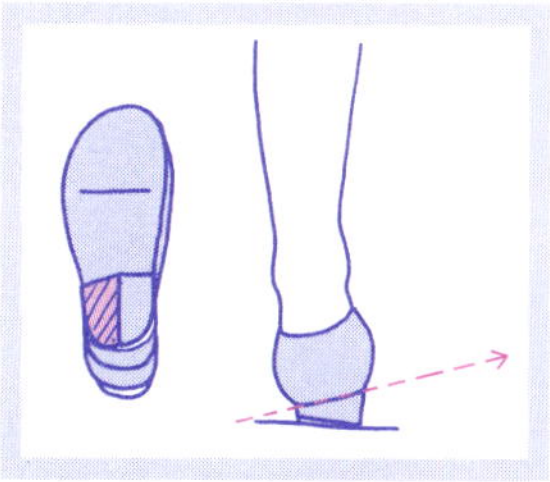

O脚の人に多い、外側がすり減った靴（左足）。

帰宅したら素足で過ごす

いまや季節を問わず、定番アイテムとなったミュールや厚底サンダル。残念ながら、これらのはき物は、足や腰への負担が大きく、骨盤だけでなく全身の骨格までゆがんでしまいます。こうなると、かかとが片側だけすり減りがち。それがなおいっそう、体の重心を片寄らせ、骨のゆがみを悪化させます。

はき物の理想は、ぞうりのように、素足に近いもの。でも、そういうわけにもいかないでしょうから、できるだけスニーカーやかかとの低い靴を選んでください。

Q&A 素朴な疑問に徹底回答（生活習慣編）

Q1 最近、何もないところで、すぐにつまずいたり、転んだりします。

A それは骨盤がゆがんでいる可能性があります。バッグを持つときは左右バランスよく交互にかけて歩くとか、靴を低めのものにかえて、正しい歩き方を心がけてください。ほかに疲れや、足首、ひざ関節のトラブルなども原因としてはあります。治らない場合は、専門医にご相談ください。

Q2 かかとがすり減った靴も体をゆがめるのですか。

A 左右どちらか片方の靴だけがすり減る場合や、かかとが片減りする場合は、どちらもいますぐその靴をはくのをやめましょう。特に、骨盤体操でゆがみがせっかく直ったのに、そんな靴をはいてしまうと逆戻り。新しい靴にかえましょう。

Q3 あおむけになって寝ようとすると、なかなか寝つけません。どうすればあおむけで寝られますか。

A あおむけになるとリラックスできないというのは、体がゆがんでいる可能性があります。まず、いつもとは逆の、横向きになってみてください。そして、その逆に2～3回寝返りを打ち、それからあおむけになって寝てみましょう。毎晩、つづけているうちに、無理なくあおむけ寝ができるようになります。敷き布団やマットレスはかためにすることもお忘れなく。やわらかすぎるものは、背骨から腰に負担がかかります。

Q4 ウエストが引き締まったので、ヒップハングのパンツを購入。ところが、母に「お腹を冷やすのはよくない」と言われました。

A 体を冷やす服装は好ましくありません。特にお腹を冷やすのは避けてください。血液循環が悪くなり、腎機能が低下。むくみや、女性に多い膀胱炎も、冷えが大きな原因です。

第4章

実践編 2

これで不快な症状もすっきり

女性の悩みを解決する簡単動作

便秘、冷え、頭痛、生理不順 etc

トラブルはいもづる式

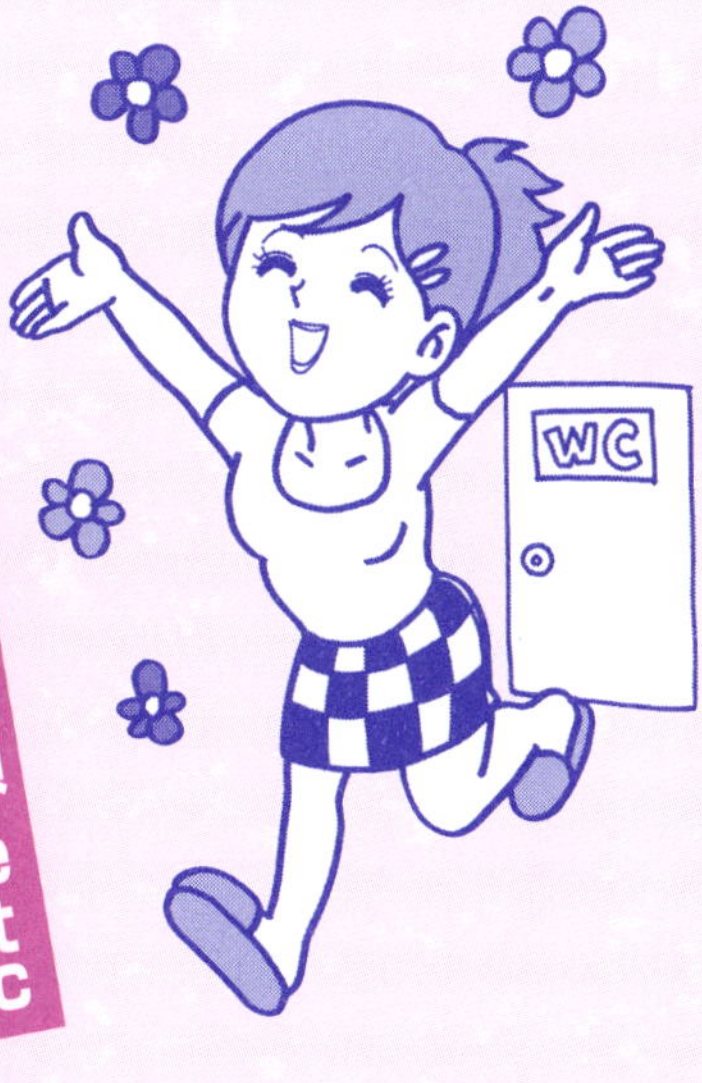

便秘すっきり

**便秘になると、てきめんにあらわれるのが肌荒れや吹き出物。
この美容の大敵は、腸の動きをよくしてやれば解消します。
腹筋を積極的に使うのが第一歩です。**

お腹ひねり体操

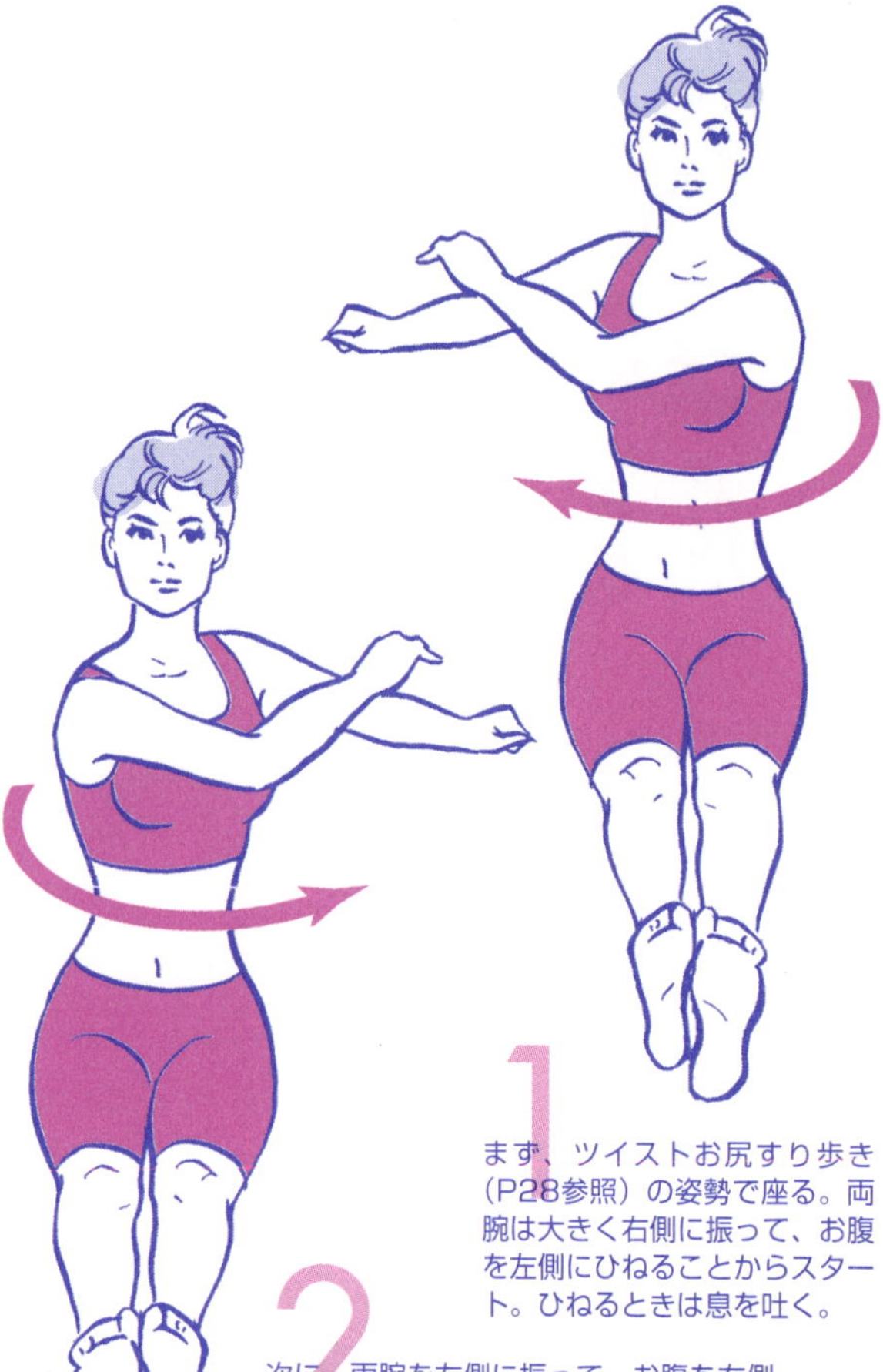

1
まず、ツイストお尻すり歩き（P28参照）の姿勢で座る。両腕は大きく右側に振って、お腹を左側にひねることからスタート。ひねるときは息を吐く。

2
次に、両腕を左側に振って、お腹を右側にひねる。この左から右の変わり目、正面を向いたときに、一呼吸入れる。これを前に3歩、後ろに3歩。

フン詰まりの解消には四股踏みを1日3回

「今日で出ない日3日目……」と、カチカチの下腹をマッサージしているあなた、あきらめないで。お腹をひねる体操で腸を刺激し、詰まった便をとにかく動かしましょう。そして、動き始めたら、最後に四股《しこ》を踏んで、直腸近くまで追い込んでいきます。

詰まった便は、一部は再吸収されて体内の血液を汚します。美容の敵であるだけでなく、血中の脂質もふやすことを覚えておいてください。

3

最後は相撲の四股踏みを
3セット。

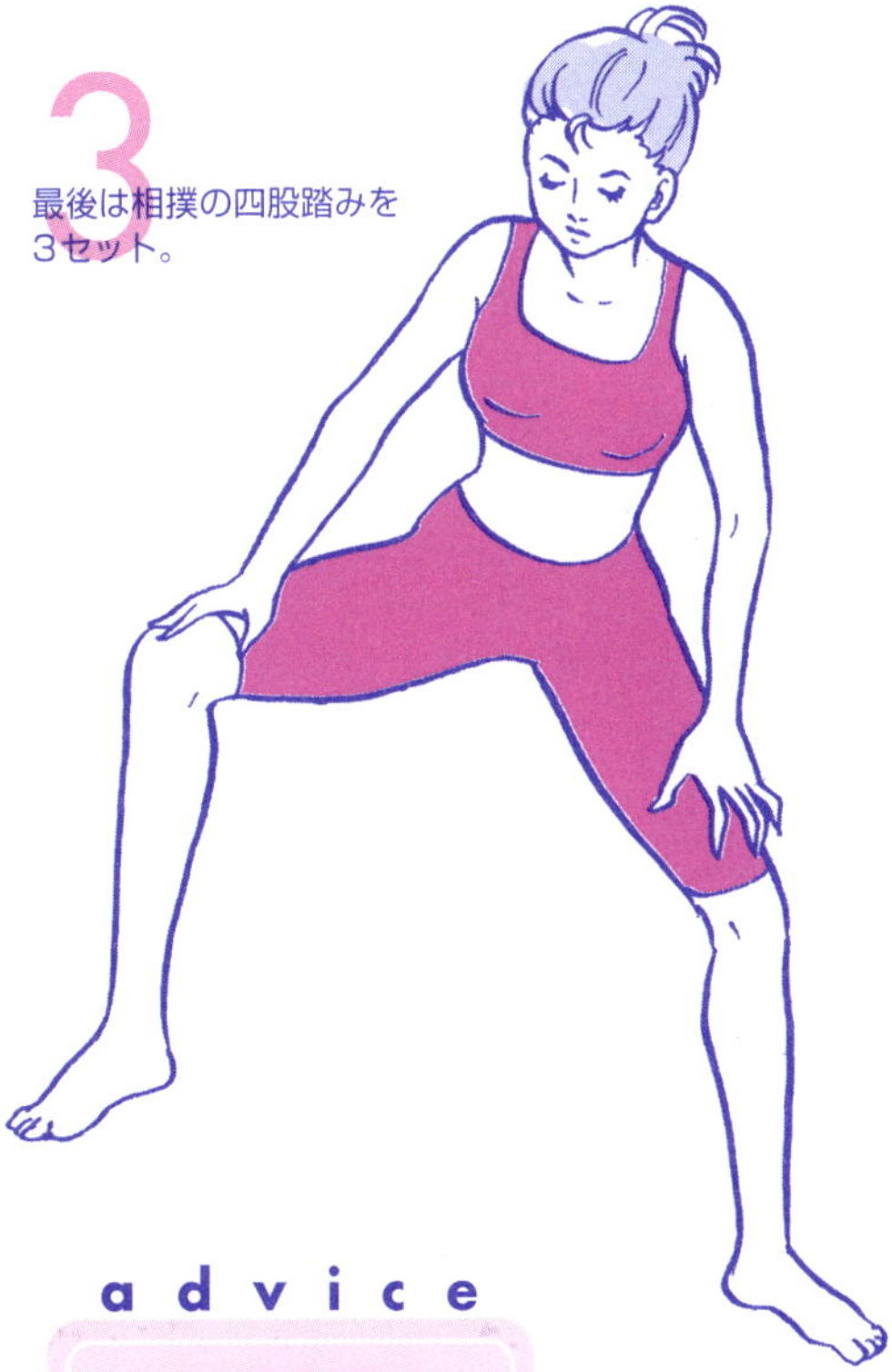

advice

水分と食物繊維もとりましょう

＊＊＊

大腸は時計回りの形。お腹ひねりを左側から始めるのは、腸の形と動きにスムーズに合わせるためです。水分と食物繊維をとると、腸が動きやすくなります。

3・3・5呼吸運動

便秘解消と同時に下半身やせも実現

「3・3・5呼吸運動」は、大きく開脚して前屈運動をしながら、ゆっくり呼吸を行います。腰まわりの筋肉を使い、骨盤のゆがみを直し、圧迫されぎみだ

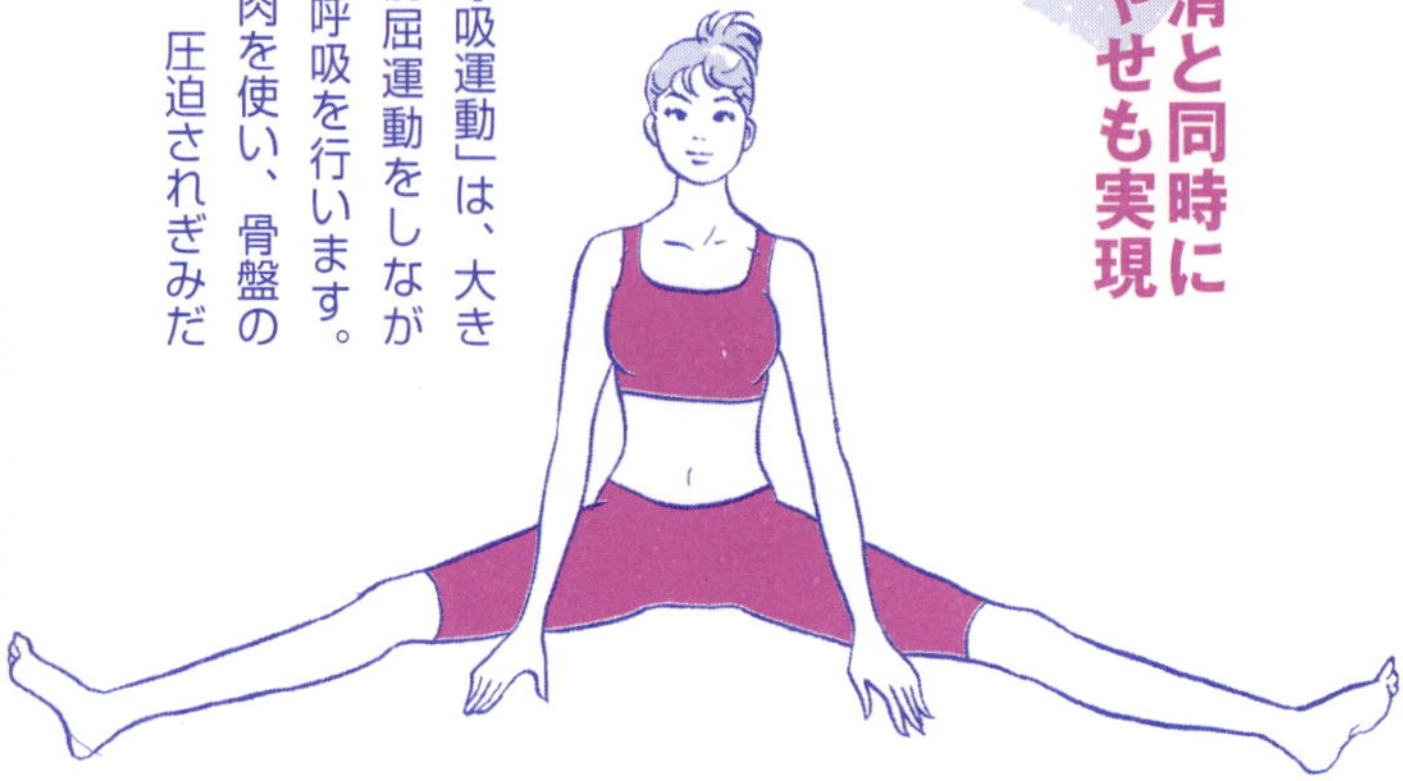

1

床に座り、両足をできるだけ大きく開く。

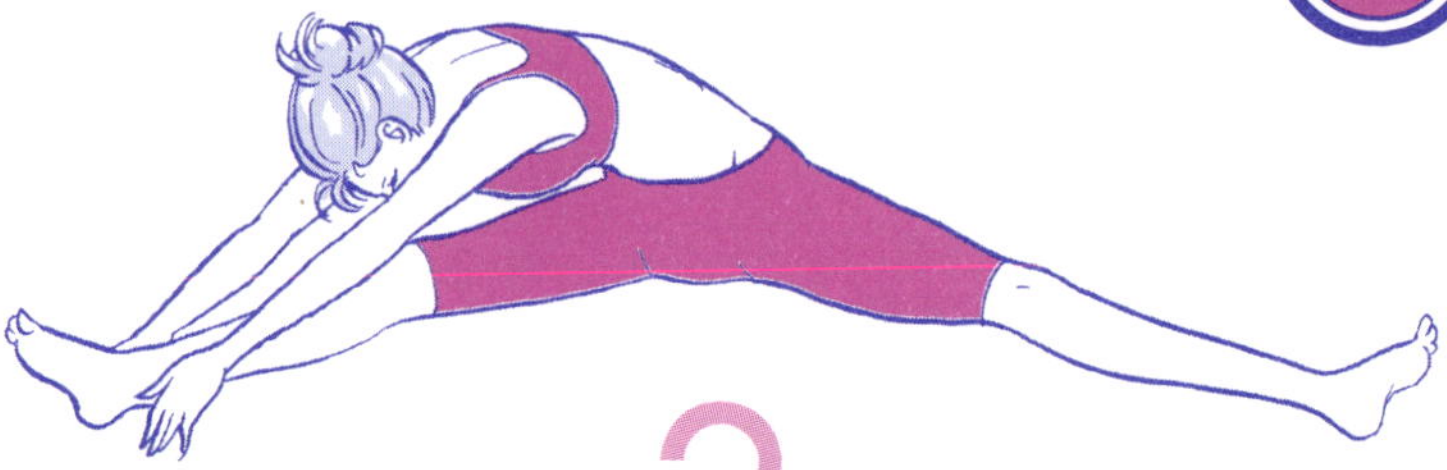

2

思い切り息を吐きながら、上半身を右足に前屈させる。その状態でゆっくり3まで数えたら、体を起こして最初の姿勢に戻り、大きく息を吸う。

った腸が活性化します。便秘解消とともに、ウエストや太ももなど、下半身の引き締め効果も見のがせません。

パンツがワンサイズ小さくなることまちがいなし。骨盤のゆがみのもととなる、きついガードルも不要になります。

advice

呼吸も動作も ゆっくり

＊＊＊

呼吸に合わせて動作もゆっくりと。リラックスすることで、胃や腸など、内臓の動きは活発になります。

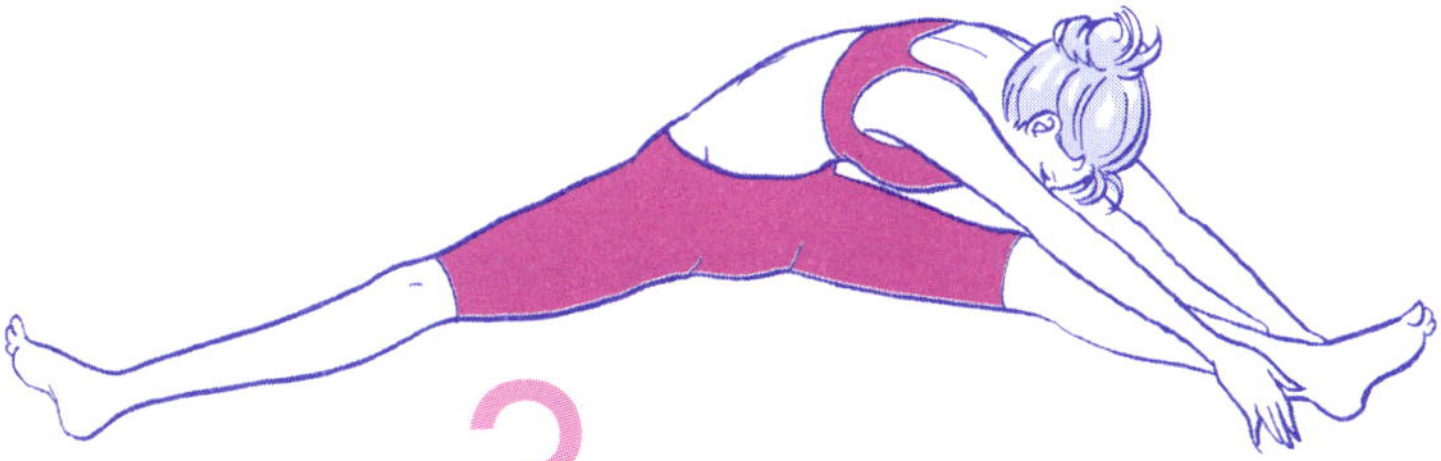

3

再び息を吐きながら、今度は上半身を左足に前屈させる。同様に3まで数えて最初の姿勢に戻り、大きく息を吸う。

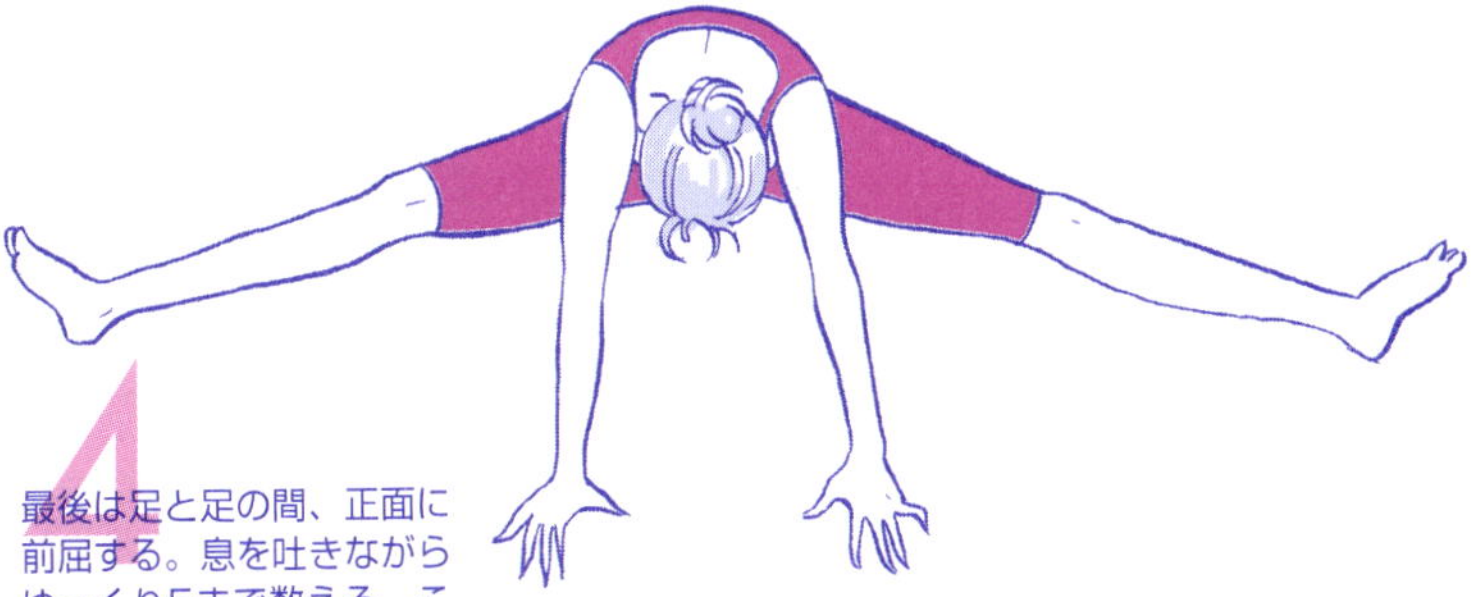

4

最後は足と足の間、正面に前屈する。息を吐きながらゆっくり5まで数える。これで1セット。5セット行う。

冷えの改善

冷え症は、女性に多いむくみや膀胱炎、頭痛などさまざまなトラブルのもと。ツボを刺激して、不快な症状をやっつけましょう。

ボール足裏回し

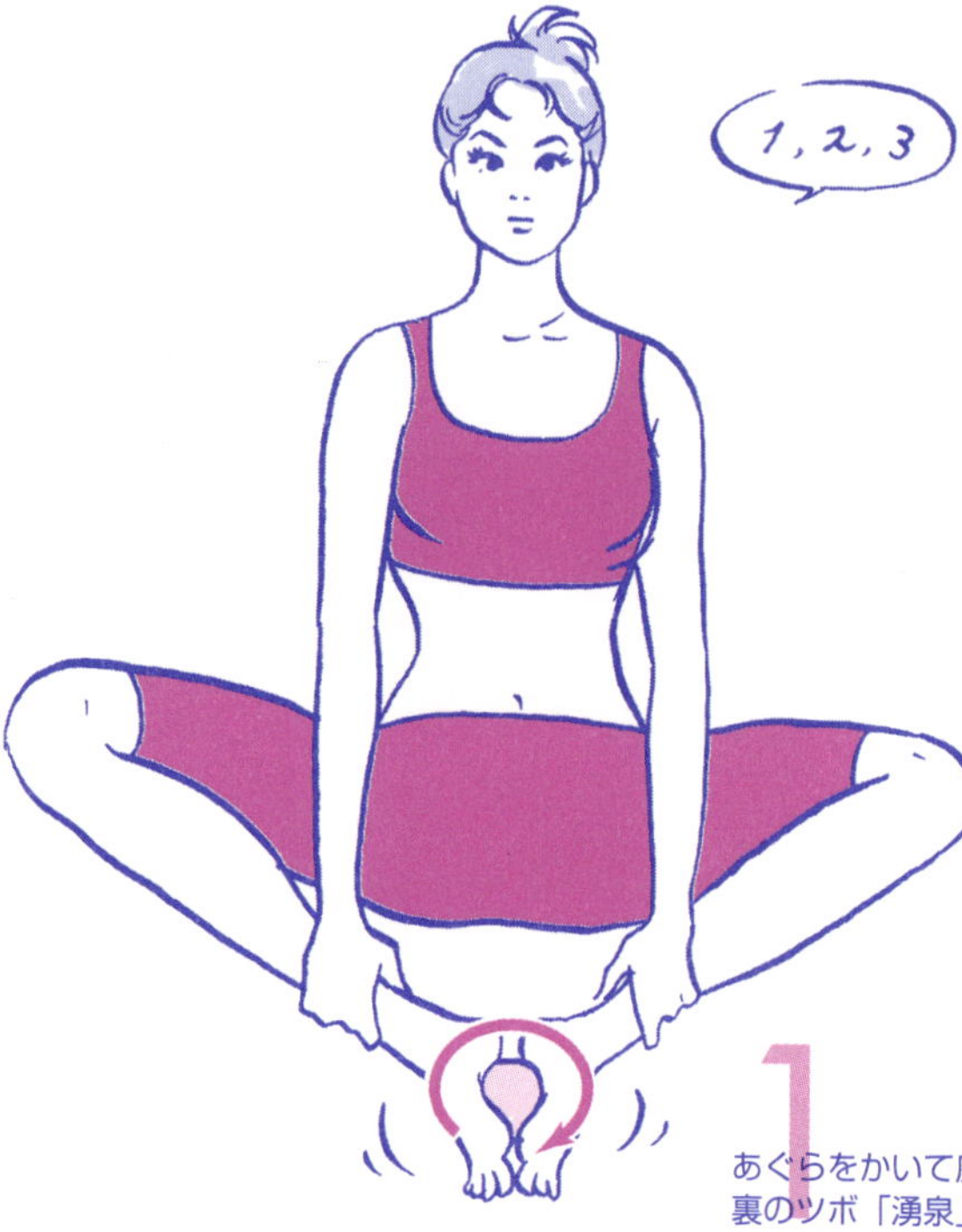

1

あぐらをかいて座る。足の裏のツボ「湧泉」に軟式テニスボールが当たるようにして、足の裏ではさむ。1・2・3と声を出しながら、ボールに圧力をかけて回転させる。

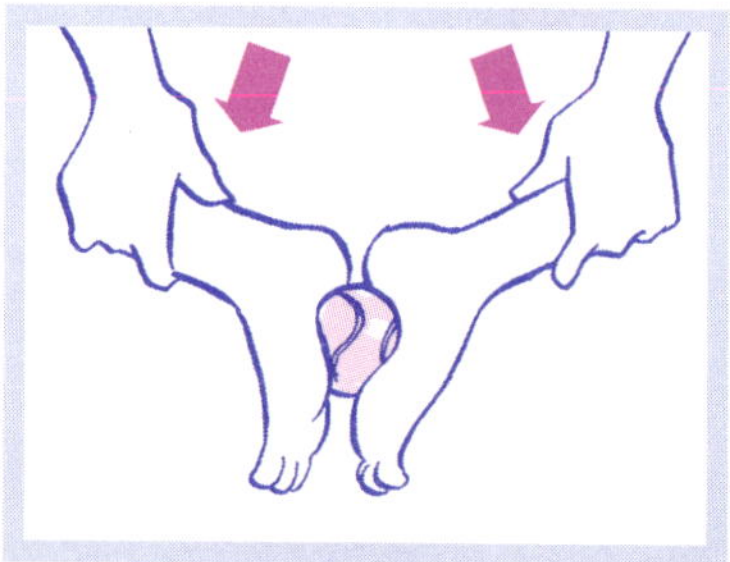

2

同時に、両足首をつかみ、それぞれ左右の親指で「三陰交」を指圧する。これで1セット。3セット続けて行う。

冬ばかりか夏にも多い冷え症

女性を困らせる冷え症の原因は、エアコンもさることながら、実は身につけるもののせい。足に合わないパンプスやミュール、体を締めつけるガードルにストッキング。美しく見せたいがために、体を締めつけてばかりいては、全身が血行不良に。

足には、心臓から下半身におりてきた血液を、再び上に送り出す働きがあります。そのためにも、足を刺激して、よく動かすことです。

advice

お湯につけてマッサージ

＊＊＊

手足の先など、末梢の血液循環が悪いと、不快で夜も眠れません。湯につけて、十分あたためてからグー（握る）、パー（開く）、グー、パー、するとずいぶん違います。

冷えに効くツボ

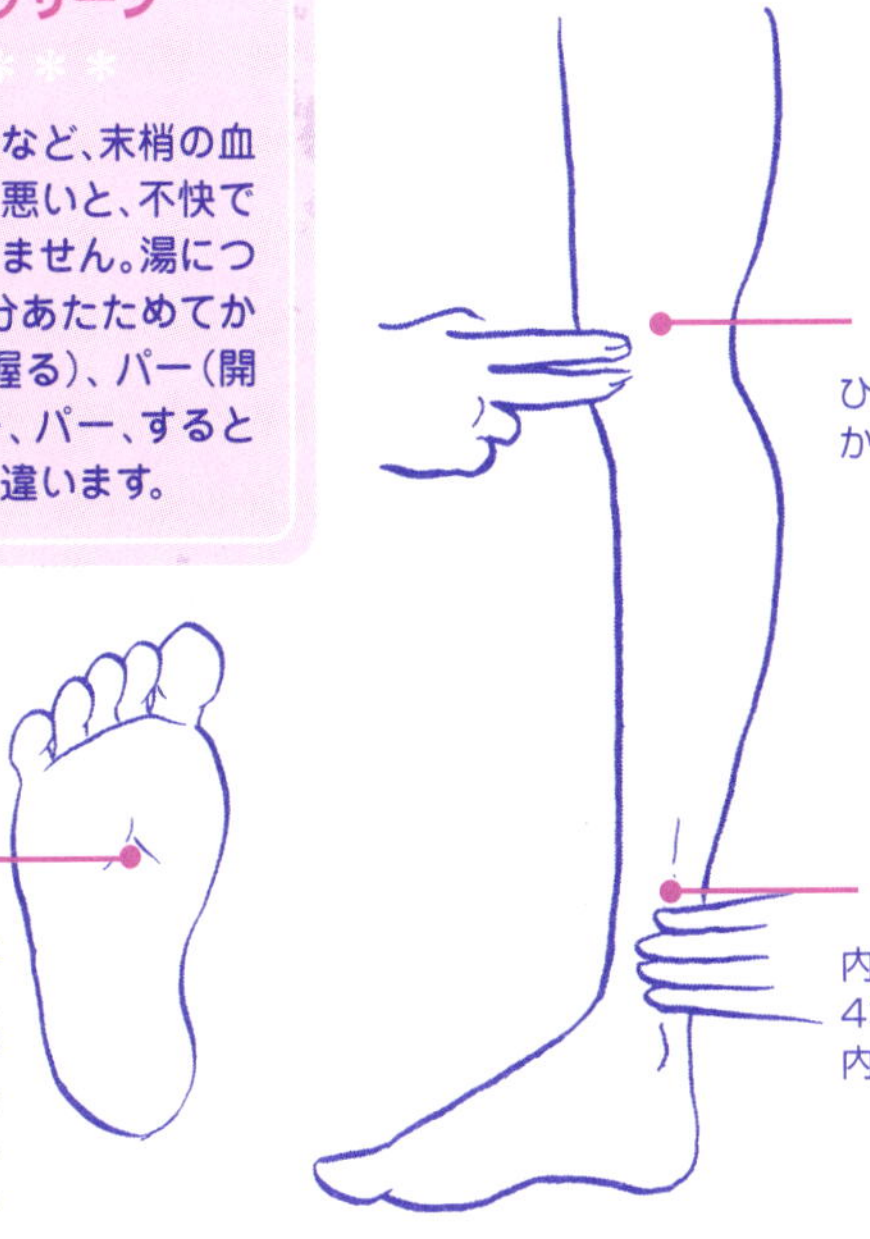
血海《けっかい》
ひざの内側、お皿から指2本分上。
湧泉《ゆうせん》
足の指を曲げたときにできる、足の裏の人の字形のくぼみ。その深いところ。かたい筋がある。
三陰交《さんいんこう》
内くるぶしから指4本目、太い骨の内側。

磁気カード湿布

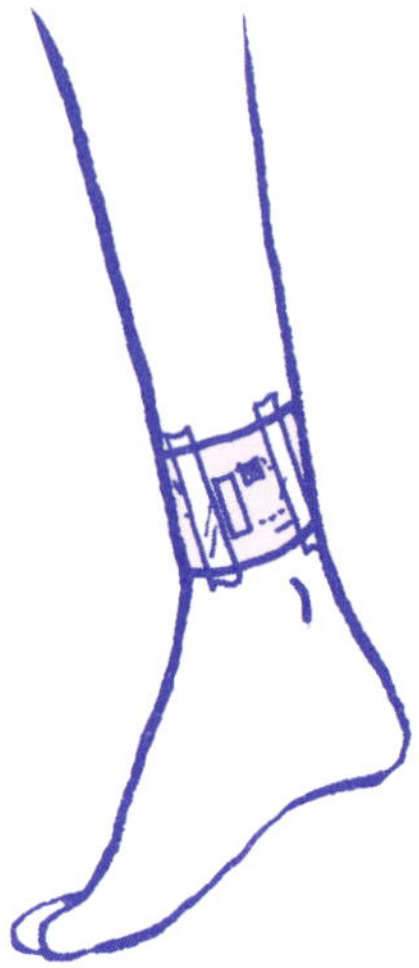

1

磁気カードをそのまま、もしくは小さく切って、磁気面（裏側の黒い面）を「三陰交」に当て、バンソウコウで3分間貼る。

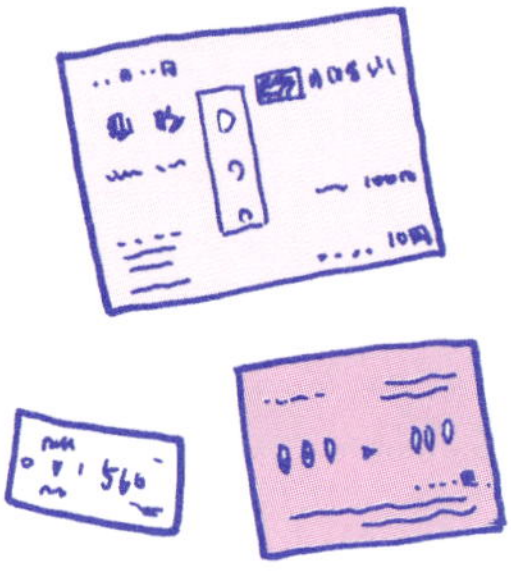

2

磁気があるものなら、なんでもOK。ただし、クレジットカードなどのかたいプラスチックカードは×。

冷えに悩まされている女性はたくさんいます。夏の冷房対策では、若い女性向けのオシャレな腹巻も登場しました。

「磁気カード湿布」は、定期券や切符、馬券、テレホンカード（P123参照）などの磁気面を利用した、簡単な冷え改善法です。冷えに効くツボ「三陰交」に、磁気面を当てるだけ。ツボの位置が多少ずれても問題はありません。

身の回りにあるものを利用してカンタンに冷えの改善

冷えに効くツボ

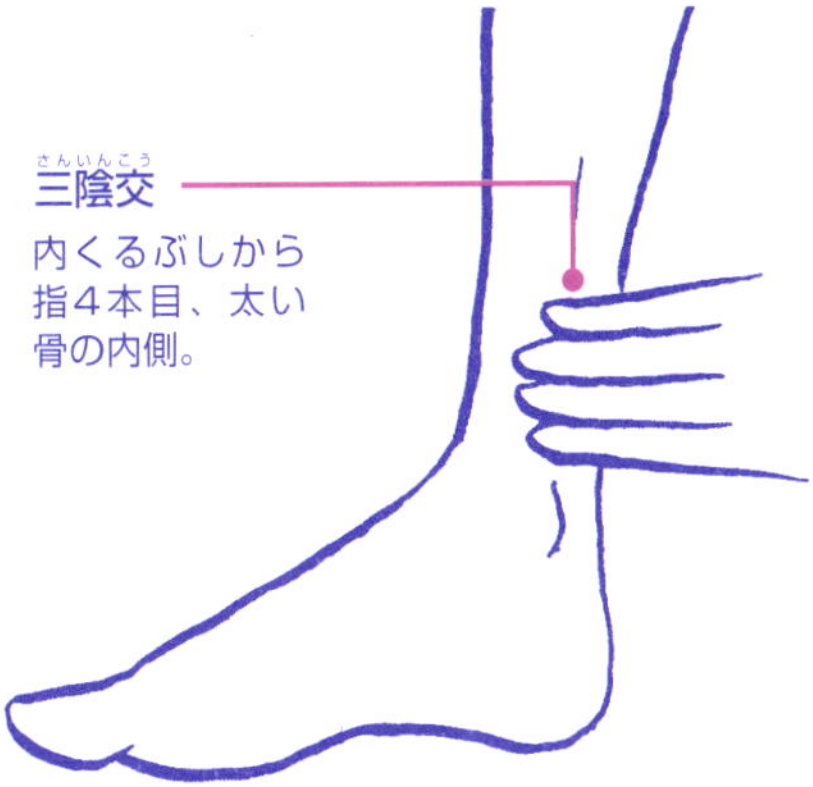
三陰交《さんいんこう》
内くるぶしから指4本目、太い骨の内側。

advice

肌が弱い人は靴下の上から貼る

＊＊＊

肌が弱く、バンソウコウなどでかぶれやすい人は、直接肌に貼らず、靴下の上から貼ってください。磁気の働きは変わりません。

足のむくみとり

**足がむくむ人は、同時に冷えにも悩まされがち。
ところが、うれしいことに、
1つのツボがこの2つの悩みを解消してくれるのです。**

経絡水上げ

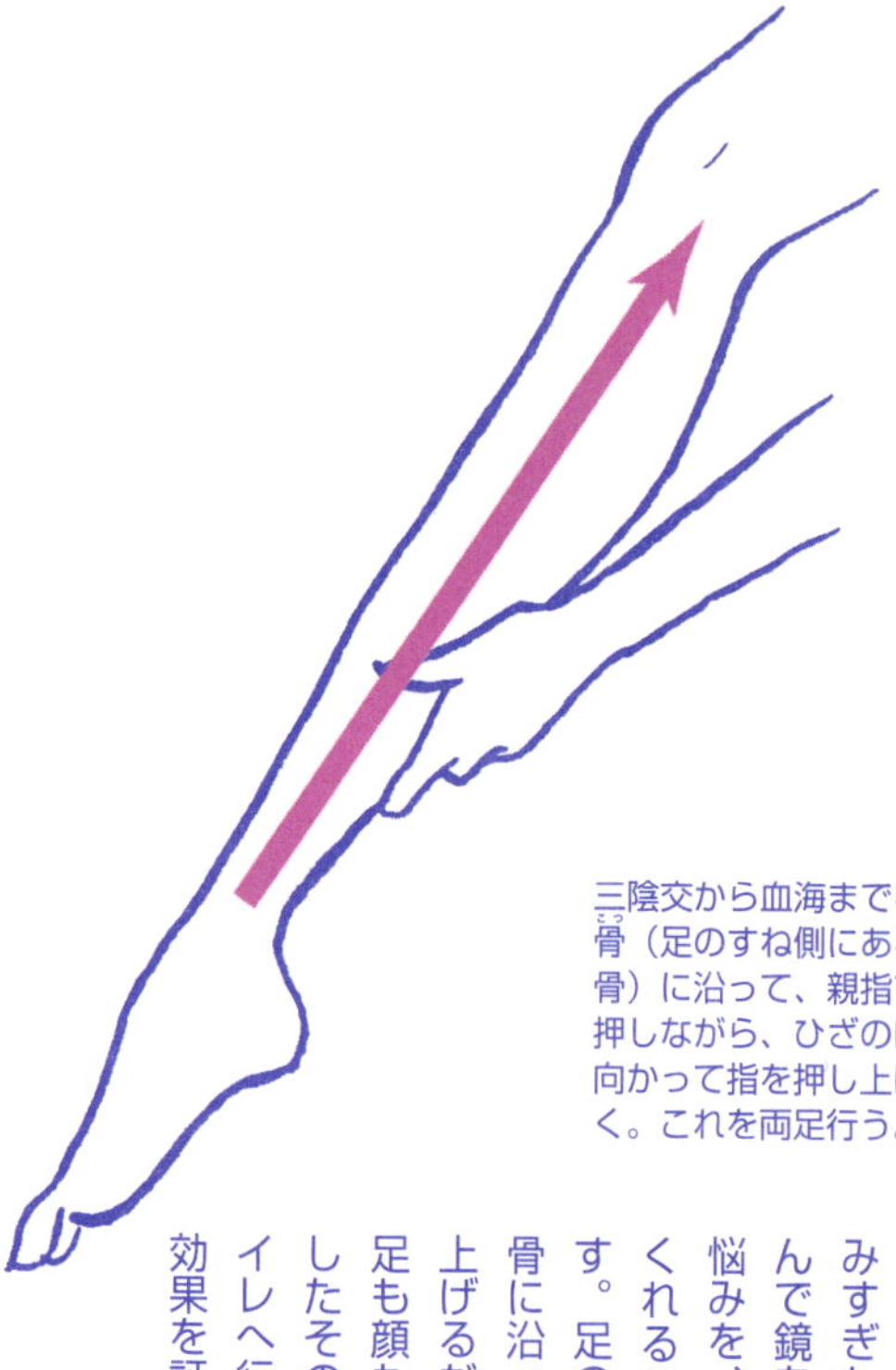

三陰交から血海までを、脛《けい》骨《こっ》（足のすね側にある太い骨）に沿って、親指で強く押しながら、ひざのほうに向かって指を押し上げていく。これを両足行う。

夕方になると必ず足がむくんで靴がきつくなる。寝不足や飲みすぎた翌日は、顔や足がむくんで鏡を見るのもイヤ。そんな悩みを、いとも簡単に解消してくれるのが、「経絡《けいらく》水上げ」です。足のツボから、すねの太い骨に沿って、下から上にこすり上げるだけの簡単動作。これで足も顔も気分もすっきり。刺激したそのときから「ちょっとトイレへ行きたい」となることが、効果を証明しています。

みるみるむくみがとれる頼もしい即効力

advice

少し痛いくらいが効果的

＊＊＊

指で下から押し上げていくときは、かなり力を入れて少し痛いくらいに。やさしく押しても効果はあまりありません。

足のむくみに効くツボ

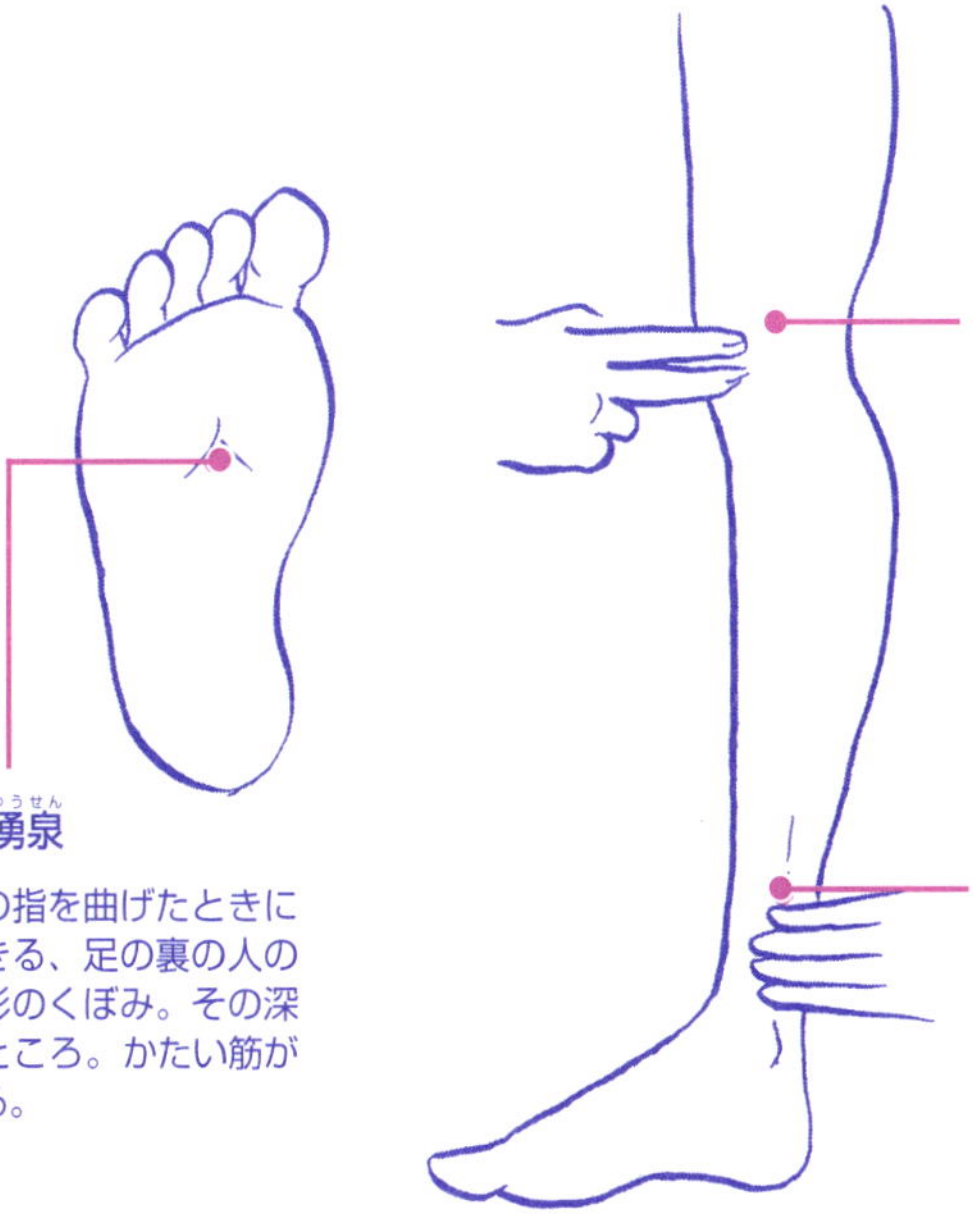
血海《けっかい》
ひざの内側、お皿から指2本分上。
湧泉《ゆうせん》
足の指を曲げたときにできる、足の裏の人の字形のくぼみ。その深いところ。かたい筋がある。
三陰交《さんいんこう》
内くるぶしから指4本目、太い骨の内側。

3・3・5呼吸運動

足の筋肉はポンプ　よく動かせば、むくみ知らず

体の老廃物を排出するのには、血管系とリンパ系が役立っています。筋肉の収縮は、この2つの循環を促すのに欠かせません。筋肉の動きが鈍くなった

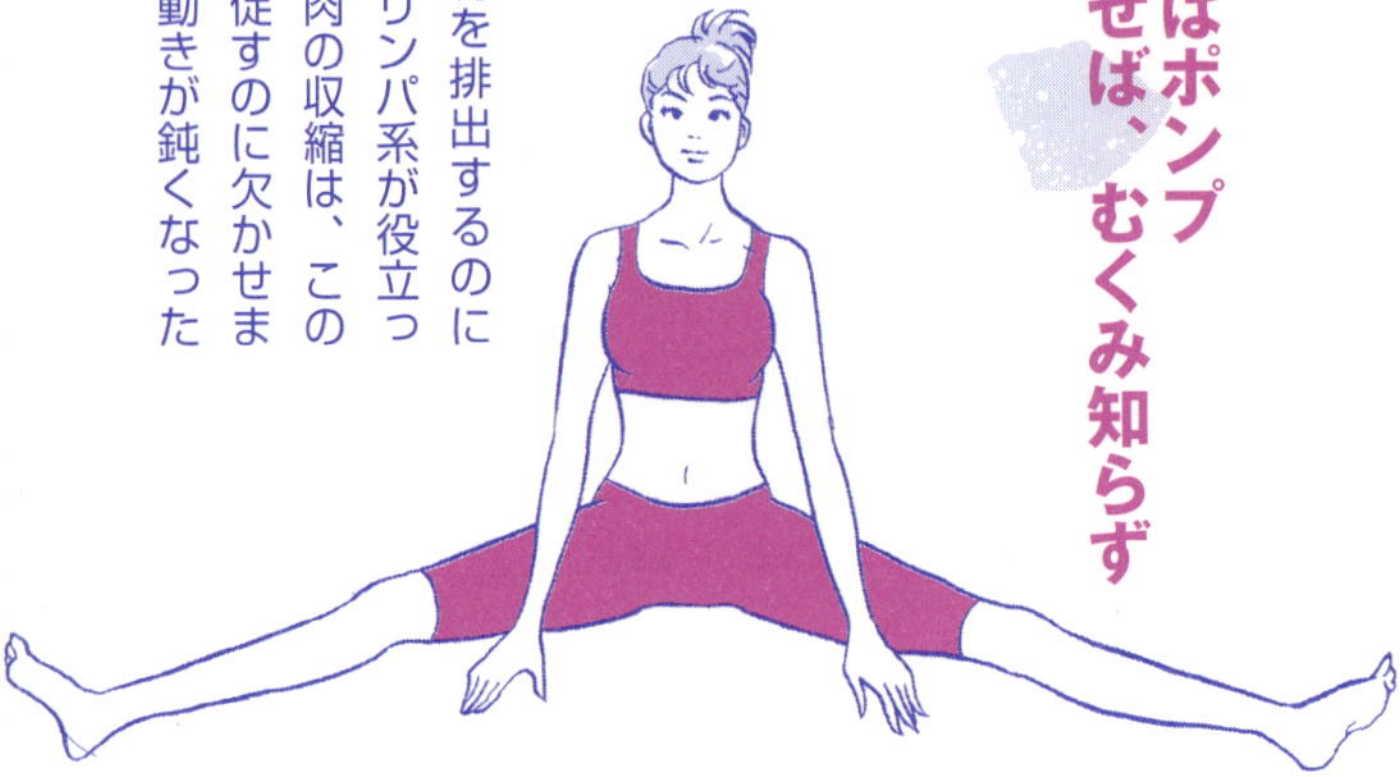

1
床に座り、両足をできるだけ大きく開く。

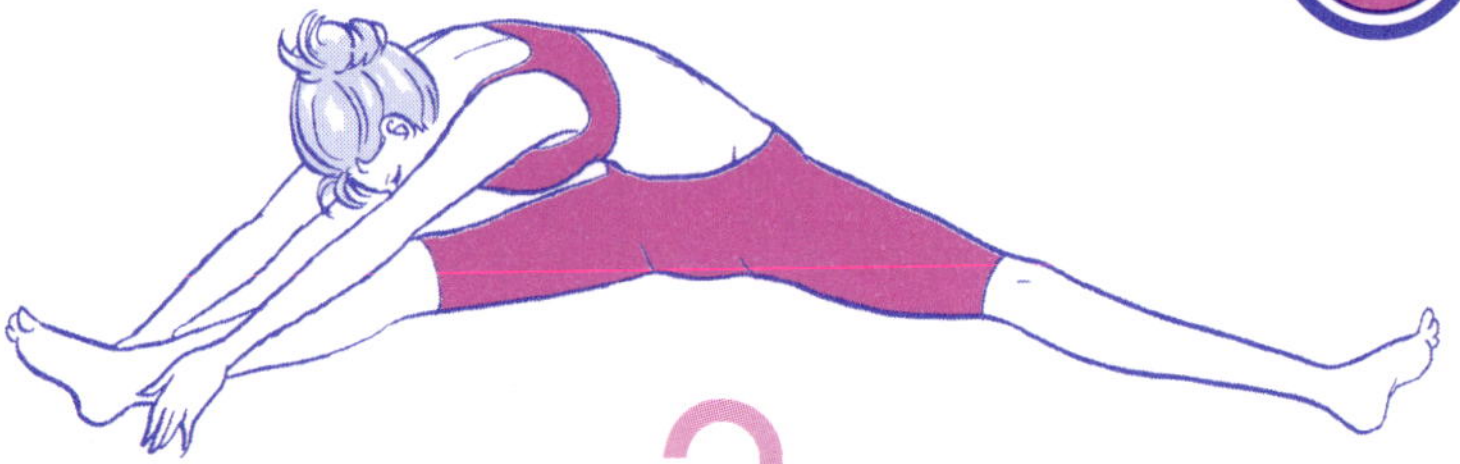

2
思いっ切り息を吐きながら、上半身を右足に前屈させる。その状態でゆっくり3まで数えたら、体を起こして最初の姿勢に戻り、大きく息を吸う。

り、衰えたりすると、当然、老廃物がたまりやすく、むくみがち。脂肪がたまる原因にもなります。
下半身の筋肉、特に足の筋肉をよく動かすと、全身のリンパや血液の流れがよくなるのだと覚えておいてください。

advice

O脚はむくみやすいので要注意

＊＊＊

O脚は、ひざ裏のリンパの流れが悪くなりがち。これがむくみの原因となっています。O脚を改善することは、むくみとりにもなるのだと覚えておいてください。

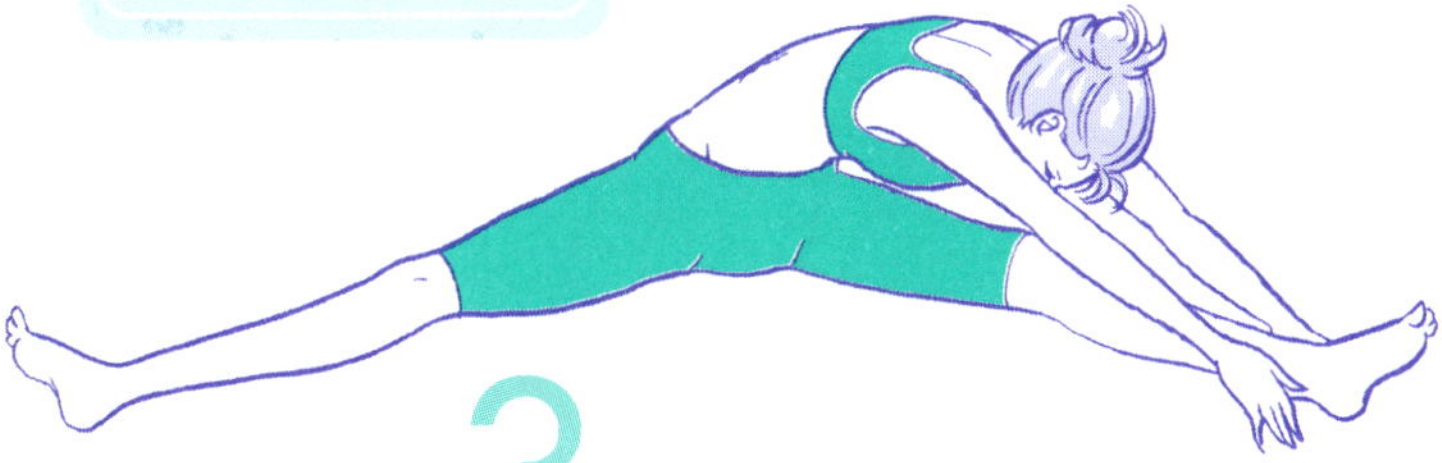

3
再び息を吐きながら、今度は上半身を左足に前屈させる。同様に3まで数えて最初の姿勢に戻り、大きく息を吸う。

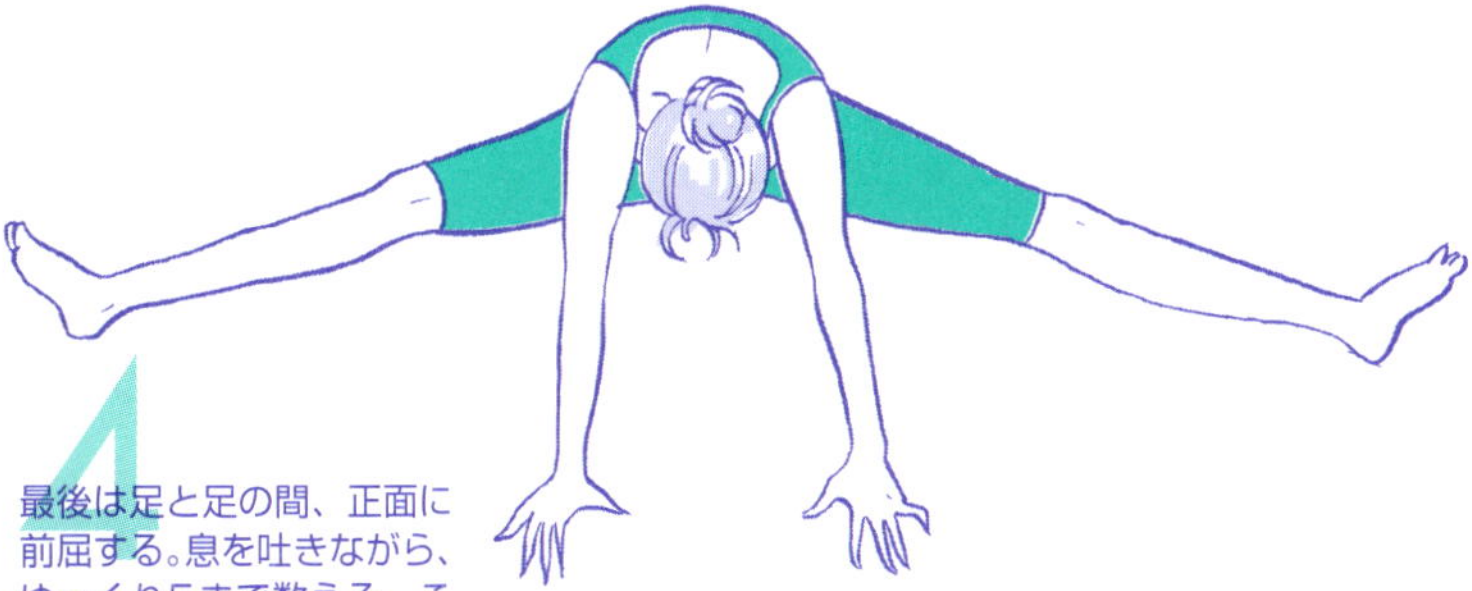

4
最後は足と足の間、正面に前屈する。息を吐きながら、ゆっくり5まで数える。これで1セット。5セット行う。

腰痛解消

おしゃれなパンプスやミュールは、不安定で歩きにくいため、お年寄りのような、腰とひざを曲げた姿勢になりがち。これでは腰痛になるのはあたりまえです。

背中そり正座歩き

悪い姿勢は背骨と腰のずれ、ねじれ、ゆがみのもと

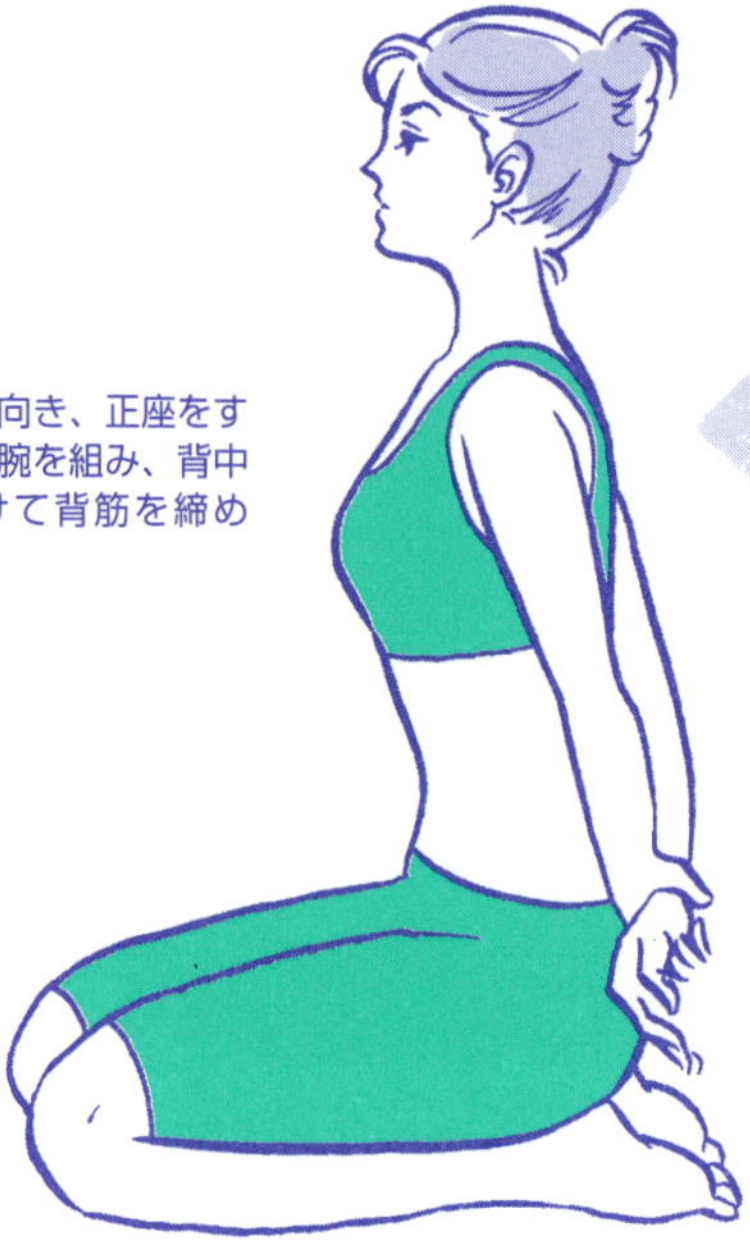

1

顔は正面を向き、正座をする。後ろで腕を組み、背中に引きつけて背筋を締める。

背中を丸めたり、後ろで手を組む癖のある人は、あごを突き出し、猫背になっていることが多いでしょう。これでは腰椎(腰骨)から椎間板に負担がかかり、当然、背中や腰に痛みが起きます。

正座して背筋を伸ばし、背骨のラインをまっすぐにしましょう。美しい後ろ姿で歩くためには、この動作が欠かせません。

advice

慣れるまでは座ったままで

＊＊＊

正座したまま前に進むのがむずかしい人は、まずは座ったまま、上体を後ろに倒したり、戻したりすることだけ行ってください。

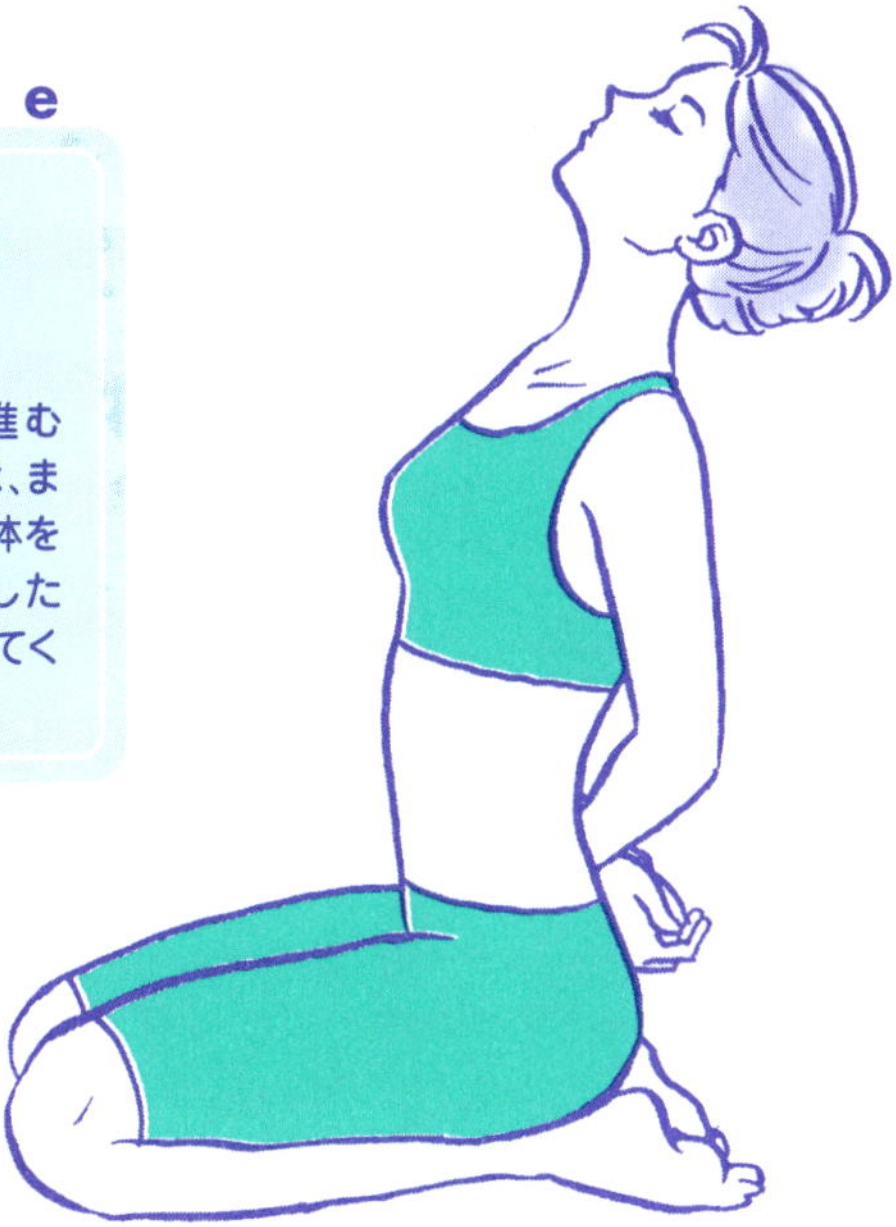

2

息を止めて胸を思い切り前に突き出す。顔は天井を見るようにし、体をやや後ろに倒しつつ、ゆっくりと3まで数えながら、正座したまま前に進む。

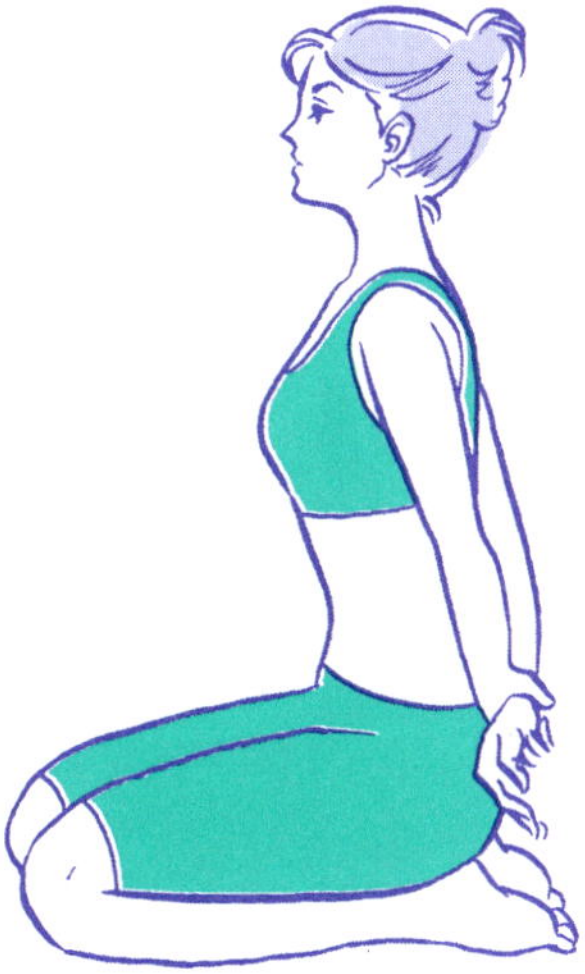

3

息を吐き、ゆっくりと上体を起こし、顔も正面を向き、元の姿勢に戻す。これで1セット。3セット行う。

座布団背中伸ばし

腰痛の原因を断つと服の着こなしも決まる

いまや、「みんな」が着るようになった、細身のストレッチジーンズやミニスカにロングブーツ。体をすっきり見せるのがこれらアイテムの特徴なのに、シルエットがいつもくずれてしまう。これは姿勢の悪さが影響しています。

猫背だったり、お尻だけ突き出ていたり、左右に背骨が傾いていたり…… これではどんなファッションも決まりません。「座布団背中伸ばし」で、背筋を柔軟にし、背骨を正して腰痛を解消しましょう。

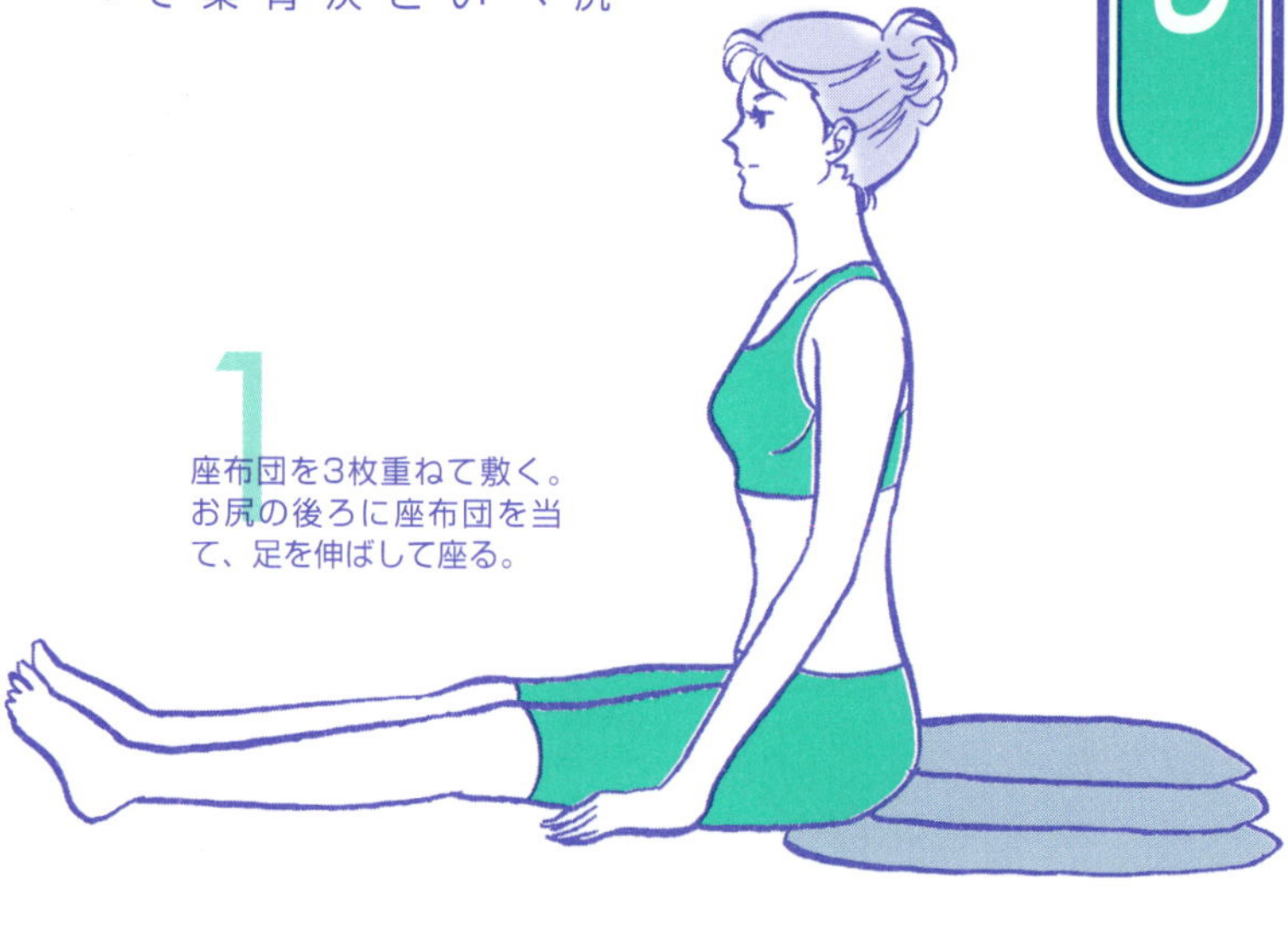

1

座布団を3枚重ねて敷く。お尻の後ろに座布団を当て、足を伸ばして座る。

advice

無理に上体を起こさない

＊＊＊

上体を起こすときは、手をついて体を横にして、ゆっくりと。座布団から一度おりてもよい。無理やり起こすと、逆に腰を傷めることにもなります。

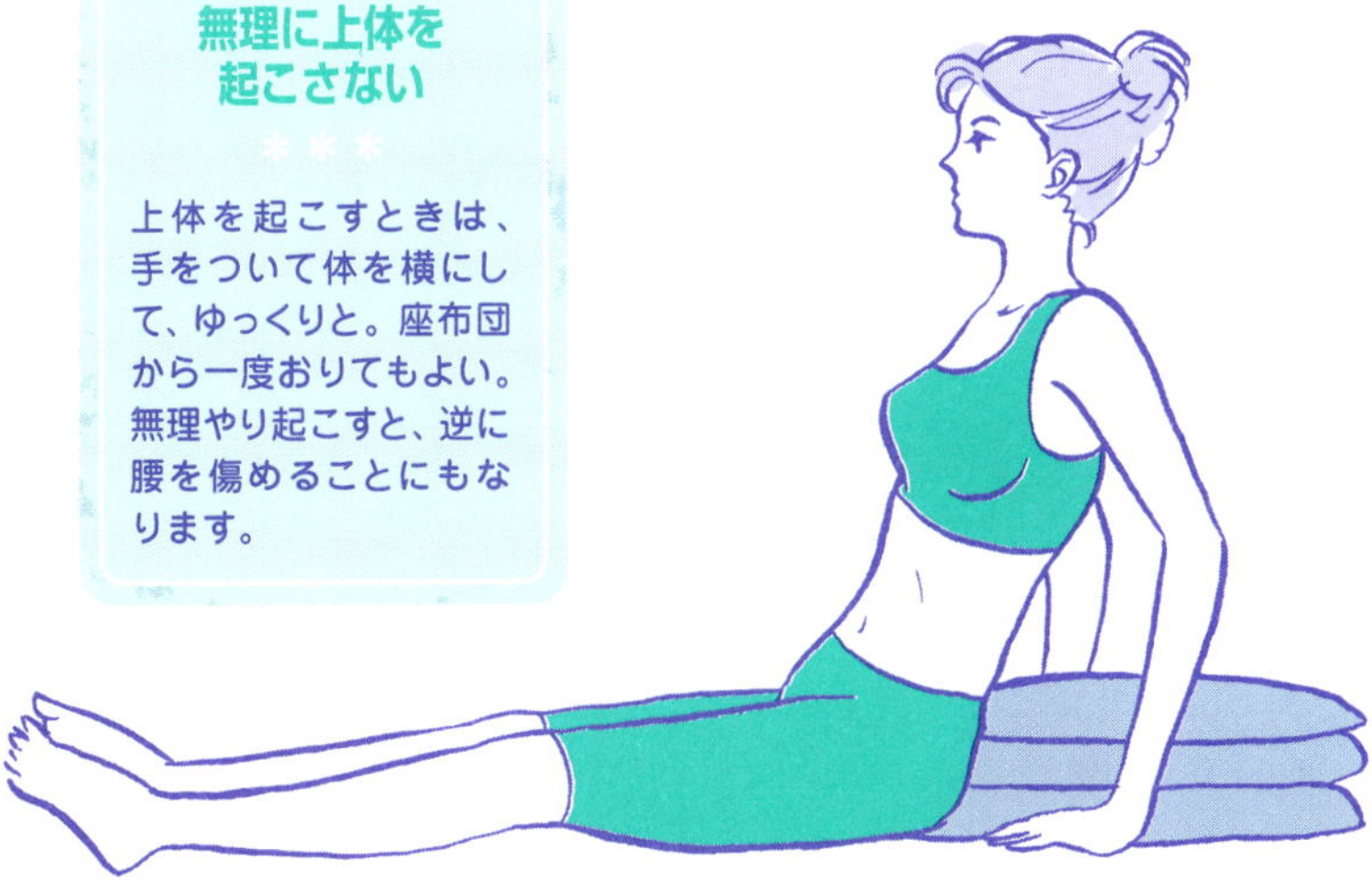

2

手を腰の横につき、息を吐きながら、ゆっくりと座布団の上に背中を倒していく。最後まで倒れたら、背中も腕も伸ばし、そのまま１分間寝たままでいる（ストレッチ状態）。

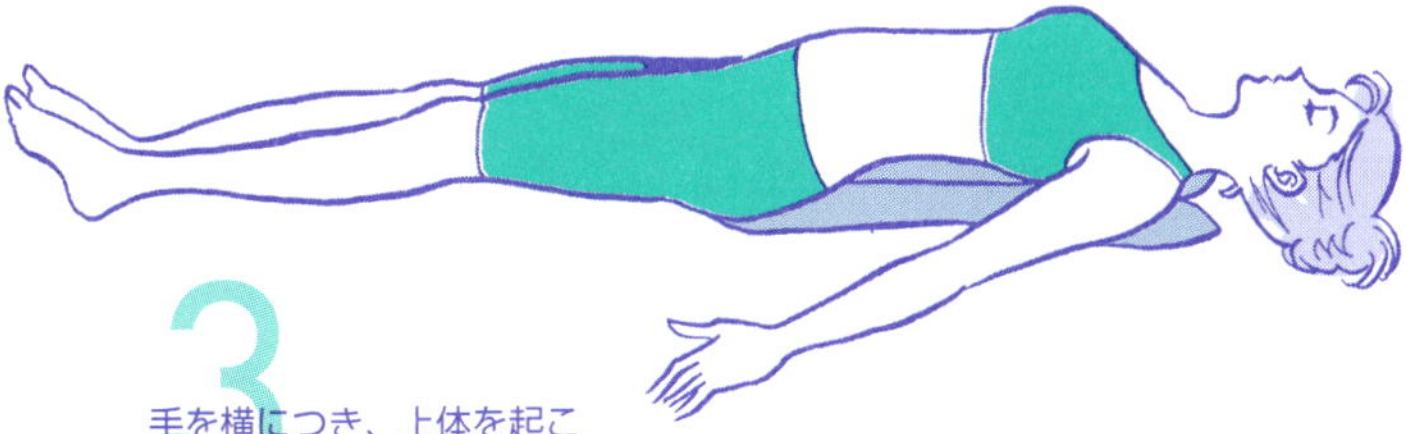

3

手を横につき、上体を起こして一呼吸する。これで1セット。3セット行う。

肩こり解消

**肩こりは、頭痛や目の疲れを引き起こします。
早めに肩周辺の筋肉をほぐし、休ませることと、
姿勢のゆがみ、骨盤のゆがみを直すことが必要です。**

亀の子体操

1

正座をする。息を大きく吸いながら、両肩を耳の近くまで持ち上げる。そのままの姿勢を保ち、5までゆっくりと数える。

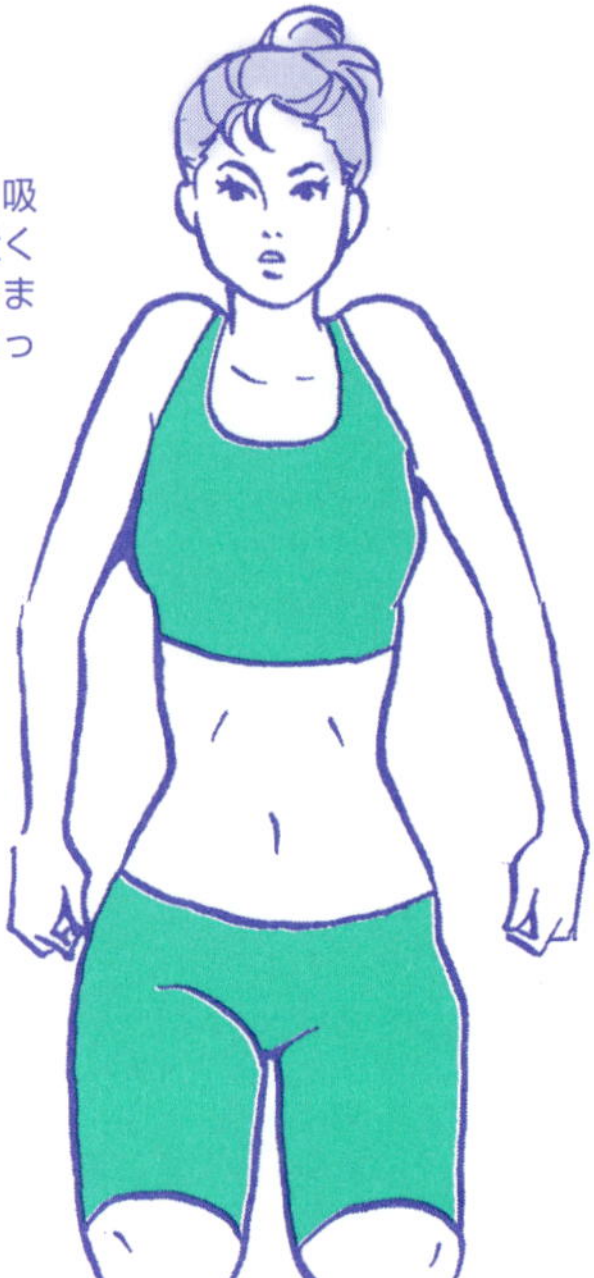

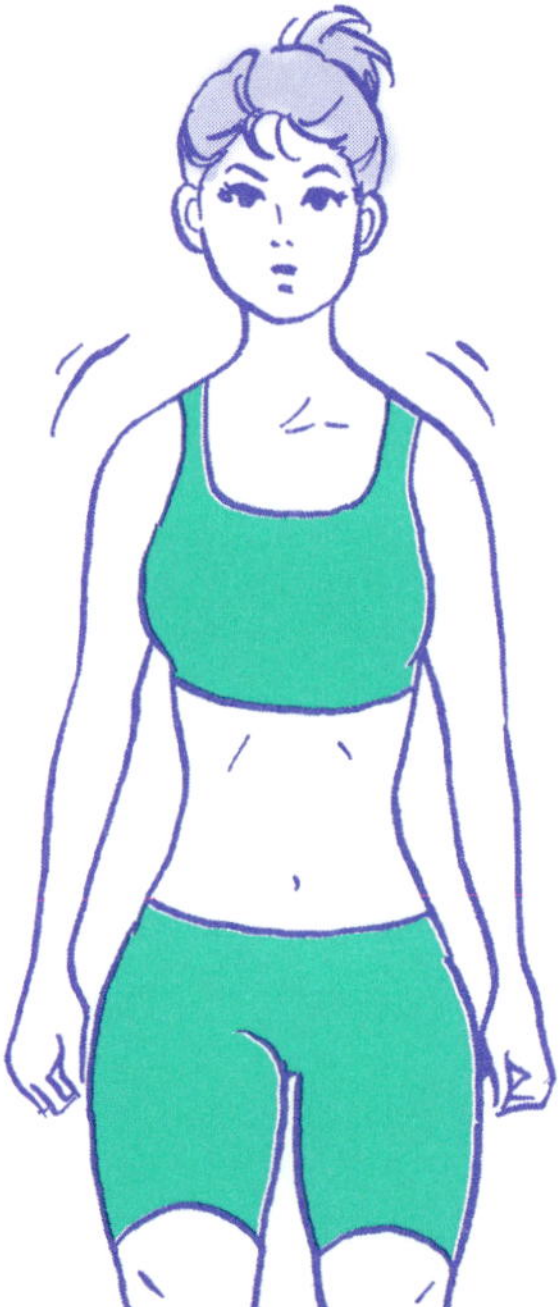

2

そのあと思い切り両肩をストンと落とす。同時に息も吐く。

日ごろの姿勢の悪さや運動不足、パソコンの使いすぎ、ストレスなどは、肩から首にかけていつも力が入ることに。これでは常時、筋肉に緊張を強いることになります。

肩や首のこりがひどくなると、腕が上がらなくなったり、頭痛や眼精疲労、不眠にまで至ります。この「亀の子体操」で首の筋肉をほぐしましょう。四十肩と呼ばれる頑固な肩こりは、20代から起こるのですから。

四十肩、五十肩は20代から起こる

advice

亀の首の動きをまねてみて

亀が驚いたときに首を引っ込めたり、おそるおそる首を甲羅から出してくる姿を想像してやってみましょう。首筋から肩にかけてやわらかくなると、姿勢もよくなります。

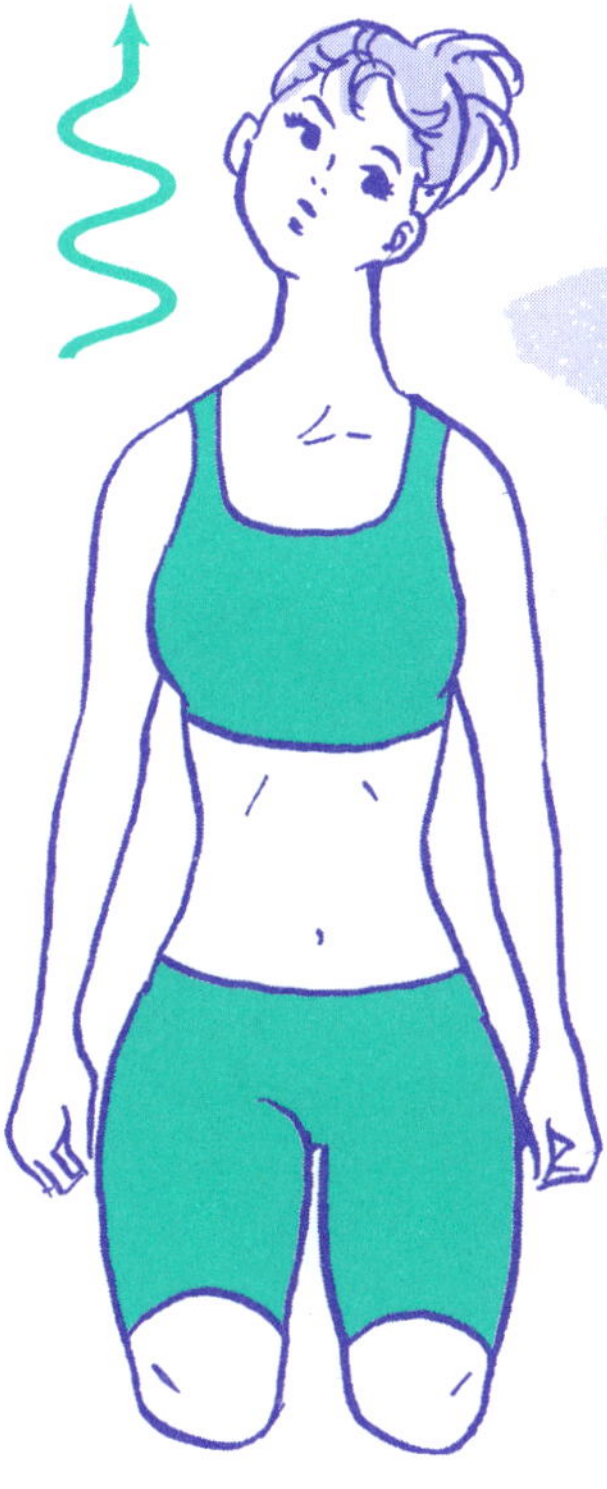

3

最後は、首を左右に振りながら、伸びきるまで伸ばす。そのままの姿勢で3までゆっくりと数える。これで1セット。5セット行う。

床上水泳

腕を動かして肩こり&頭痛の不快退治

肩や首のこりがつづくと、頭部への血行が悪くなります。頭痛や目の疲れだけでなく、疲労感やイライラも引き起こします。

「床上水泳」は、腕を水泳のクロールや背泳ぎのように回しながら、「お尻すり歩き」をします。腕をよく動かして肩をほぐし、血のめぐりをよくしましょう。

1

お尻すり歩き（P24参照）の姿勢で座る。両腕は左右に振らず、水泳のクロールで泳ぐときのように腕を回しながら、前に3歩進む。

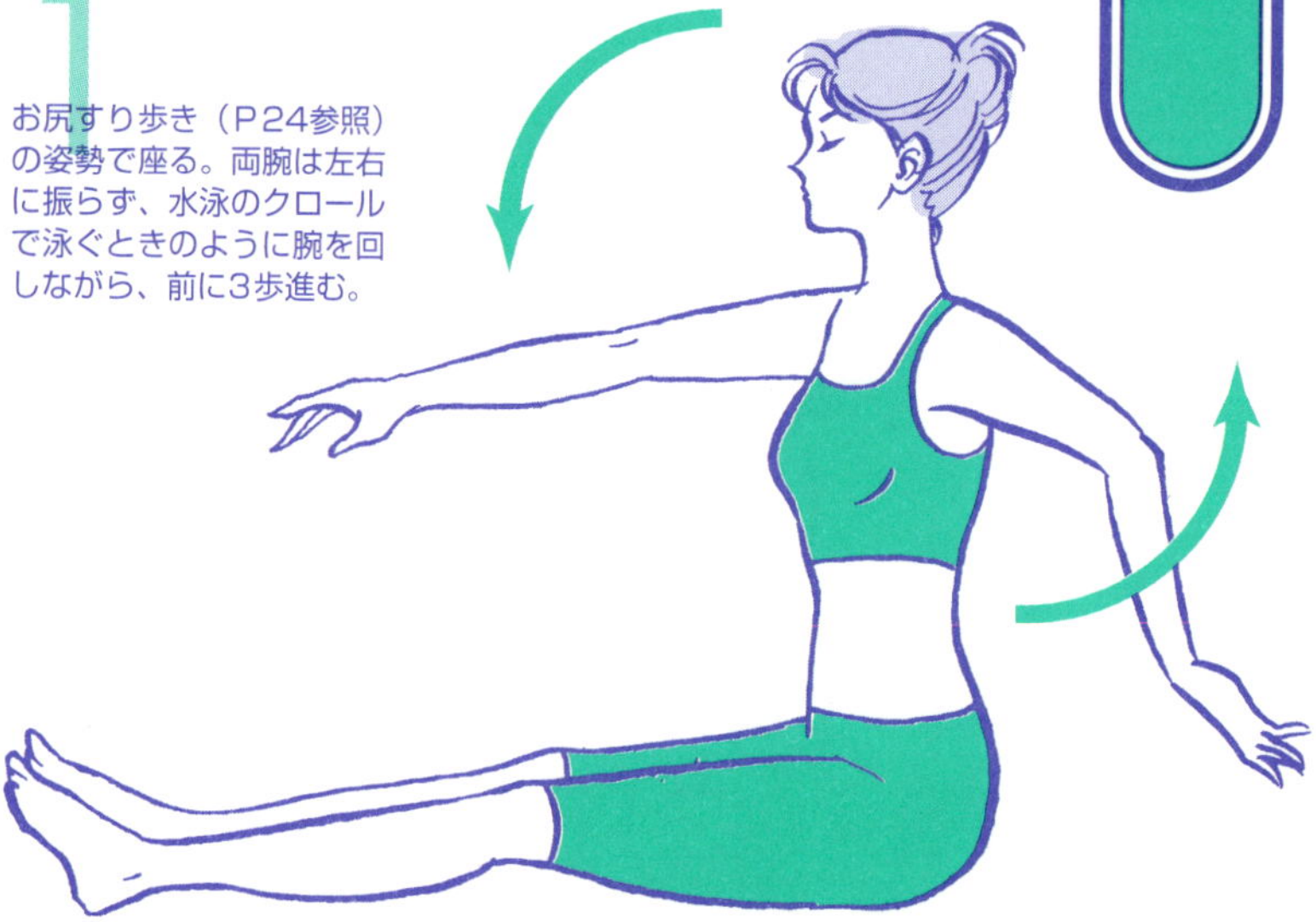

advice

水泳こそ肩こりに効く

＊＊＊

床の上であろうと、本来の水の中であろうと、スイミングは肩がこりがちの人に、おすすめです。シェイプアップして背骨や骨盤のゆがみをとるなど、すべてを解決してくれます。

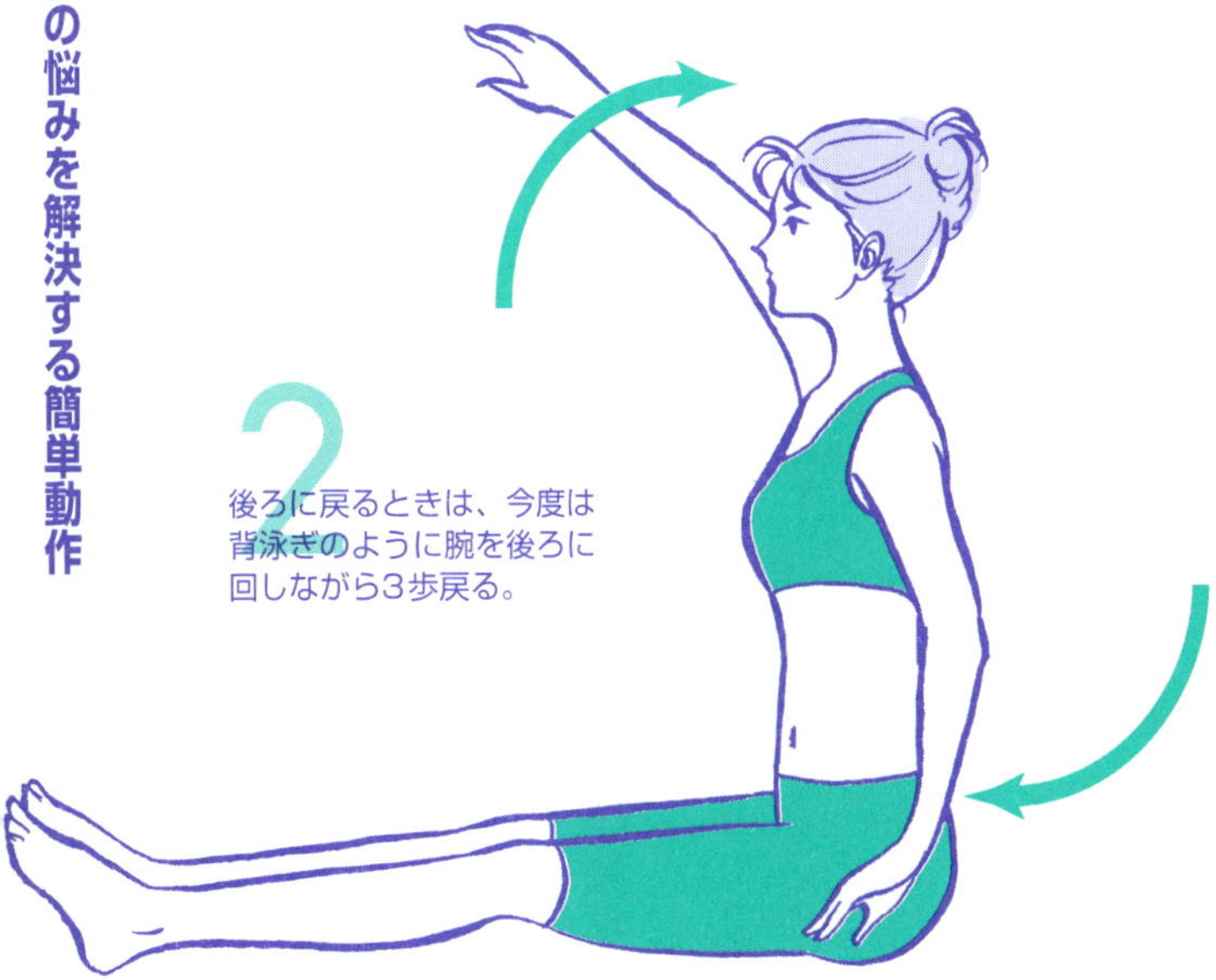

2

後ろに戻るときは、今度は背泳ぎのように腕を後ろに回しながら3歩戻る。

頭痛すっきり

頭痛には、前ページの肩こりだけでなく、顔のゆがみや、顎関節のゆがみなども関係しています。ゆがみを解消すれば、顔やせ効果も期待できます。

あご貼りテープ

あご貼りテープの作り方

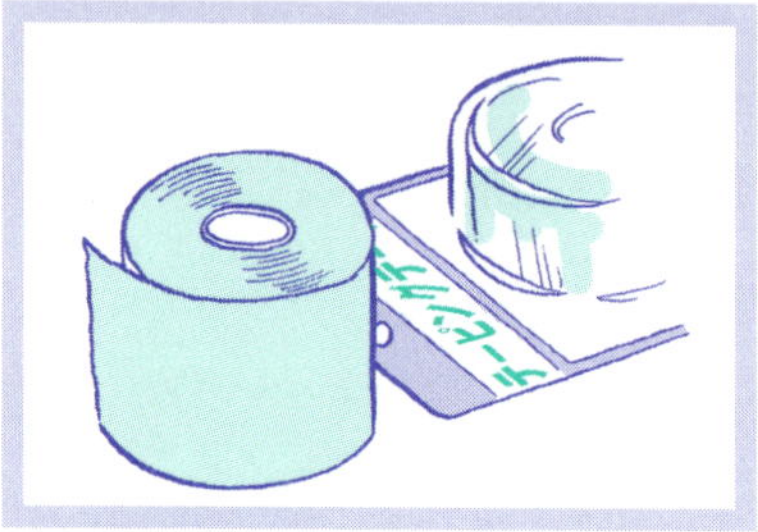

1

スポーツのけが防止に使う布製のテーピング用テープ。幅5㎝のものがおすすめ。

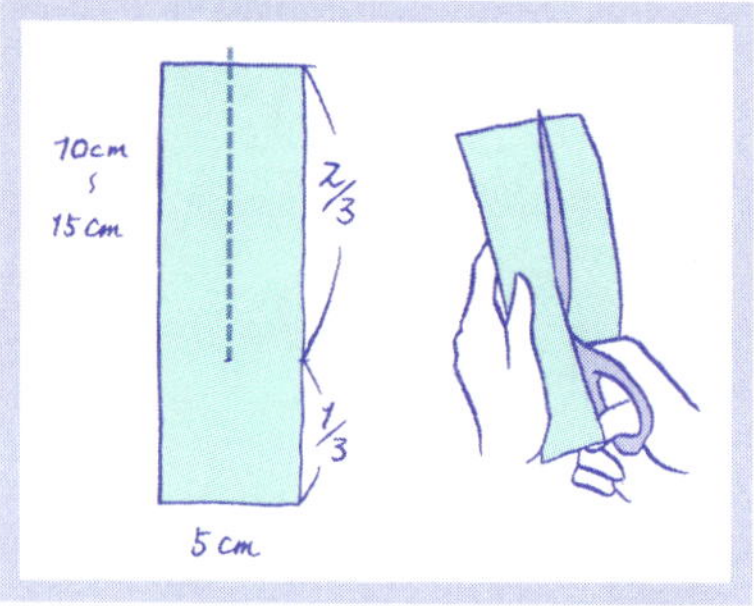

2

長さ10～15㎝（自分の顔のサイズに合わせて長さは調整）に切ったテープを2枚用意。それぞれ縦2等分し、2/3の長さのところまでハサミで切り込みを入れる。

まっすぐ描いているつもりなのに、なぜか眉ラインの高さが左右で違う。左右でほおのふくらみが違う、口角が片方下がっている……　顔は左右で若干の違いがあるとはいえ、知らないうちにゆがみ、それが悪化していることも多いのです。

あごにテーピング用テープを貼って、首からあご、ほおにかけての筋肉をつり上げましょう。あごの正しい動き方を手助けします。2週間で変化に気づくでしょう。

知らないうちにゆがんだ顔を直す

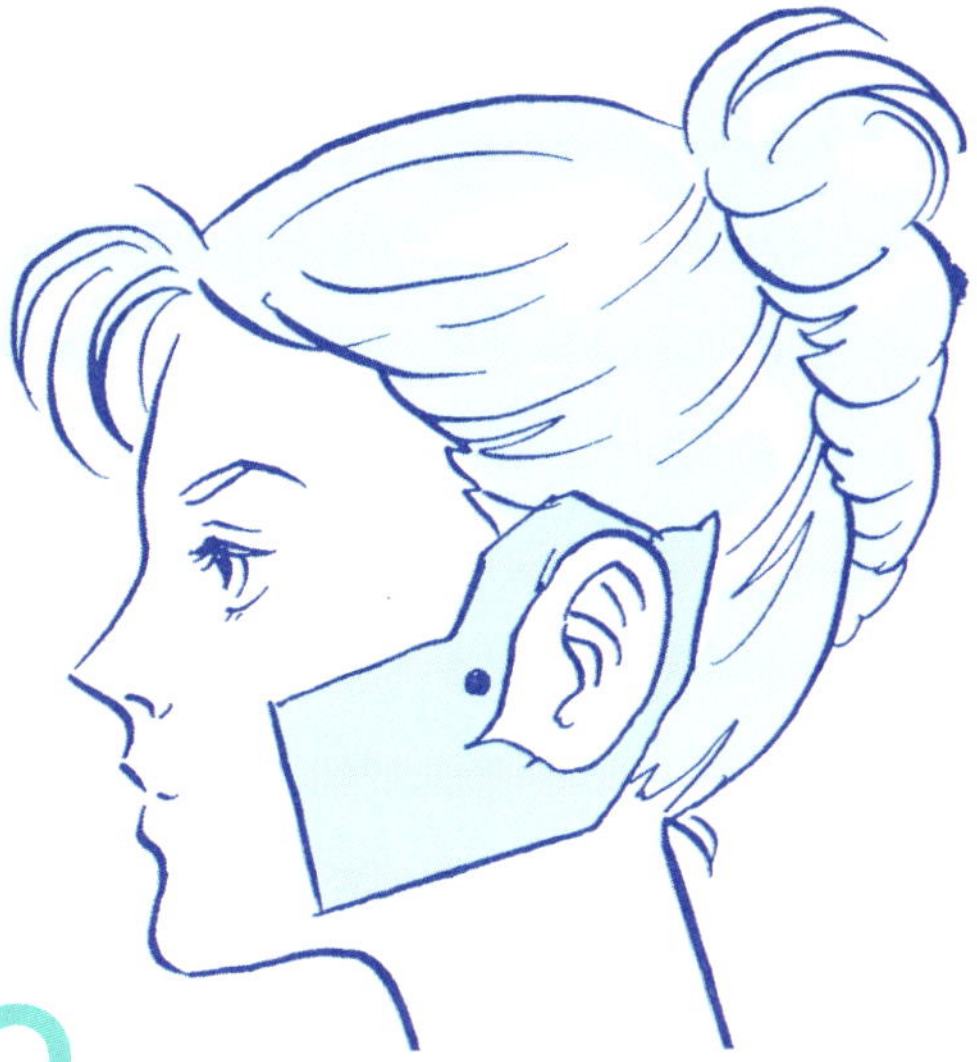

3

切り目をY字状に開き、切り込みの入っていないほうを、ほおの〝下関〟のツボのやや下の位置に固定。テープを引っぱりながら、Y字になったほうで耳をはさむように貼る。顎関節と周囲の筋肉をつり上げるように貼るのがコツ。

advice

1日1回はテープを貼りかえて

＊＊＊

できるだけ継続して貼りつづけるのが理想。皮膚が弱い人は、かぶれにご注意。汗やあかで汚れるので、1日1回は貼りかえます。

頭痛に効くツボ

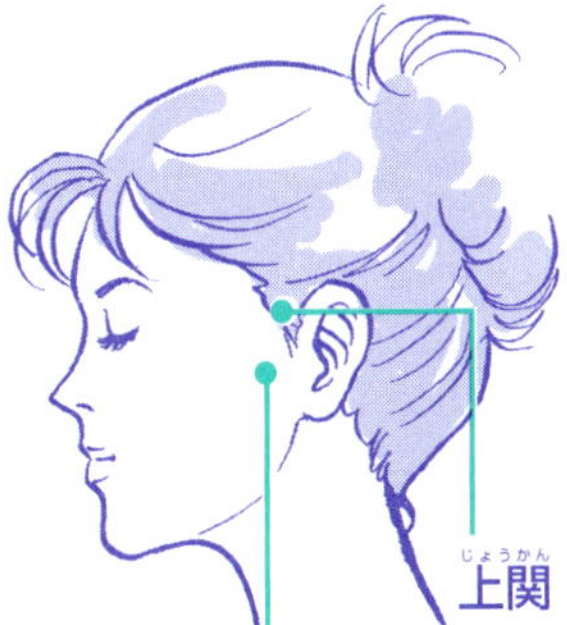
上関《じょうかん》
下関の1㎝上で、骨の出っ張ったところ。
下関《げかん》
耳のすぐ前。口を大きくア～ンとあけるとあごの骨が動き、口を閉じるとへこむところ。

粉山椒バンソウコウ

映画やテレビの時代劇などで、こめかみに梅干しを貼りつけている〝長屋の梅干しばばあ〟を見たことがありませんか。これは、梅干しに含まれる塩化ナトリウムやクエン酸によるツボの刺激。血管が拡張され、頭痛が治るという仕掛けなのです。

　この梅干しにかわって、粉山椒で刺激しよう、というのが「粉山椒バンソウコウ」です。即効性があるのが特徴です。

粉山椒バンソウコウの作り方

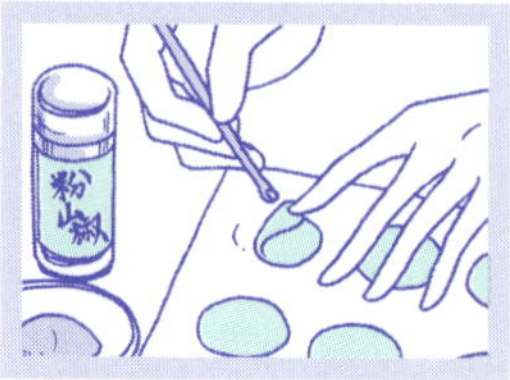

1

①粉山椒と、市販されているバンソウコウを準備（できるだけ刺激の少ないものを選ぶ）。バンソウコウをシートから少しはがし、耳かき1杯弱の粉山椒をのせる。

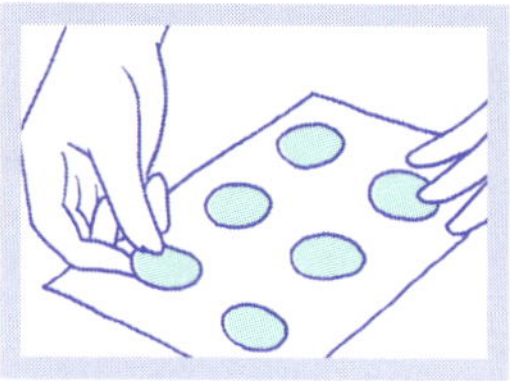

2

②粉山椒をのせたら、はがしたバンソウコウを再びシートに貼りつける。粉山椒がしっかりつくように、バンソウコウの上から指で軽く押さえる。

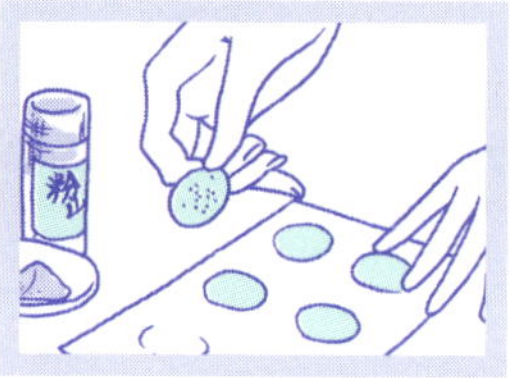

3

③バンソウコウをシートからそっとはがす（粉山椒がきれいについていることを確認）。使用枚数分、準備する。

梅干し貼りは正しかった!?

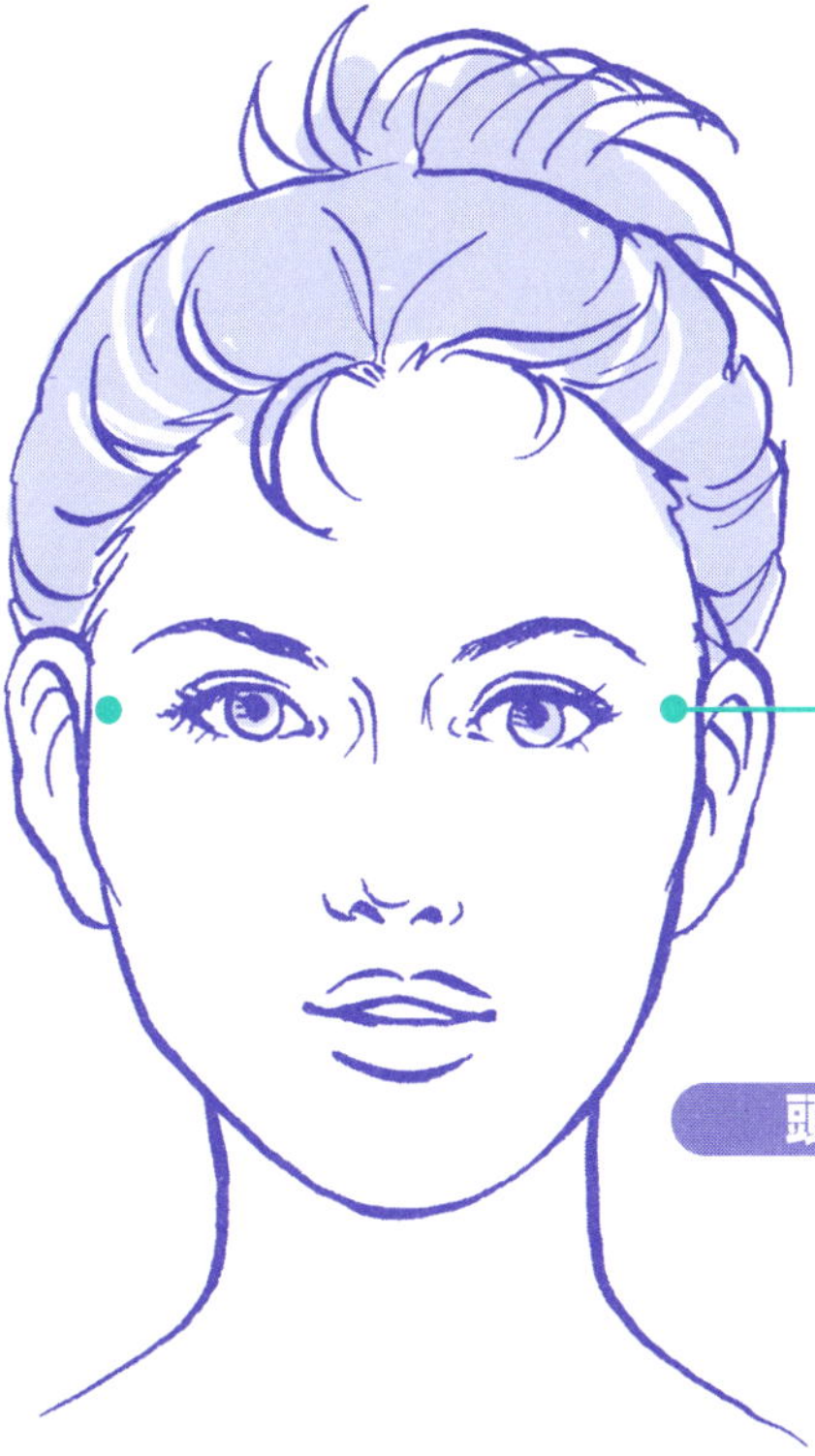
太陽《たいよう》
耳と目尻の間。いわゆる〝こめかみ〟のこと。

頭痛に効くツボ

4

左右の「太陽」のツボに粉山椒バンソウコウを貼る。粉山椒は肌への刺激がやわらかいが、どうしてもかぶれる人は、夜寝るときにははがして。

advice

頭痛を解消するツボ刺激

＊＊＊

「太陽」を指で刺激しても、かなり頭痛はおさまります。強く押しすぎないで、もむようにしてください。

疲れ目、視力の回復

パソコンで目を酷使している皆さん。
疲れ目対策は万全ですか？　ここでは身近なものを使って、
目を元気にする方法をお教えします。

視力アップボール刺激

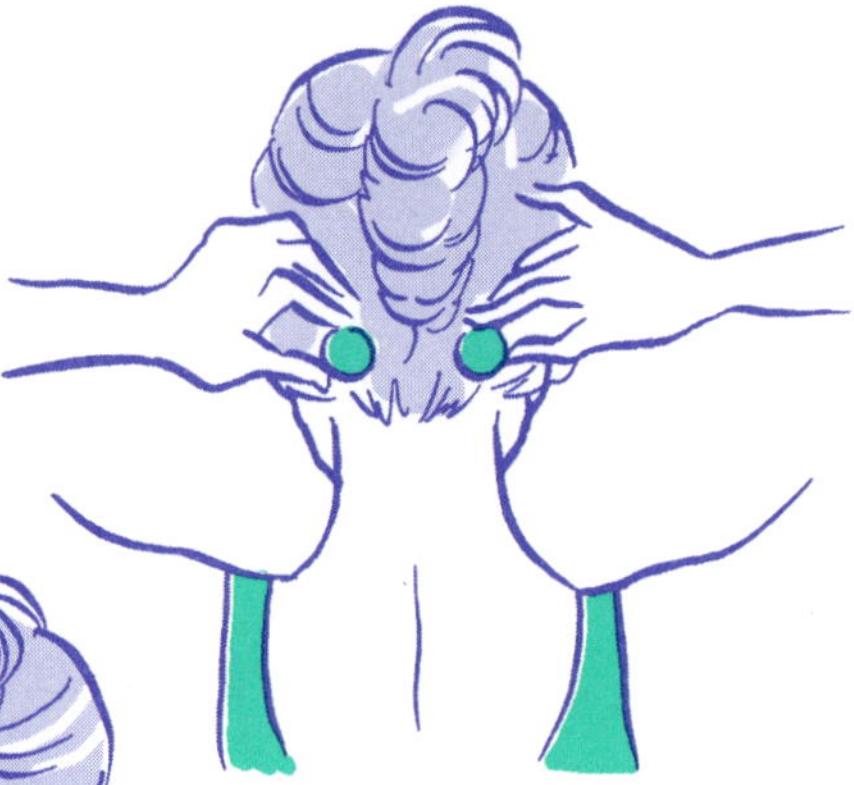

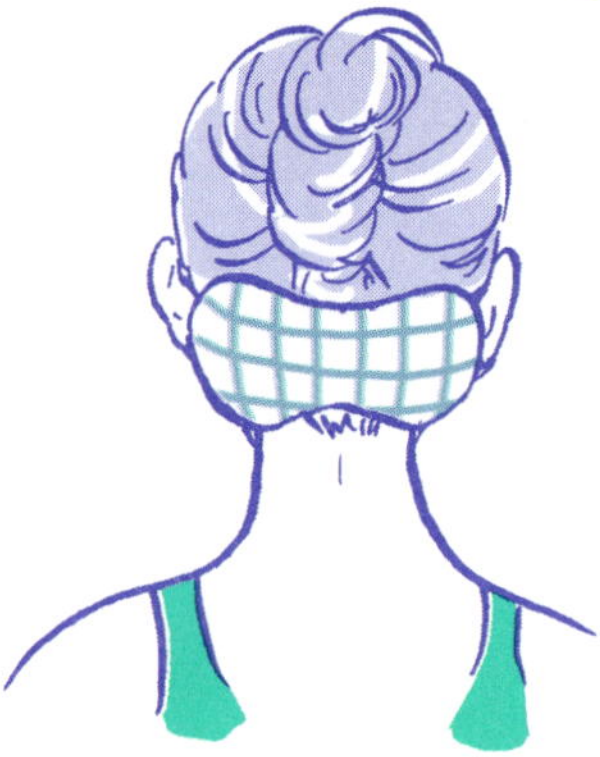

1

スーパーボール（直径約3㎝）を後頭部にある「天柱」と「風池」のツボのちょうど間のくぼみに左右１個ずつのせる。

2

アイマスクなどでボールを押さえる。押さえる強さは「ちょっと痛くて気持ちいい」くらい。そのままの状態で約20分間おく。

メイクの基本は目元。ところがパソコンやストレスなどで、目のまわりにシワやクマができたり、疲れ目のままでいては、せっかくのアイメイクアップも、効果半減。まずは目を元気にさせましょう。

100円グッズで視力回復はすぐできる

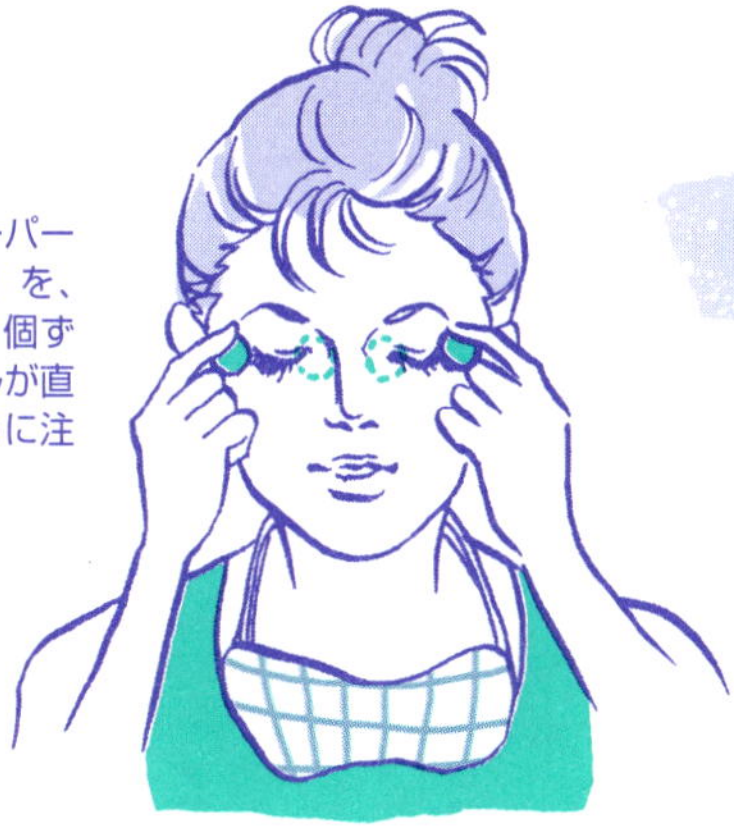

3

今度は、小さめのスーパーボール（直径約2㎝）を、左右の目尻と目元に1個ずつセットする。ボールが直接目に当たらないように注意。

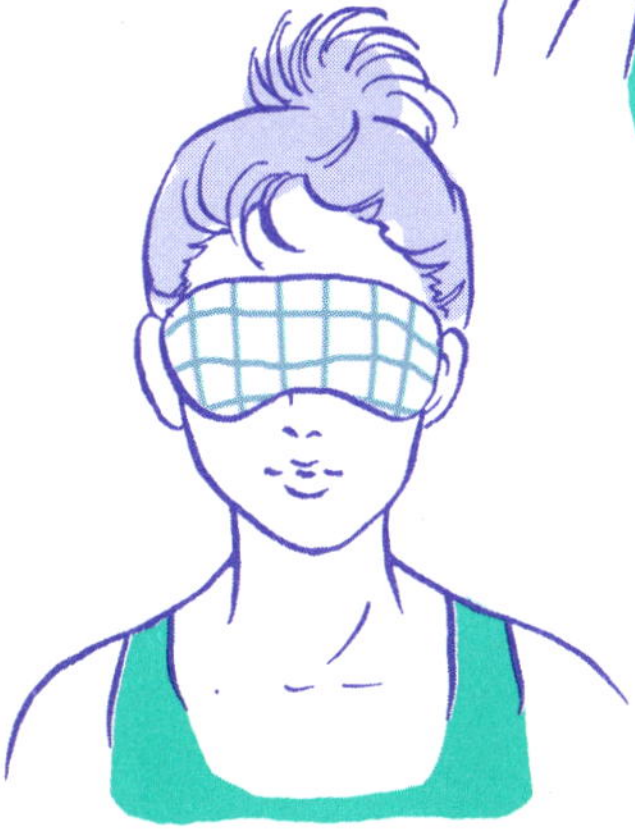

4

アイマスクなどでボールを押さえる。そのままの状態で3分間。

この「視力アップボール刺激」は100円ショップに売っている、おもちゃのスーパーボール（よく弾む、かたいゴムボール）とアイマスクで視力を回復させます。目元ケアは、高級クリームより、断然これです。

advice

やりすぎは目を痛めます

＊＊＊

時間は必ず守ること。眼圧の高いかた、年齢が高く、網膜や目の毛細血管が弱っているかたは医師に相談してください。

歯ブラシ顔こすり

1日たった3分で目元美人がつくれます

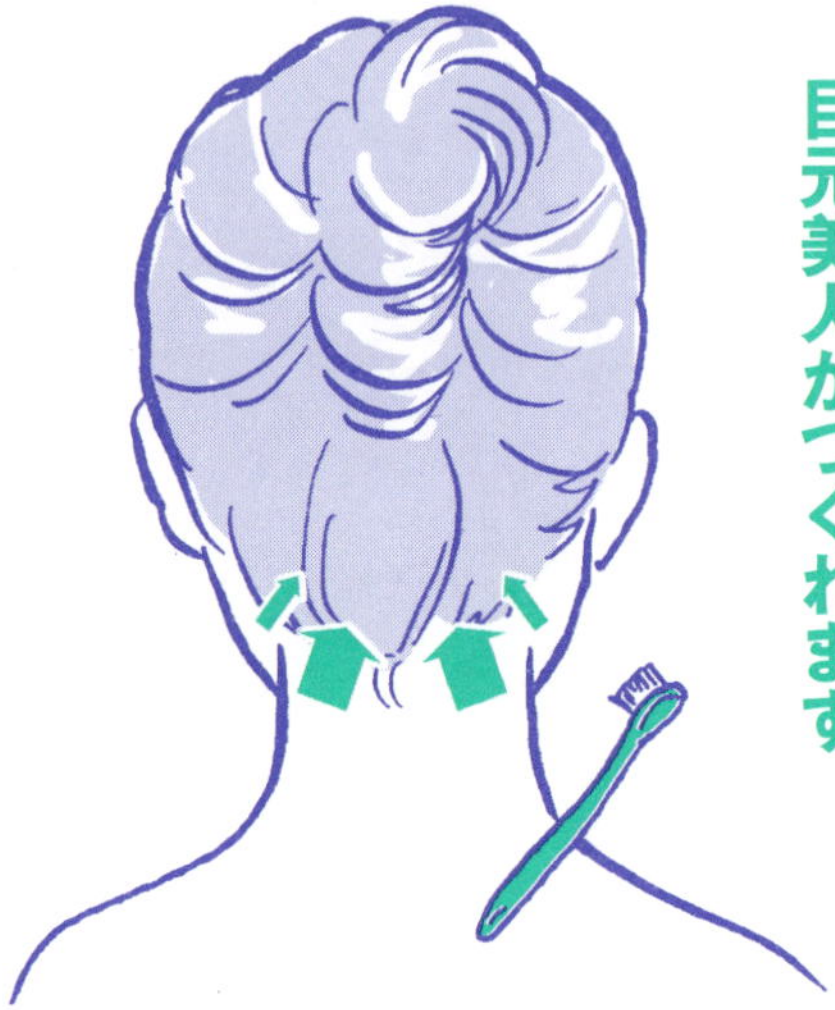

1

やわらかめの歯ブラシ（使い古しが最適）を用意。まず首の後ろにあるツボ「完骨」「風池」「天柱」の順にこする。頭のてっぺんに向かって、下から上に一方通行でこすること。

視力アップに効くツボ

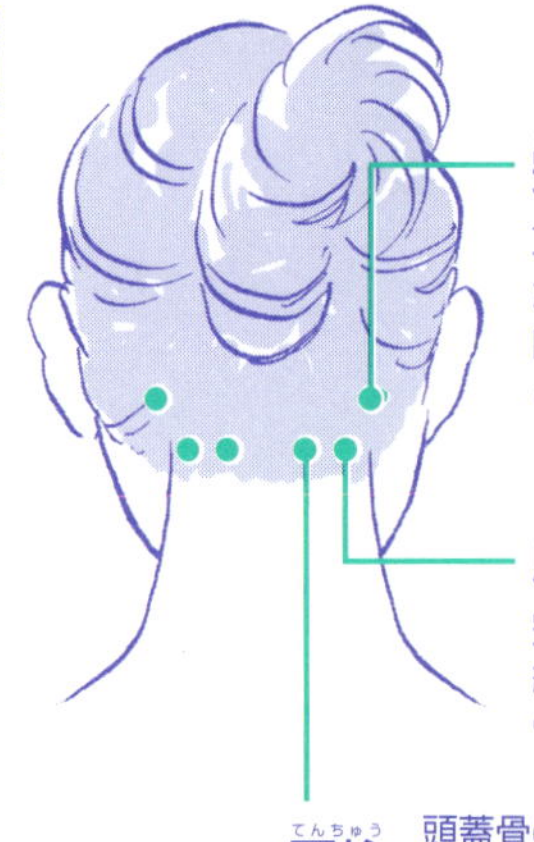
完骨《かんこつ》
耳たぶの後ろの出っ張りから人さし指の幅1本分内側。押すと痛みがあるところ。
風池《ふうち》
完骨と頭の正中線（中心線）の間を3等分し、完骨から1/3のところ。
天柱《てんちゅう》
頭蓋骨の正中線(中心線)から約2㎝横。盛り上がっている筋肉の上。

目が疲れる原因にはいろいろありますが、主に次の2つ。目のまわりの筋肉（眼筋）がこり固まっている場合と、首の後ろにある視神経が圧迫されている場合です。

視力アップに効くツボ

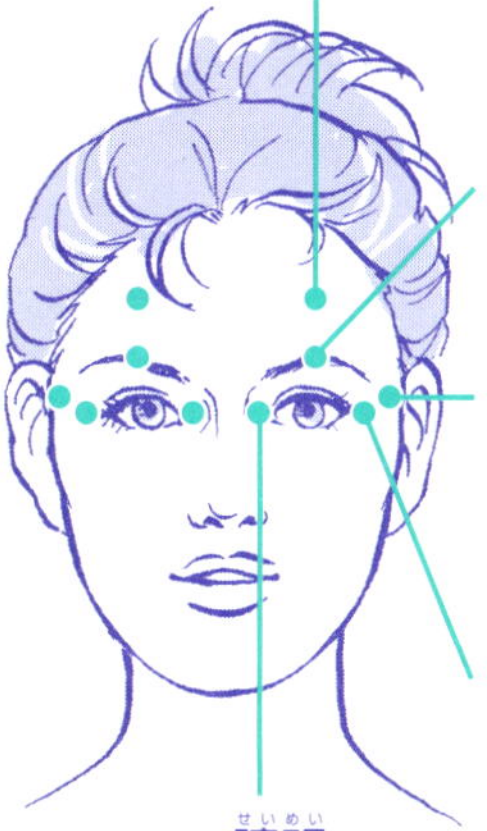
陽白《ようはく》
眉毛の中央から2㎝上。押すと痛いところ。
光明《こうみょう》
眉毛の中央。
太陽《たいよう》
耳と目尻の間。いわゆる〝こめかみ〟のこと。
瞳子髎《どうしりょう》
目の外縁のすぐ外の目尻。
睛明《せいめい》
目頭にあたる。

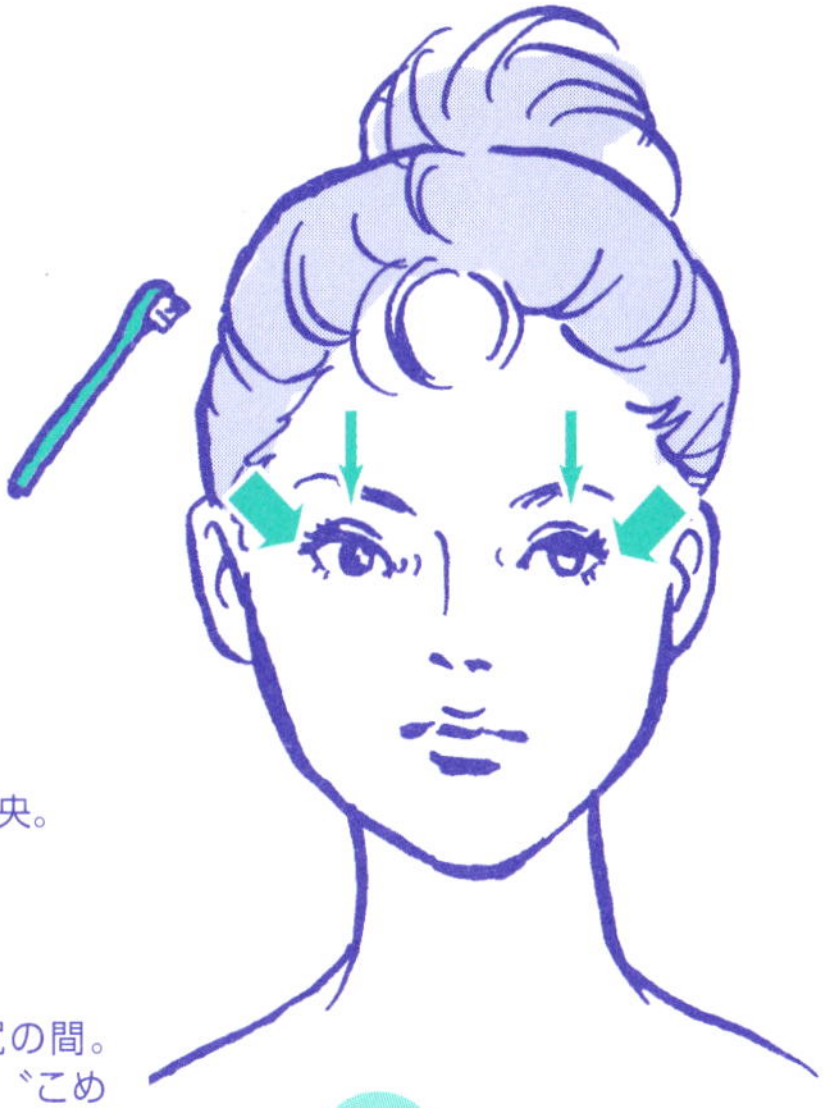

2

次に目のまわりのツボ「太陽」「瞳子髎」「睛明」「陽白」「光明」の順にこする。目のまわりのツボは瞳の中心に向かって一方通行でこする。

やわらかい歯ブラシで、目のまわりと首の後ろのツボをこすりましょう。眼筋をほぐし、視神経を刺激することになります。1日たった3分間こするだけで疲れ目回復。もちろん目元のクマもきれいに消えます。

advice

こすりすぎて皮膚を傷めないように

＊＊＊

首は熱くなったら、目のまわりは温かくなったらやめること。もともと皮膚の弱い部位です。こすりすぎて皮膚を傷つけないよう、注意してください。

生理不順のケア

骨盤のゆがみで子宮が圧迫される、これも生理不順や生理痛の原因の1つです。また卵巣が圧迫されると排卵痛も。基本のゆがみ直しを忘れないで。

下腹3回まわし

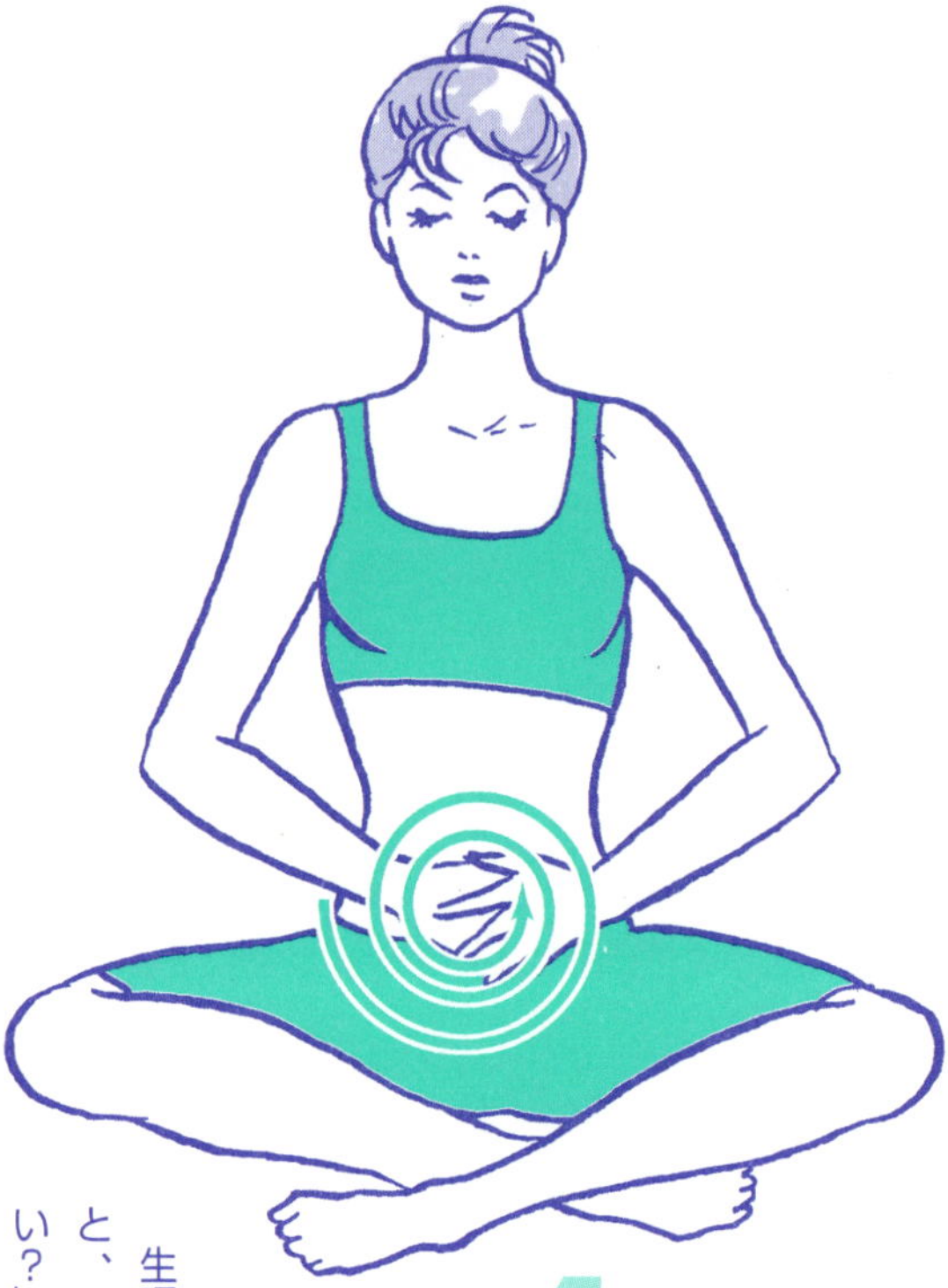

1

あぐらをかいて座る。手の体温が伝わるように、お腹のうえに、両手のひらを当てる。親指はおへその位置に。息を吐きながら、重ねた手でゆっくり3回、時計回りにお腹をマッサージする。

生理の周期がめちゃくちゃだと、「いつ来る？　まだ来ない?」と、いつもバッグにナプキンを準備しておかなければなりません。ちょっとした体の不

生理不順はストレスの1つ

2

息を吐きながら、両手でお腹が引っ込む程度に1回グッと圧迫する。これで1セット。3セット行う。

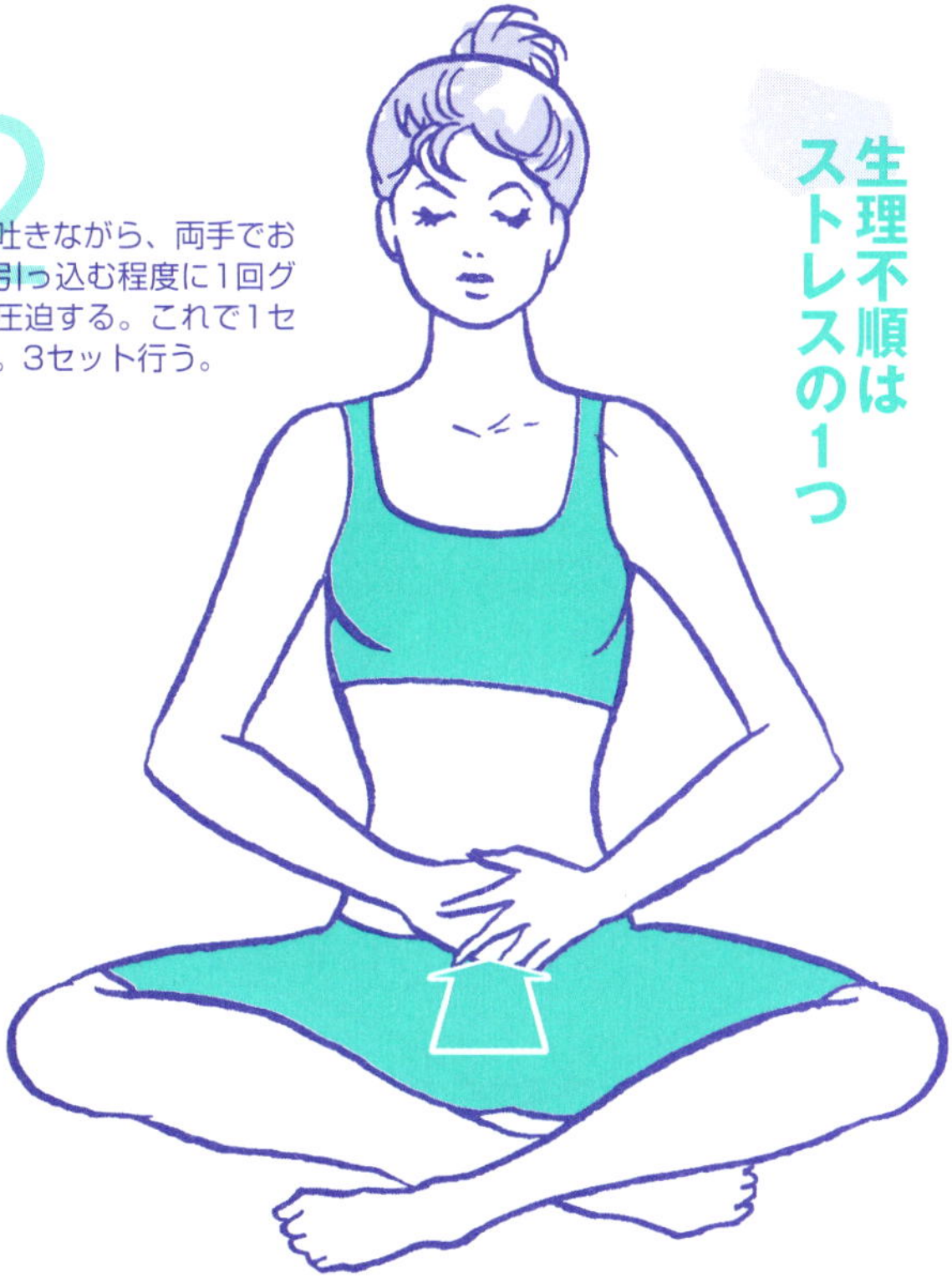

調にも、敏感になりがちです。ならば「下腹3回まわし」をどうぞ。おへそのまわりをマッサージし、女性の複雑な臓器にやさしく刺激を与えます。生理不順の、「いつ？ まだ？」ストレスも減るでしょう。

advice

生理痛には三陰交

生理痛には、冷えやむくみにも効果のある「三陰交」のツボを刺激して。親指でグーッと押すか、「粉山椒バンソウコウ」（P63参照）を貼ってもいいでしょう。

中極1点押し

遅れていた生理がちゃんとやってくる

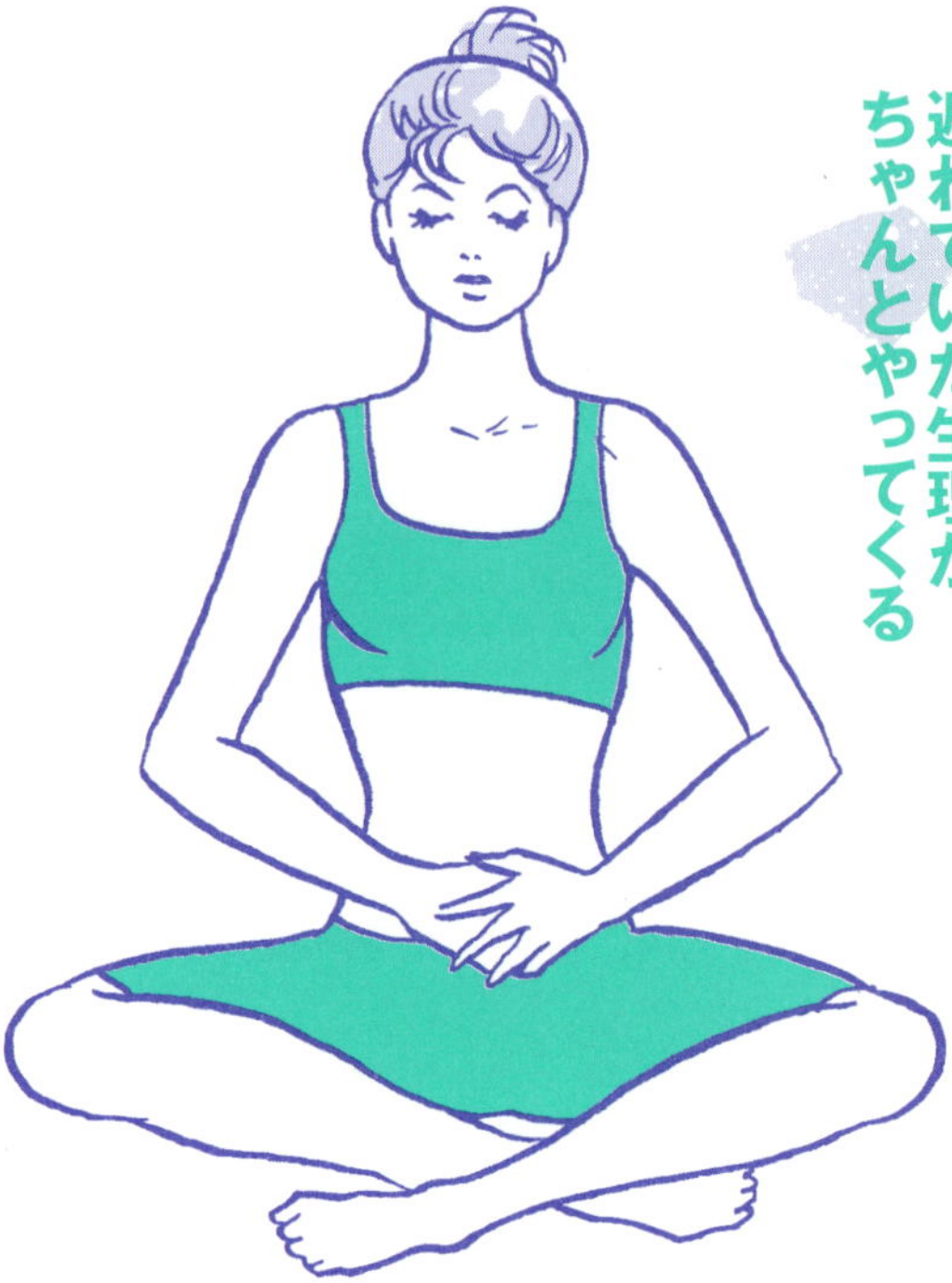

ちょっとした体調不良で乱れがちな生理。これは女性ならではの毎月のおつきあいだから、しかたがないのかも、とあきらめていませんか。

1

あぐらをかいて座る。手の体温が伝わるよう、直接お腹のうえで両手を重ね、当てる。

advice

妊娠の可能性がある人は禁止

「中極」は、子宮や卵巣、膀胱など、女性の「血《けつ》」と「水《すい》」の流れをととのえる強力なツボ。妊娠している可能性のあるかたは、流産の危険があるので、行わないでください。

2

息を吐き、下腹の力を抜く。腰を左右に揺らしながら、〝中極〟に少し痛いくらいの圧力で、親指がお腹にくい込むように押す。1・2・3と数えて1セット。これを3セット行う。

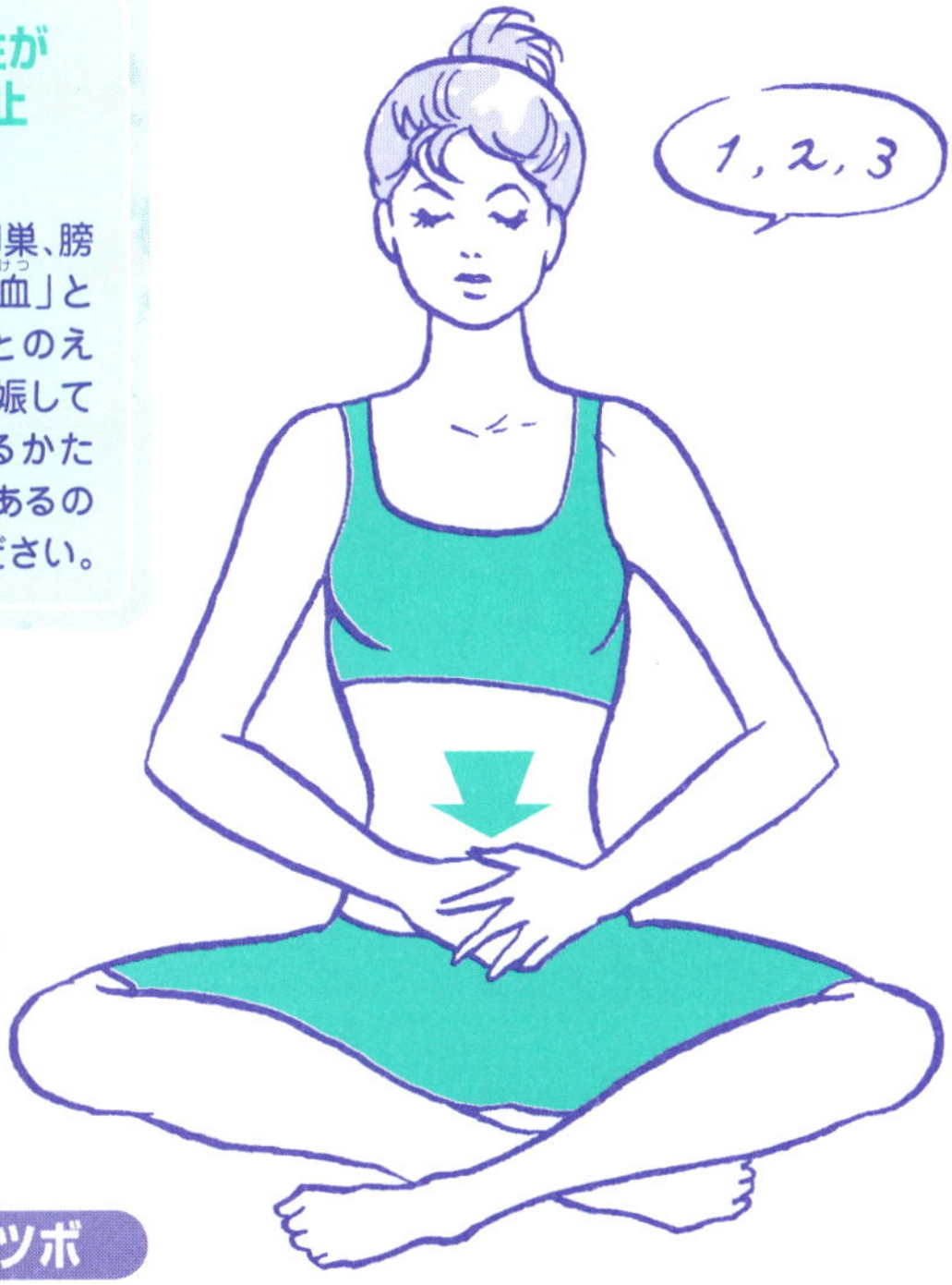

手のひらで〝中極〟のツボを刺激してみてください。ここは膀胱や生理機能と深く関係しているので、遅れている人も2～3日後には必ず生理がやってきます。

生理不順に効くツボ

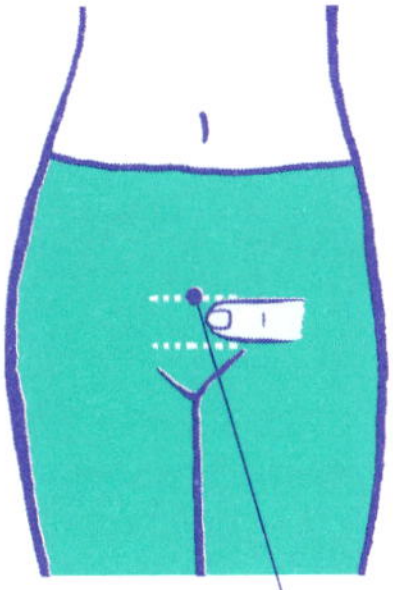

中極《ちゅうきょく》

恥骨中央から指1本分上。

これでダメ押し！
「下半身やせ」の裏ワザ集

**家では骨盤体操をやっているけど、外で何かやれるものはないの？
ありります。まわりを見渡したら、意外と使えるものが
いっぱいです。さっそく実行してみてください。**

携帯電話こすり

スイッチOFFでも効果は同じ
どこでもフェイシャルエステ

人間の体には約1ガウスの磁気が流れています。プラスとマイナスがバランスよく保たれていると健康なのですが、それがくずれると体に不調が。むくみもその一つ。

「携帯電話こすり」は、携帯電話が発する磁気を利用して、体の磁気をととのえる方法です。顔やせに効く「顴髎《かんりょう》」というツボを充電部分でこすって、顔のむくみとりをしてみてください。ほかの部位にも応用が効きますよ。

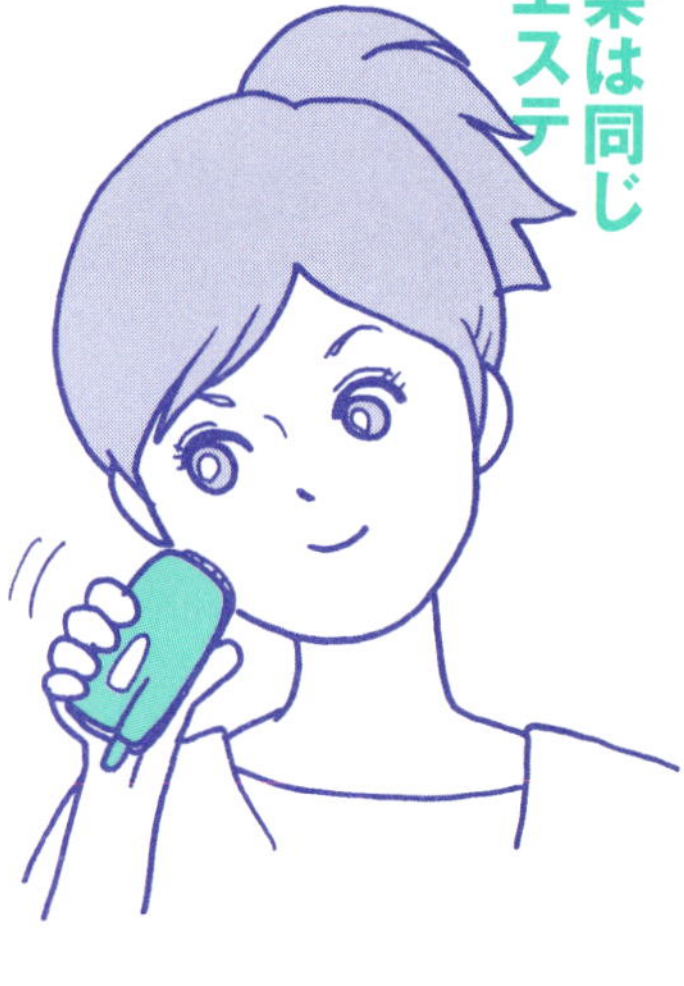

携帯電話の外部接続端子部分（バッテリー部分ではなく、ACアダプターと接続する部分）を、「顴髎」に当てて、左右両方を30秒ずつ上下にこする。

顔やせに効くツボ

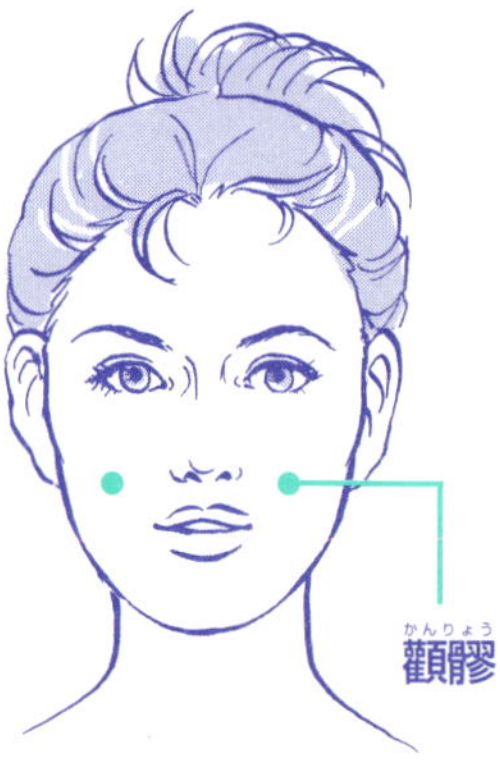

目尻からまっすぐ下におろした線と、小鼻のふくらみを真横へ伸ばした線が交差するところ。ほお骨の縁。

シャーペン刺激

ツボ刺激の道具は何を使ってもOK

できるだけ親指と人さし指を大きく開く。シャーペンの先端（芯は出さない）で、「合谷」にあるしこりがなくなるまで、押しつづける。

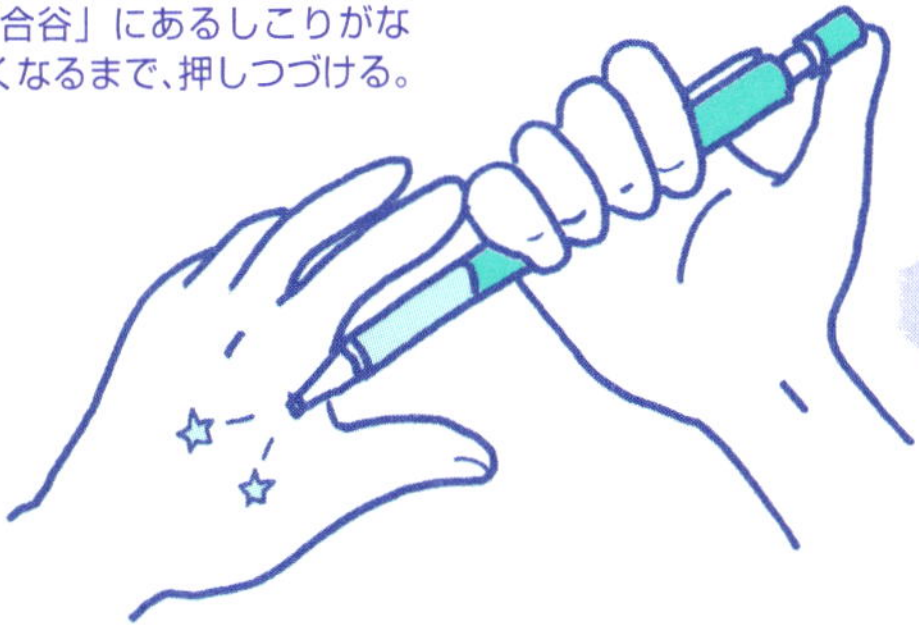

肩こりに効くツボ

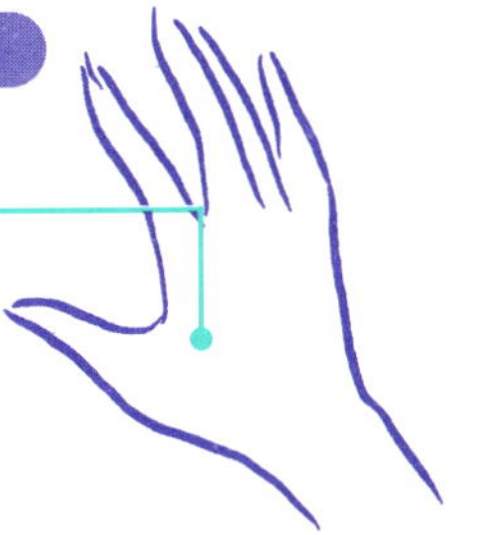

合谷《こうこく》

手の甲にある。親指と人さし指を大きく開く。2本の骨が合わさるつけ根のくぼんだところ。

ツボを刺激すると体にいいとは知っているけど、位置がわかりにくかったり、何で刺激したらいいかわからなくて……という人もいらっしゃるでしょう。

そこで、わかりやすくて、自分で刺激しやすい、そして効きめもすごい、というツボ刺激法をご紹介します。使うツボは、親指と人さし指のつけ根にある「合谷《こうこく》」。鎮静効果のあるツボとして有名です。特に肩こり、歯痛、慢性便秘に効果があります。

シャーペン（シャープペンシル）の先で押すだけなので、早い人なら30秒ほどで肩が楽になってきます。

ビーズ玉刺激

大流行のビーズアクセでむくみ、冷えなどが解消

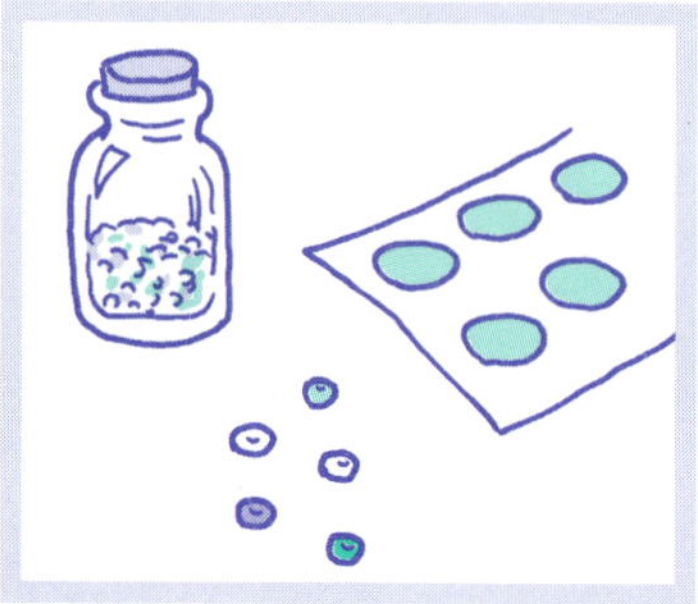

1

赤、白、青、黄、黒の5色のビーズと、それを肌に貼るためのバンソウコウやテープを用意する。ビーズのサイズは肌に貼ってもゴリゴリしない程度の小さいものを。

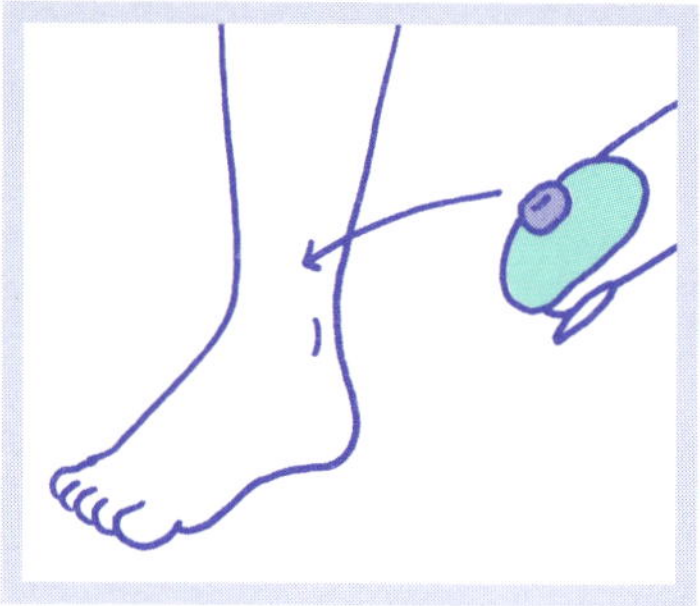

2

黒のビーズを1粒、穴の部分を肌に当たるようにして､「三陰交」にバンソウコウで半日貼る。これでむくみを解消したあと、今度は同じ場所に赤ビーズを貼りなおす。黒は水分代謝に、赤は血行促進に効く色。黒が先で、あとから赤を貼るのがポイント。

足のむくみと冷えに効くツボ

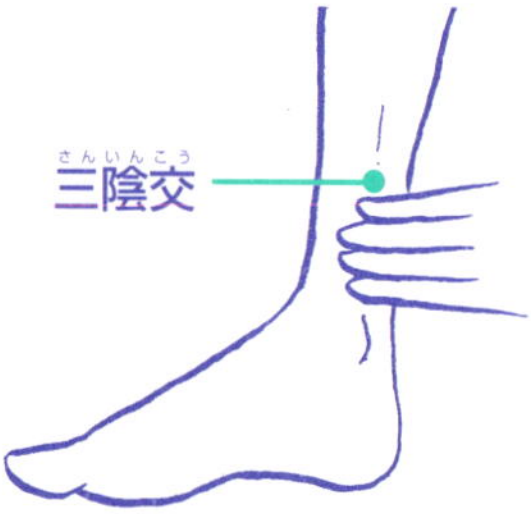

内くるぶしから指4本目、太い骨の内側。

赤、白、青、黄、黒。東洋医学では、この5色には体を活性化する力があるといわれています。この力を利用して不快症状を解消するのが、「ビーズ玉刺激」。これは、症状に適した色のビーズを、バンソウコウでツボに貼るだけ。

たとえば足のむくみには、水分代謝をよくする黒のビーズを、むくみに効く「三陰交」のツボに貼るのです。

メンソレリップ刺激

甘いものは、食べずとも見るだけで満足する「脳」になる

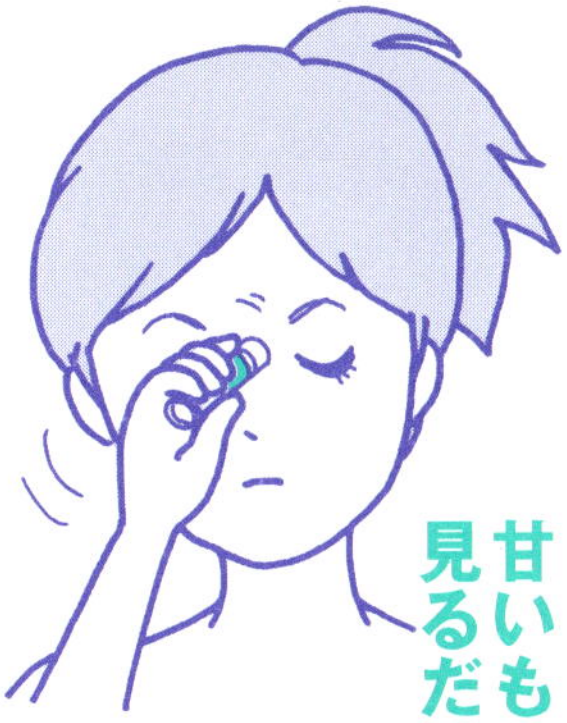

1

食事をする2〜3分前、もしくは間食がしたくなったとき。メンソレリップを「印堂」から鼻のつけ根のいちばん低いところまで、3回塗り込む。男性によく効く。

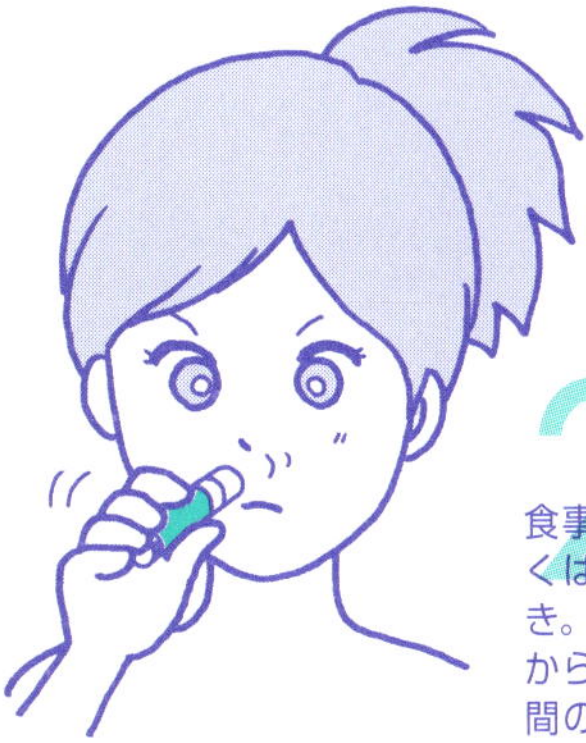

2

食事をする2〜3分前、もしくは間食がしたくなったとき。メンソレリップを「人中」から鼻の小帯（鼻の穴と穴の間の部分）へ向かって、3回塗り込む。女性によく効く。「人中」だけでも効果はあるが、より効果を上げたいときは、「印堂」にも塗る。

食欲を抑えるツボ

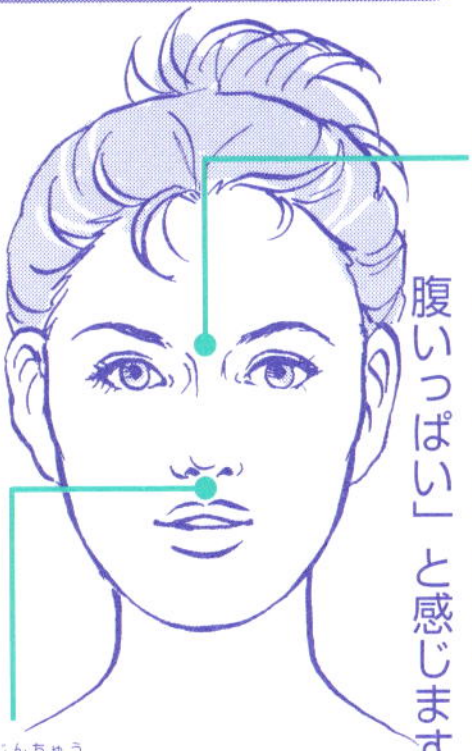
印堂《いんどう》
眉と眉の間、眉間の縦ジワができるところ。
人中《じんちゅう》
唇の上（鼻の下）の溝。

デパ地下の鮮やかでおいしそうな甘いものに目がなく、「期間限定」とか「新商品」なんて言葉を見ると、絶対に食べるあなた。これでは骨盤体操を頑張っても、やせられません。

そこで、鼻と眉間にメンソレリップ®を塗ってみてください。意志の弱い人でも、甘いものをがまんできます。メンソールのスーッとした刺激が、脳の摂食中枢と満腹中枢を刺激し、これまでの7割の量で「もうお腹いっぱい」と感じます。

すべての疑問にお答えします（総合編）

Q1 骨盤体操を行うときは、どんな服装がよいですか。

A ゆったりとした、動きやすい服装がいいでしょう。ブラジャーやガードルははずしてください。体を締めつけたままでは効果は上がりません。

Q2 骨盤体操を始めて3日目です。効果はいつごろから出てきますか。

A ゆがみの程度や体操の頻度、日常生活のクセなどによって、効果があらわれてくるのにはかなり個人差があります。あせらずに、じっくりとつづけてください。また、ゆがみはすぐに逆戻りすることも。そういう意味でも、この体操はずっとつづけていきましょう。

Q3 女性と男性では骨盤の形が違うと聞きましたが、本当ですか。

A 本当です。女性は、子宮や卵巣など、女性特有の臓器を守るために、横に広がった逆三角形に、男性は縦長の逆三角形になっています。実際、白骨死体の検死では、骨盤の形で男女を見分けているくらいです。ところが最近、10代から20代の若者の骨盤に、男女差が見られなくなってきました。横長であるはずの女性の骨盤が縦長になってきたのです。原因は一概に言えませんが、ペチャンコ座りや厚底サンダルをはくことなどが影響しているようです。

Q4 1人目出産後、腰痛が始まりました。ちょっとした姿勢でズキッとくることも。出産時に骨盤がゆがんだのでしょうか。

A 女性の場合、骨盤は出産時に最大に開き、ゆが

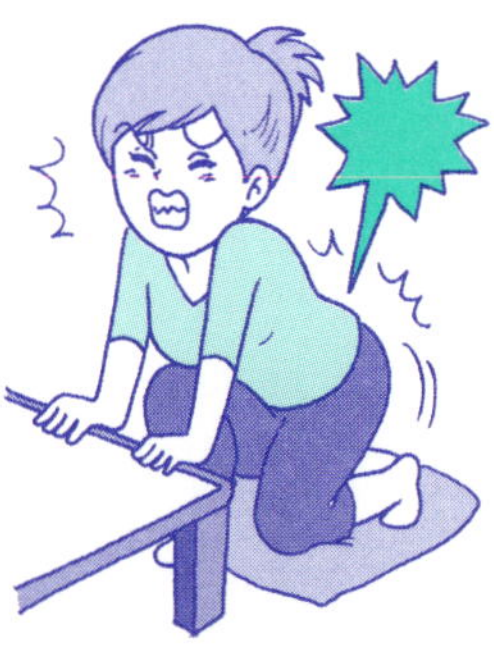

みます。そして、出産後、1週間から10日間で、急速に元どおり締まっていきます。ところが難産だったり、その他の理由で、骨盤が戻らず、ゆがんだままになることがあります。最近では、産後すぐから、骨盤矯正の体操をとり入れている病院も出てきました。始めるのは早ければ早いほど、楽に直ります。今からでもやってみてください。

Q5 「磁気カード湿布」（P92参照）に使用するテレホンカードは使用済みでも効果はありますか。

A 使用済み、未使用、度数が違っても効果は同じです。ただし、使用すると穴があきます。そこが磁気部分ですので、テープでふさぐようにして貼ってください。ツボに当てる場合、磁気の部分が当たるように。小さく切って使う場合も、中央ではなく、穴の部分を当てます。

Q6 「視力アップボール刺激」（P110参照）は、必ずスーパーボールとアイマスクでないといけないのですか。

A 卓球やゴルフボールなども試しましたが、かたさや大きさを考えると、スーパーボール（よく弾む、かたいゴムボール）が最適です。アイマスクのかわりは、ヘアバンドなどで代用も可能。スーパーボールは100円ショップや玩具店で入手できます。

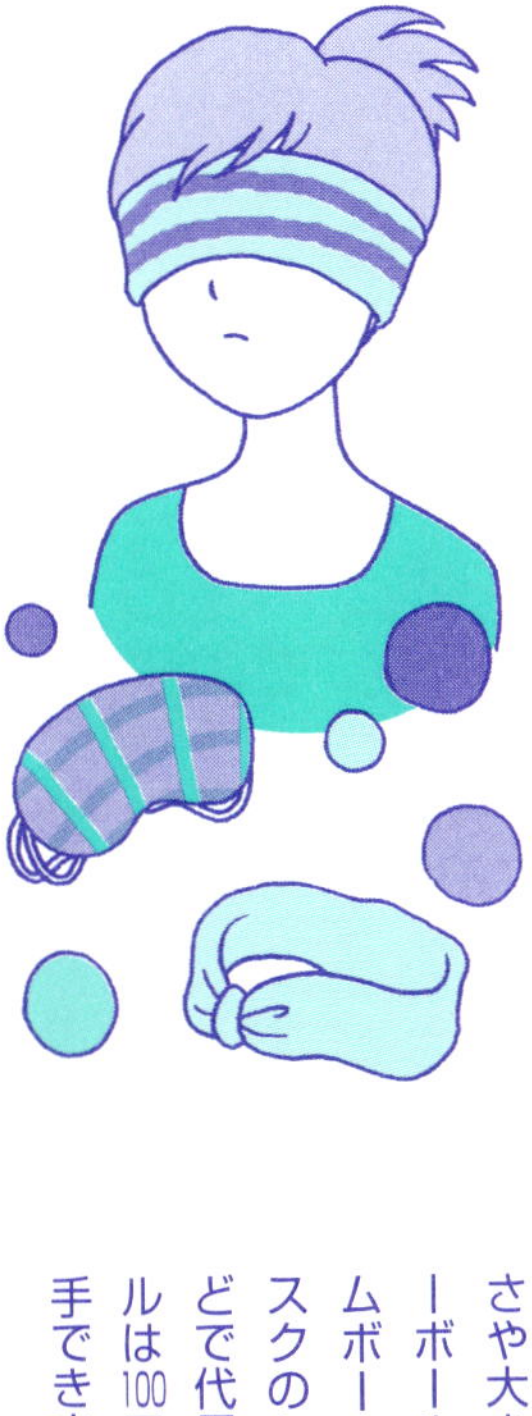

すべての疑問にお答えします（総合編）

Q7 「視力アップボール刺激」（P110参照）は、アイマスクをつけているときは、じっとしていなければならないのですか。

A ボールがずれたり落ちたりしなければ、動いてもかまいません。寝転んで、頭を床につけ、「天柱《てんちゅう》」と「風池《ふうち》」のツボを強めに刺激するのもよいでしょう。ただし、気持ちいいからといって、刺激したまま眠らないでください。やりすぎはかえって目を痛めます。

Q8 「ビーズ玉刺激」（P120参照）のほかの色の使い方や効果も教えてください。

A 赤は血行を促進します。白は呼吸器系と腸の働きを活発にします。青は肝臓や疲れ、イライラを解消するので、過食ぎみの人にもおすすめです。青は肝臓と膵臓の働きをよくし、体に活力を与えます。黒は腎臓や膀胱の働きを活性化するので、冷えやむくみに効果があります。使い方としては、ビーズで作った赤色の指輪を左中指にしていると、冷えや肩こりがすっきりしてきます。しつこい便秘には人さし指に白色の指輪がいいでしょう。

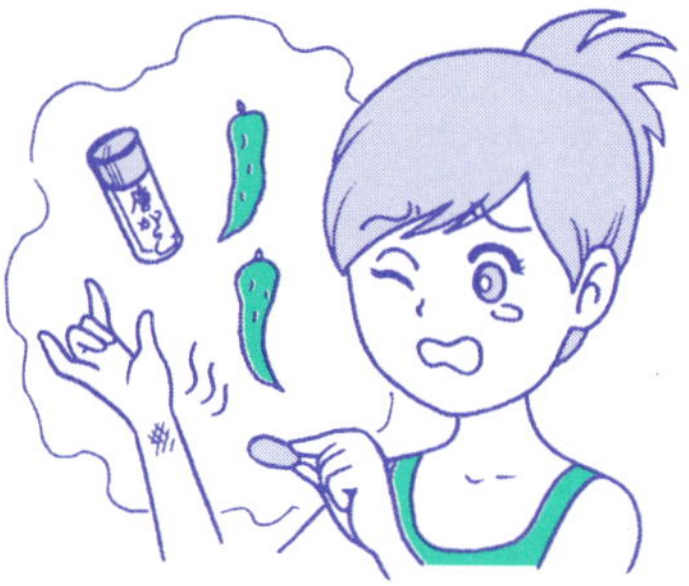

Q9 「粉山椒バンソウコウ」（P63参照）を貼るときに、粉山椒のかわりに、トウガラシやニンニクなど、別の香辛料を使ってはいけないでしょうか。

A トウガラシやニンニクも粉山椒と同じように、古くから薬草としての効果が知られています。でも粉山椒とくらべて刺激が強すぎるので、肌を傷めてしまいがち。場合によっては、やけどのような状態になることもありますので、避けたほうがいいでしょう。粉山椒とまぜて使うのも、あまりおすすめできません。

Q10 山椒は新鮮なものでないと、効果はありませんか。

A 特に新鮮なものでないとダメ、というわけではありません。粒の山椒を自分で粉にする手間をかける必要はありません。スーパーなどで市販されている食卓用の粉山椒で十分に効果が期待できます。開封して何カ月もたっているものでも効果が大きく減ることはありませんから、まずはご自宅にある粉山椒で試してみてください。

Q11 ゆがみが直ったかどうかは、どうやったら自分でわかりますか。

A ご自分の体型や症状チェック（第1章のP14〜19参照）、もしくは両足の長さチェック（第2章のP22参照）をすると確実です。簡単なのは、いつもはいている靴の底を見ること。靴の底はゆがみのバロメーター（第3章のP83参照）ですから、すり減り方を確かめてください。均等にすり減っていればだいじょうぶです。ただし、運動不足や悪い生活習慣が改まっていないと、ゆがみはまたすぐに戻ります。

数カ月に1回の割合で、ゆがみをチェックすることをお忘れなく。

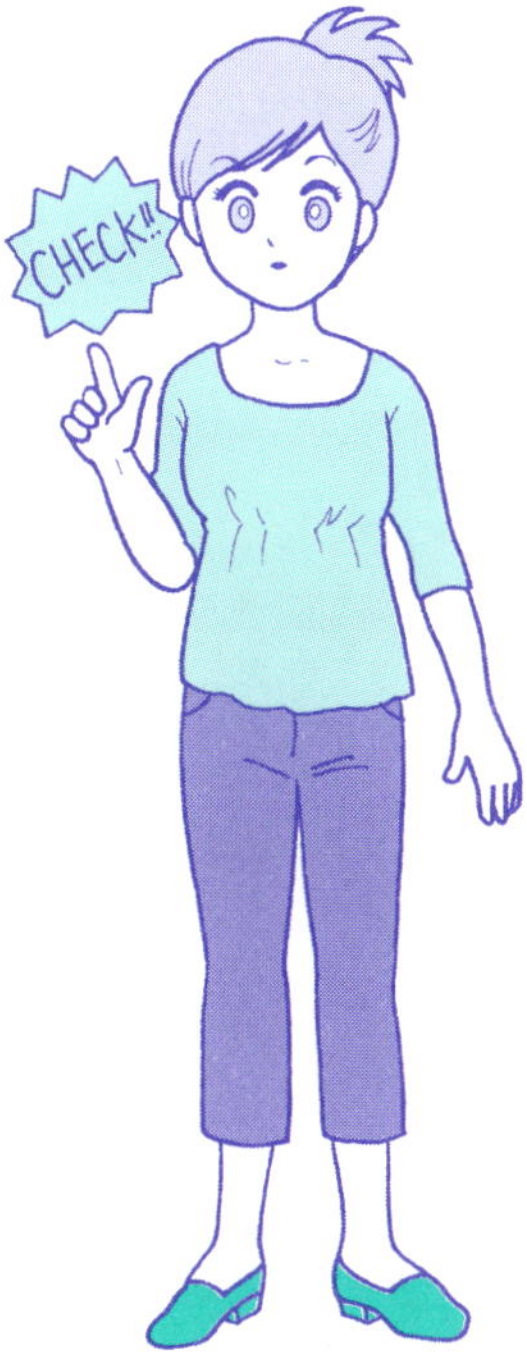

ミムラのデブ&不健康チェック!

デブチェック!

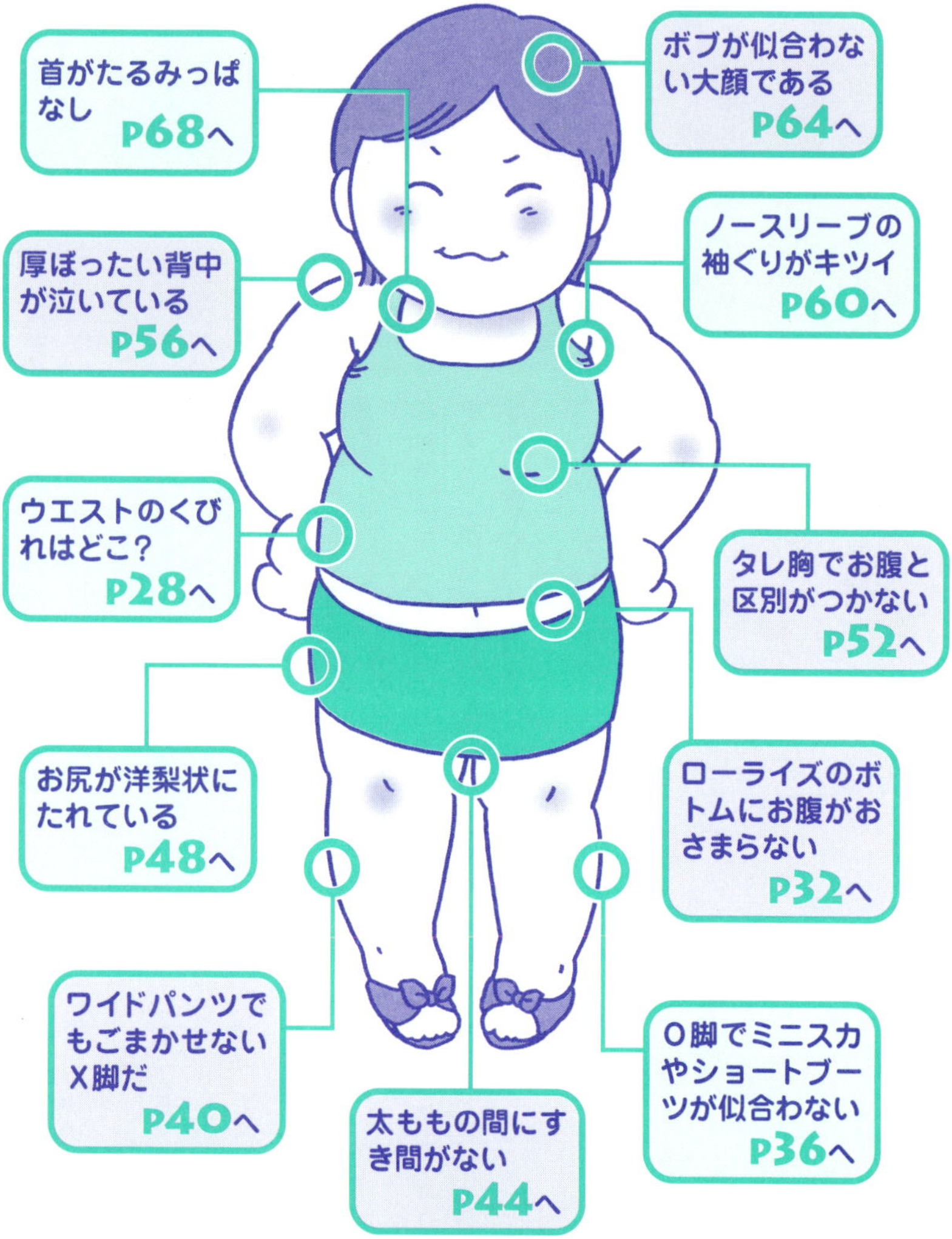
首がたるみっぱなし P68へ
ボブが似合わない大顔である P64へ
厚ぼったい背中が泣いている P56へ
ノースリーブの袖ぐりがキツイ P60へ
ウエストのくびれはどこ? P28へ
タレ胸でお腹と区別がつかない P52へ
お尻が洋梨状にたれている P48へ
ローライズのボトムにお腹がおさまらない P32へ
ワイドパンツでもごまかせないX脚だ P40へ
O脚でミニスカやショートブーツが似合わない P36へ
太ももの間にすき間がない P44へ

心当たりのあるヤツは本文を読めよ！

不健康チェック！

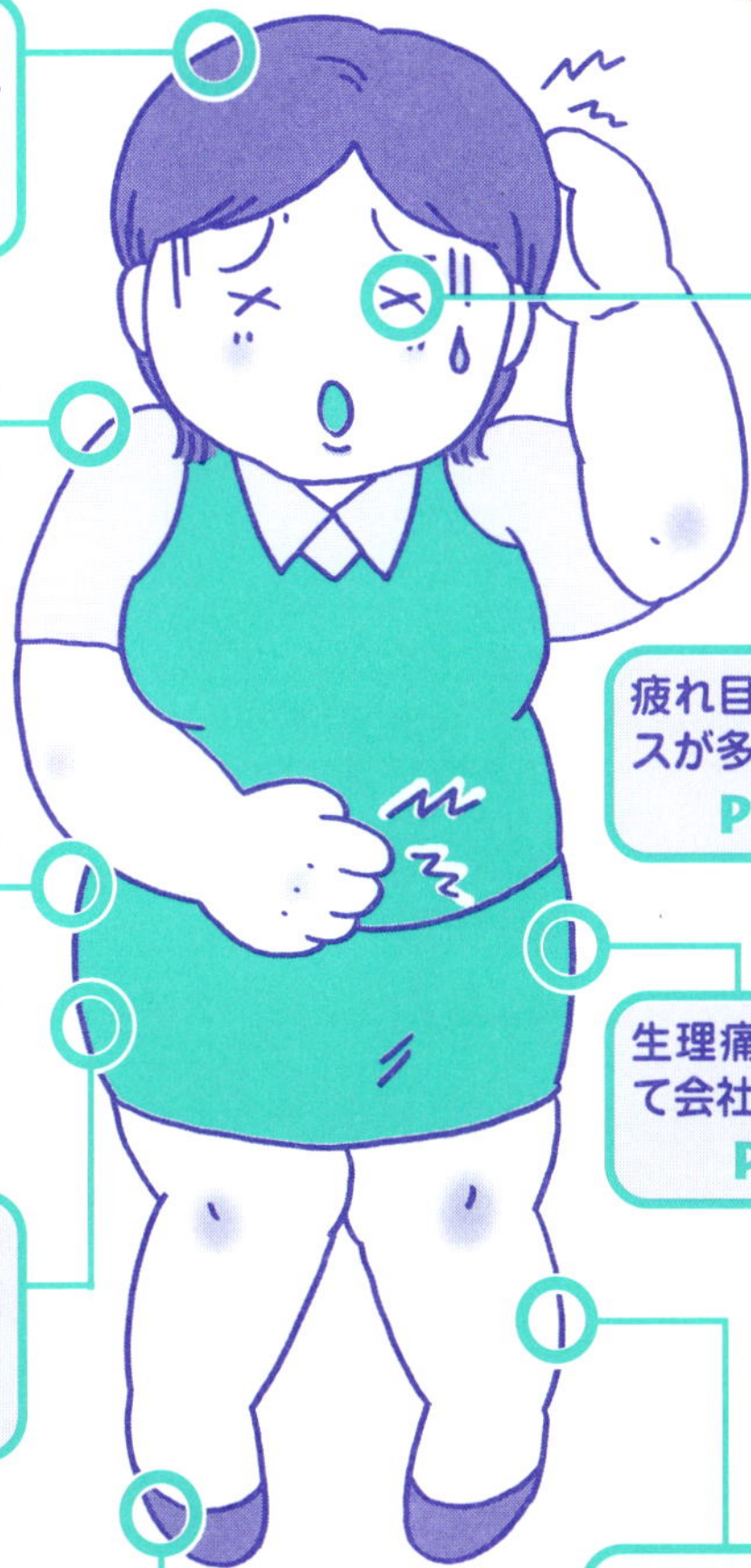

骨盤体操で下半身がやせる

2002年10月20日　第1刷発行

編　者　　主婦の友社
発行者　　村松邦彦
発行所　　株式会社　主婦の友社
　　　　　〒101-8911　東京都千代田区神田駿河台2-9
　　　　　電話（編集）　03-5280-7537
　　　　　電話（販売）　03-5280-7551
印刷所　　共同印刷株式会社

ISBN4−07−235393−0

もし落丁、乱丁、その他不良の品がありましたら、おとりかえいたします。
お買い求めの書店か、主婦の友社資材刊行課（☎ 03-5280-7590）へ
お申し出ください。